たのしい小児科診察

第3版

訳 **早川 浩** 元東京大学医学部教授

Paediatric Clinical Examination Made Easy

Fifth Edition

Denis Gill
MB BSc DCH FRCP FRCPCH
Professor of Paediatrics, Royal College of Surgeons in
Ireland and The Children's Hospital, Dublin, Ireland

Niall O'Brien
MB DCH FRCP
Consultant Paediatrician, National Maternity Hospital and
The Children's Hospital, Dublin, Ireland

メディカル・サイエンス・インターナショナル

Authorized translation of the original English edition,
"Paediatric Clinical Examination Made Easy",
Fifth Edition ISBN 9780443103957
by Denis Gill and Niall O'Brien

Copyright ©2007 by Elsevier Inc.
All rights reserved.

This edition of Paediatric Clinical Examination Made Easy 5e
by Denis Gill and Niall O'Brien is published by
arrangement with Elsevier Inc.

©Third Japanese edition 2008 by Medical Sciences International,
Ltd., Tokyo

Printed and bound in Japan

私たちの子ども，Kieron, Daniel, Aisling, Meagan,
Michael, Slaney, Eoin, Cliona, Helene, Aisling,
および私たちの妻，Margaret と Helene に捧ぐ

訳者序

「ママの話は要領を得ないし，子どもは泣いてよく診られないし，教授は神経質そうでうるさいし，小児科なんて大嫌い」とぼやいている学生・研修医諸君。この本はそういう諸君のためにアイルランドの名医二人が，子どもと小児科を好きになるコツを教えてくれる本である。もともとイギリス学派の本であるから，事情が日本と違うところも少しあるが，何しろ"人類みな兄弟"，彼我通じるところがたくさんあり，訳者も大いに勉強になった。そこで原著者にはいささか失礼ではあるが，日本の学生・研修医諸君にも役に立つように，随所に注を補って訳してみた（訳者の注は文中に番号を付し，脚注として示した）。

この本を読んで，「楽しくなければ小児科ではない」というモットーを唱えれば，諸君も小児科の実習が待ち遠しくなることであろう。

本書は1988年の初版以来，欧米の学生諸君に歓迎されて版を重ね，2007年に第5版が出版された。その初版と第3版を訳出して刊行したが，幸い日本の学生諸君からも好評であったので，今回さらに最新の第5版を邦訳第3版として世に出すこととなった。

内容の基本は前版と変わらないが，多くの改訂増補が行われて，さらに魅力的な一冊となっている。

なお，前版第3版までは単行本扱いであった原書が，第4版からは医学生・研修医向けの"Made Easy"というシリーズのうちの1冊に組み入れられたのに伴い，邦訳のほうも心機一転，タイトルを『小児科診察入門』から『たのしい小児科診察』と変更し，本文レイアウト・表紙デザインも一新して，訳文もいっそう親しみやすいものとした。

研修制度が新しくなり，医師を志すすべての諸君が小児科学を研修するようになった現在，小児科診察の楽しさを伝える本書の役割もますます高まったと思う。初学の学生諸君はもとより，研修医諸君もあらためて小児科診察の醍醐味を味わうために本書を一読して子どもたちへの理解を深めてほしい。

なお，訳の不明な箇所について，帝京大学小児科柳川幸重教授，元東大分院小児科大内美南先生のご教示をいただいたことに，御礼を申し上げる。

2008年早春
早川　浩

原著序

　原則は何も変わっていない，というのは診察についての本の序を書くうえでの喜びの1つである．詳細な病歴聴取，完全な身体診察，所見から得た論理的な推論と結論が，診断を進めていくうえでの基本となることに変わりはない．今回の版で私たちはさまざまな要望に応えて追加の図を加え，あちらこちらを書き替え，レイアウトを改良した．良い医師は良い聞き手であり，良い診察者であり，良い解釈者であり，良い問題解決者である．私たちは診察が，CTやMRIやPETや，ますます巧妙となりつつあるスキャニングの技術に取って代わられることがないように望んでいる．私たちは臨床所見によって検索が正しく方向づけられるだろうことをいまも確信している．聞くことと手を触れることは依然として患者と交流し信頼を得るための礎石である．

Denis Gill
Niall O'Brien

謝　辞

　倦むことなくタイプしてくれた Norma McEneaney，精密なカットを描いてくれた Thomas Nolan，そして，生き生きとした挿絵の Des Hickey，彼らなくしてはこの本は世に出なかった。心から感謝を捧げたい。また，Alan Browne 教授には，ヒポクラテスの伝統についてご教示いただいたことを御礼申し上げる

D. G. G.
N. O'B.

インターネットサイト

インターネットからは無限といっていい情報が得られる。学生諸君は好みのサイトにアクセスして学習できる。下記のリストはごく一部を選んだに過ぎないが，まず訪れてみるべきものであろう。

- http://group.bmj.com/products/journals/　BMJ（British Medical Journal）
- http://www.medicalstudent.com　MedicalStudent.com
- http://www.aap.org　American Academy of Pediatrics
- http://www.ncbi.nlm.nih.gov/sites/entrez?db=omim&itool=toolbar　Online Mendelian Inheritance in Man
- http://www.medic8.com/healthguide/dictionary.htm　Online Medical Dictionary
- http://www.rarediseases.org　National Organization for Rare Disorders
- http://www.ncbi.nlm.nih.gov/sites/entrez/　PubMed
- http://www.rcpch.ac.uk/　Royal College of Paediatrics and Child Health
- http://www.cdc.gov　Centres for Disease Control and Prevention（CDC）
- http://www.who.int/en/　World Health Organization（WHO）
- http://adc.bmj.com/　Archives of Disease in Childhood
- http://student.bmj.com/　Student BMJ

注　意

本書に記載した情報に関しては，正確を期し，一般臨床で広く受け入れられている方法を記載するよう注意を払った．しかしながら，訳者ならびに出版社は，本書の情報を用いた結果生じたいかなる不都合に対しても責任を負うものではない．本書の内容の特定な状況への適用に関しての責任は，医師各自のうちにある．

訳者ならびに出版社は，本書に記載した薬物の選択，用量については，出版時の最新の推奨，および臨床状況に基づいていることを確認するよう努力を払っている．しかし，医学は日進月歩で進んでおり，政府の規制は変わり，薬物療法や薬物反応に関する情報は常に変化している．読者は，薬物の使用にあたっては個々の薬物の添付文書を参照し，適応，用量，付加された注意・警告に関する変化を常に確認することを怠ってはならない．これは，推奨された薬物が新しいものであったり，汎用されるものではない場合に，特に重要である．

目　次

1．はじめに ……………………………………………………………………… 1
　Ⅰ．子どもたちと医師たち　3
　Ⅱ．"動物"小児科学　5
　Ⅲ．小児科学の目標と対象　6
　Ⅳ．子どもの七つの年齢　7
　Ⅴ．病院での子どもたち　8
　Ⅵ．診断の三つの柱　11

2．病歴のとり方 ………………………………………………………………… 15
　Ⅰ．母親の言うことを聴く　15
　Ⅱ．手がかりの言葉　21
　Ⅲ．病歴の見本　22
　　Ａ．哺育歴　25
　　Ｂ．離乳　26
　Ⅳ．子どもに話をさせよ　29
　Ⅴ．両親と話す　31
　Ⅵ．悪い知らせを両親に告げる　34

3．子どもに近づくには ………………………………………………………… 37
　Ⅰ．近づくための掟　37
　Ⅱ．行ってはならないこと　44
　Ⅲ．痛いところを指さしてごらん　46
　Ⅳ．考えをまとめる　50
　Ⅴ．私は知らない　52
　Ⅵ．診断の論理　53
　Ⅶ．症候群の識別　55

4．年齢別の診察 ………………………………………………………………… 57
　Ⅰ．新生児　57
　　Ａ．分娩室　58

B．新生児室　58
　　C．退院後の早産児　77
Ⅱ．第6週めの診察　78
Ⅲ．急病の乳児　84
　　A．病状の程度　86
　　B．脱水　87
　　C．栄養　87
　　D．循環　87
Ⅳ．おびえた幼児　90

5．系統的診察　93

Ⅰ．胸部　93
　　A．病歴　94
　　B．視診　95
　　C．触診　98
　　D．打診　98
　　E．聴診　99
　　F．咳についてのまとめ　108
　　G．細菌性疾患か，ウイルス性疾患か？　110
Ⅱ．心血管系　111
　　A．心血管系の診察へのアプローチ　112
　　B．脈　112
　　C．血圧　114
　　D．心臓　118
Ⅲ．腹部　122
　　A．嘔吐　123
　　B．視診　123
　　C．触診　124
　　D．外陰部　129
　　E．腹水の診察　132
　　F．直腸の中に指を入れる　134
　　G．性的虐待　136
　　H．その他の腹部所見　136
Ⅳ．リンパ腺　137
Ⅴ．免疫系　139
Ⅵ．耳，鼻，口，のど　140
　　A．耳　140
　　B．鼻　143

C．口　143
Ⅶ．皮膚，毛髪，爪　148
　　A．皮膚　148
　　B．毛髪　150
　　C．爪　151
　　D．皮膚で成功する秘訣　151
Ⅷ．神経系　158
　　A．病歴　158
　　B．診察の技術　160
　　C．新生児　161
　　D．乳児　162
　　E．年少幼児　170
　　F．学童　173
　　G．脳性麻痺　176
Ⅸ．筋-骨格系　178
　　A．新生児　180
　　B．幼児　183
　　C．学童　188
Ⅹ．眼　194
　　A．眼底検査　194
　　B．観察的眼科学　197
　　C．各年齢での眼の診察　198
　　D．斜視　200
　　E．赤色反射　202
　　F．時々みられる眼の所見　202
Ⅺ．外科手術　203

6．発育の測定　207

7．水分と栄養　219

Ⅰ．脱水の検査と診断　219
　　A．なぜ乳児では脱水がよく起こるのか　219
　　B．脱水の徴候　220
Ⅱ．栄養　224
　　A．栄養の評価　224

8. 発達の評価 ……………………………………………………………… 229
- Ⅰ. 3か月 230
- Ⅱ. 4～5か月 231
- Ⅲ. 6～8か月 231
- Ⅳ. 9～10か月 233
- Ⅴ. 12か月 235
- Ⅵ. 18か月 236
- Ⅶ. 3歳 238
- Ⅷ. 4歳 239

9. 排泄物の診察 ……………………………………………………………… 241
- Ⅰ. 大便の医学的視診 241
- Ⅱ. 尿に目を凝らせ 244

10. 感覚（センス）を用いる ……………………………………………………………… 249
- Ⅰ. 泣き声の不協和音 249
  - A. 痛いときの泣き声 251
  - B. 病気の泣き声 252
  - C. 特徴的な泣き声 252
- Ⅱ. 診断の感覚（センス） 252
- Ⅲ. 診断的な接触 253
- Ⅳ. おわりに 254

11. 小児科からのチップとトピックス ……………………………………………………………… 255
1. 正常所見 255
2. 商売道具 256
3. 商売のトリック 257
4. 生物学的な警戒警報 258
5. 臨床の骨董品 259
6. 経験則 260
7. 母親の神話 261
8. 毒々しい略語 262
9. 冠名術語のAからZ 264
10. 警告信号：非事故的負傷？ 267
11. 覚えやすい記憶術 268

12. 遺伝図　273
13. 障害や病気の"自然治癒"　274
14. 「子どもは人の父である」　275
15. 小児科学試験のための秘訣　277
16. 基本的な臨床技術　279
17. 学部学生が見て，理解すべきこと　282
18. 臨床クイズ　284
19. 子どもたちの"智恵の言葉"　285
20. 小児科の同義語と俗語　286
21. 子どもたちは異なる　287
22. 生理学的な事実：君は知っていたか……　288
23. 何歳になったら子どもにできるか……　289

推薦参考書 ………………………………………………………………… 291
索　引 ……………………………………………………………………… 293

1 はじめに

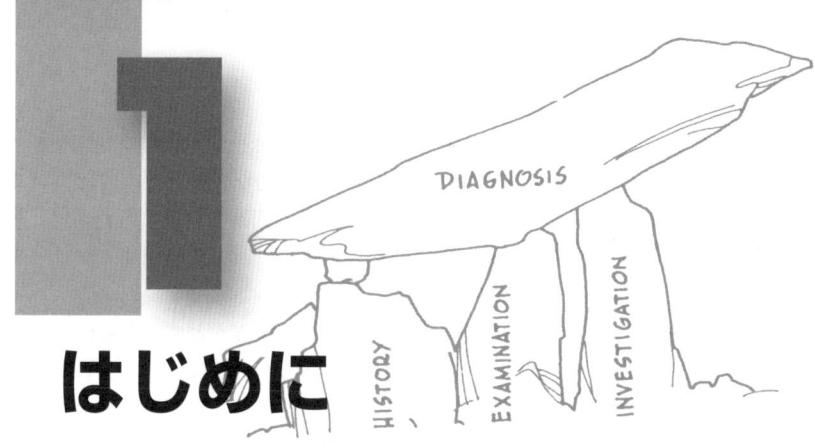

　この本は，小児科学のコースをとっている医学部学生諸君と，まず最初に小児科に配属された研修医諸氏を対象にしている。私たちの経験によると，小児科研修医は，子どもの健康と病気について，いつも思いを新たにし，自らを再訓練しなければならない。だから"学生"という言葉は，学部学生に対しても，卒後研修生に対してもあてはまる。ピンと来ないかもしれないが，学部での教育と卒業後の研修はお互いに関連している。医学部卒業生は，生涯にわたって学生であり続ける義務がある。私たちの目的は，両親と子どもの双方から病歴をとる重要な技について力説すること，さまざまな年齢の子どもの身体所見を引き出し解釈する手引きをすること，そしてさらに進んだ情報源を提供することにある。
　小さな子どもたちの世話をする医師は，その観察力と直感力をみがかねばならない[1]。観察による手がかりと直感的なひらめきが結びついて"インスタント診断"が生まれることもある。とにもかくにも私たちは，注意深く観察することの価値を強調したいのである。
　私たちのアプローチは基本的に臨床的なものであって，主に症状と徴候にこだわりたい。この本は小児科学の教科書ではなく，したがって症

1　頭を軟らかくして，すなおによく見てよく考えよ。

候群の定義とか，臨床像とか，検査結果の解釈とか，治療の方針などについては述べていない。これらはすべて標準的な教科書をみれば書いてある【2】。私たちの目標は，小児科学における問題を解決するために，基本的な教科書の最初の数章を，子どもを中心においた臨床的アプローチに拡大することである。

もし誰かが，子どもたちに奉仕する医師になろうとするならば，身体診察を行い病歴をとるという，単純ではあるが微妙にいわく言い難い技が不可欠であると信じる。患児のそばにいる代わりに図書館で余計な時間を費している学生諸君があまりにも多すぎる【3】。私たちの哲学によると，学生はいくらたくさんの赤ちゃんや子どもを診ても診すぎるということはないのである。異常を知るためには，まず正常を知らねばならない。

どうも医学生諸君は，そのへんによくある病気【4】よりも，まれな症例や状態に食傷させられてしまっているようだ【5】。よくある病気というのは始終お目にかかるものであり，珍しい病気に強くなるためには普通の病気に熟達しなければならない，ということを忘れてはならない【6】。

私たちは，主として新生児，乳児および就学前の幼児に的をしぼってみた。なぜなら，これらの年齢の子どもこそ変化に富み，難しさがあるからである。学童以上になると，理性を備え，かつ分別もあり，普通は"ミニおとな"としてテキパキと扱うことができる【7】。

この本は，小児科学を習っている学生諸君がすでに臨床的方法を一通り学んでいる，という前提で書いてある。だから，例えば捻髪音とか，ばち状指とか，ヒョレアといった基本的な臨床用語の定義などには意を用いなかった。本書のあちこちに，学生がよく手こずる特別の小児科用語をカコミで示した。教科書には病気の一番典型的な型が載っているだ

---

2 この本だけで小児科はおしまい……と考えたキミ，キミは甘い。
3 書を捨てよ，街に出て子どもをみよ（とはいってもこの本だけは読んでくれよ）。
4 水痘だの下痢症だのかぜだの。
5 教室で"本邦第何例"ばかり教えるからでもある。
6 まず覚えるべき大切な点である。日本の小児科開業医には，年間1万人以上来る"かぜひき""腹こわし"のなかから1人の悪性腫瘍を正確に診断するウデが必要である。
7 小児科の本領はチビにあり。

けで，病気の微妙な味わいや変化の程度についてはあまり書いていないものである【8】。小児科学で絶対必要なのは，病気のなんともいえないような微妙な徴候を認めて，その赤ちゃんが「変だ」とか，「病気みたいだ」と，ある程度確信をもっていえる能力である【9】。問題を早く認識すれば早く対処することができ，合併症を防ぐことも期待できよう。

1.
子どもたちと医師たち

　子どもたちはいろいろな理由で医師のところに連れて来られる。正常であることを確かめるために，予防接種を受けるために，発達のチェックのために，発疹が何か確かめるために，などなどである【10】。諸君が医学生であれば，次にあげる受診理由が最も重要である。
- 急性疾患(耳炎，呼吸器感染，痙攣，虫垂炎など)の診断のために。
- 慢性疾患(例えば，発育不良，反復性喘鳴，遷延性下痢)の診断または検査のために。
- 発達のマイルストーンに対する遅れのために。
- 予防接種，栄養，発育，正常のバリエーションについてのアドバイスを求めて。
- 正常であることを確認して安心するため。
- 何かの症候群でないか，その評価と確認のために。

　学生諸君がこの入門書を楽しんで読んでくれ，自分自身の課題をみつけ，そして，この本に足りないところも指摘してくれるものと信じる。小児科学(小さな子どもたちを診ること)は，何にもましてうれしく楽しいことでなくてはならない【11】。"教育病院"ではなく，"学習病院"で子どもたちについて経験を積んでいると考えたまえ。

　子どもたちの話を聞き，子どもたちから学びたまえ。そして，ひっき

8　教科書どおりの症例ばかりだったら，医者はいらない。
9　もちろん，そのためには経験が必要である。
10　七五三の晴れ姿で千歳飴を届けるために……などは嬉しい限りである。
11　楽しくなければ小児科ではない。

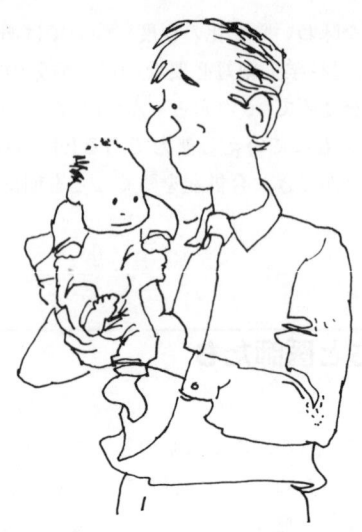

図1-1 子どもたちはいろいろな理由で医師のところに連れて来られる。

りなしに質問してばかりいる連中のいつものやり方をまねしたまえ。「どうして？」と何度も何度も尋ねるのである【12】。
- 見よ。そうすればわかる。
- 尋ねよ。そうすれば答えてもらえる。

臨床的技能を身につけるために必要な基本要件は，小児科学も，ヒポクラテスの伝統にのっとった成人医学も同じである。

臨床的技能	必要事項
病歴をとる	教　育
身体診察	技　術
診　断	帰納的論理
予　後	経　験
治　療	知　識

12　子どもに尋ねよ。忙しい教官には尋ねるな。

子どもたちによい医師が必要であることと，諸君が試験に合格しなければならないことは，動機として十分であろう。この本によって，子どもたちを診察する技術のいくらかを伝えることができればと思い，また，よい診療で得られる報酬の芳香を用意してあげられればと思う【13】。

いつでも古くからある金言を思い出してほしい。
- 私は聞き，そして忘れる。
- 私は見，そして覚える。
- 私は行い，そして理解する【14】。

II.
"動物"小児科学

"動物"という言葉を用いることで，子どもを軽蔑しようとするわけではない。子どもと動物との類似点を諸君に示そうとしているのである。また，諸君がすべての診察を，獣医がするように——聴き，見ることによって——開始するようにすすめたい。

動物と小さい子どもとに共通する行動とは，以下のとおりである。
- にらみつけられることが嫌いである【15】。
- 気分が悪いとゴロゴロ横になる。
- 食物を何度もいやがるのは普通ではない。
- 自分を表現する能力が乏しい。

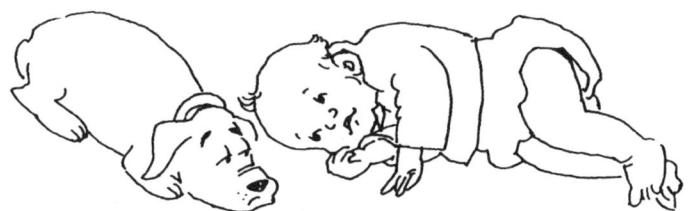

図1-2 "動物小児科学"（小さい子どもと動物には共通点がある）。

---

13 プレゼントの果物の香りだけでなく，もっと高尚な報酬の香りも。
14 聞いただけでは忘れてしまう。百聞は一見にしかず。
15 格言：「コワイお兄さんと子どもにはガンをつけるな」……後がヤバイ。

- 元気なときはくつろいだ姿勢をとる。
- 生存本能が強烈である。

だから小児の診察では，視診と直感力が重要なヒントを与えてくれるのである【16】。皮肉屋は，教育病院で珍しい症例をたくさん集め，研究するのを"小児科動物学"などと言っている！【17】

III.
小児科学の目標と対象

どの施設の小児保健部【18】でも，おのおのの目標と対象を定めている。大まかに言って，次のような重要な項目が含まれていよう。

1. 健康児と病児の判別法と処置法を教える。
2. 健康児と病児の成長と発達の重要性を理解させる。
3. 小児の健康と疾病について正しい基礎的知識を与える。
4. 新生児，乳幼児，年長児に十分な身体診察を実施できる技術を医学生に習得させる。
5. 小児の両親や保護者から，適切な既往歴，発達歴，社会歴，行動歴などがとれるよう実地指導する。
6. 小児の健康と疾病にとって，家庭や社会的背景が重要であることを理解させる。
7. 小児科学における予防の重要性を理解させる。ことに予防接種，栄養，事故の予防。
8. 奇形や疾病の原因としての，遺伝と環境因子との関係を教える。
9. 子どもの障害と，その改善に役立つサービスについて理解を深めさせる。

学生はさらに，単純で直截的な目標に向かうべきである【19】。

---

16 小児科上達のコツ。動物園へ行くこと。推理小説を読むこと。TVで子ども番組を見ること。そしてユーモアのセンスとカンを養いたまえ。
17 そういえば，わが母校のそばにも大きな動物園があるな。
18 欧米では小児保健部が，小児科（診療部）から独立しているところが多い。仕事は協力して行っている。
19 この目標は，小児科に限らずどの科でもそうであろう。

1．病歴と身体診察から所見を引き出し，解釈できるようになる。
2．合理的な鑑別診断と問題点のリストがつくれるようになる。
3．検査と処置の適切な計画を立てられるようになる。
4．小児やその両親と十分に話し合えるようになる。

IV.
子どもの七つの年齢

　子どもは変化し，成長し，成熟し，発達する。身体診察のためのスタイルとアプローチの方法は，子どもの年齢，自主性，理解力によるところが大であろう。子どもの七つの年齢分類とは，以下のとおりである【20】。

1．新生児(newborn, neonate)　＝生後1か月間
2．乳児(infant)　　　　　　　＝1か月～1歳
3．幼児(toddler)　　　　　　　＝1～3歳
4．就学前児童(preschool child)　＝3～5歳
5．学童(school child)　　　　　＝5～18歳
6．小児(child)　　　　　　　　＝0～18歳
7．思春期(adolescent)　　　　　＝早期10～14歳
　　　　　　　　　　　　　　　＝後期15～18歳

　以後，この本では，"彼が""彼に""彼の"という表現を両性に用いる。中性的な"それ"という表現を子どもに使うことは拒否する【21】。
　小児科とは，成長と発達が完了するまで，子どもたちを医学的にケアする科である。

20　日本では通常は，新生児(1か月まで)，乳児(1歳までのことが多いが，時に2歳まで)，幼児(就学まで)，学童(小学生)，生徒(中・高校生)，思春期(二次性徴があらわれる頃，12～13歳頃から17～18歳まで)をいうことが多い。toddlerという言葉にふさわしい表現がないので，年少幼児と呼ぶこととし，それ以上の幼児(3～5歳)は，年長幼児あるいは就学前幼児と呼ぶこととする。小児科学の対象は，伝統的には出生時から15歳までであったが，最近は扱う問題によっては受胎直後の胎児から，20歳前後までを対象とする場合も多くなり，時にはさらにさかのぼった遺伝相談から，成人の疾患にいたるまでを対象とする領域もある。これらを出生前小児科学，成人小児科学という。

V.
病院での子どもたち

　小児科医の第一の仕事は，子どもたちを病院から退院させることであるといわれてきた【22】。先進国では，平均的な入院日数が着実に減り，今や平均2〜4日である。実際たった1〜2日しか入院しない子どもも多い【23】。学生諸君は，見て学ぼうとするならば，あせらなければならないだろう【24】。入院する子どものほぼ半数は乳幼児である。したがって，できれば親に付き添ってもらうのがよい。

　入院患者の減少とともに，内科でも外科でも外来(day care)が増えてきた。最も興味深くかつ複雑な小児科症例が，形成外科，整形外科，泌尿器科，あるいは脳神経外科の病室にいることも多い【25】。

　なぜ子どもたちは入院するのか？
- 急性あるいは慢性疾患の治療のために。
- 緊急手術，予定手術のために。
- 検査，治療，診断のために。
- 特に障害児では多岐にわたる評価のために。
- 保護のために(深刻な非事故的負傷【26】の場合)。
- 観察のために(行動障害やその他の障害で)。
- 社会的な理由のために。

21　要するに赤ちゃんでも"it"で指すことはせず，"he"あるいは"she"と呼んで人格を尊重すべきであるということである。以下，この本ではすべて"he"で表されているが，日本語になじまないので，適宜"子ども""赤ちゃん"などと訳した。

22　「入院させることではない」。これは至言であるが，励行しようとすると小児科の稼働率が悪いといって院長に叱られる。悲しい。

23　日本ではもう少し長い。これは嘆かわしい事情(脚注22)と，社会保障制度の普及によって患者の経済負担が少ないことにもよる。

24　それでも内科などと比べると，入院期間は著しく短いのが常である。「来週よく診よう」などと思っていると，子どもが退院してしまっていることが多いであろう。

25　したがって，外科的な目的で入院したこれらの小児も，小児科医が管理するか，あるいは対診することが望ましい。

将来,小児科の多くは"外来的に"——ことに街中の診療所の外来や"日帰り外来"で仕事をするようになるだろう【27】。したがって小児科研修の期間に,これらすべての活動に参加すべきである。さらに,子ども中心の一般開業医,心身障害児の施設,予防接種センターなどを訪れることもすすめたい【28】。

　都心の小児病院では,事故・救急部の多忙な現状が放置されている傾向がある。ここにはプライマリ・ケアの問題がある。実際は,これらの部署での仕事の多く(50％にもなろうか)は,本来街中の診療所で扱われるべき内科的な症状への対処なのである【29】。学生諸君には実地診療でよくある問題——例えば呼吸器感染,感染症,小さな負傷,発疹,不定愁訴など——をみるために,事故・救急部に行くようにすすめる【30】。白血病やネフローゼ症候群,喉頭蓋炎などは大きな病院ではけっこうよくみる病気かもしれないが,そんなものは一般の実地診療ではごくまれであることを覚えておきたまえ。一般開業医は,鉄欠乏性貧血や尿路感染症,ウイルス性のクループなどに出くわすことのほうが,よほど多いのである【31】。

　小児病院は,その性格上,まれな疾患や先天的な障害が異常に多く集まる場所となる傾向がある【32】。私たちの原則を忘れないように。

26　いわゆる被虐待児(battered child)のことを,この本では非事故的負傷(non-accidental injury)と表現している。
27　わが国でもこれを研究する"日本外来小児科学会"が組織されている。
28　日本の大学の現状では,ここまで実習・研修できることは少ないであろう。
29　この事情は日本でも同じである。発熱したといって,遠くの大学病院の救急部を訪れる例が後を絶たない。病院と診療所の仕事の分業はわが国では今や社会問題となっている。
30　だから,小児科よりもむしろ救急部の実習で"よくある子どもの病気"もみる機会があるであろう。最近よく行われている"開業医外来見学実習"も有益である。
31　これも日本でも同様である。白血病に出会う頻度は,大学病院で年間10例だとすると,市立病院クラスでは年間1例,開業小児科専門医では数年に1例,一般開業医では一代に1例ぐらいである。反対に,大学で学生諸君にKoplik斑を見せることはほとんど不可能になった。

1．まず正常を知れ。
2．次に正常のバリエーションを知れ。
3．そして異常を知れ。しかし，
　正常と異常は紙一重であることも知れ【33】。

　子どものうちの5～7％は毎年のように入院しており，50％は7歳までに入院した経験があるという。入院による子どもへの影響を観察したまえ。親が付き添えないため，親と離れなければならない子どもの傷に注意したまえ。傷つきやすい子どもたちに与える入院の影響を和らげるためのいろいろな準備，遊び，絵，親のための宿泊設備について，そして何にもまして，荷物運びのおじさんから教授まで，病院にいるすべての愉快な人たちが行っている努力について学びたまえ【34】。看護師さんは大抵はいつもすてきで【35】，医師はできるだけがんばっているが，学生諸君も子どもたちに対して素朴に，率直に，思いやりをもってふるまわなくてはならない。

　マーカス君(6歳)の言葉を忘れないようにしてくれたまえ。「病気になったら，どんないやーな人だってすてきな人に思えるんだ」。

　　　病気になって寝ていたとき
　　　頭のところには2つ枕があった。
　　　そしてわきにおいた私のおもちゃは
　　　私を一日中幸せにしてくれたのだ。

　　　　　　　　　　　　　　　Robert Louis Stevenson

32　小児病院で子どもの病気のすべてを学ぶことはできない，と思ったほうがよいくらいである。
33　キミ自身も完全に正常であると確信をもって言えるか？
34　小児科病棟には，病院中で一番明るく楽しい雰囲気がなければならない。
35　I hope so.

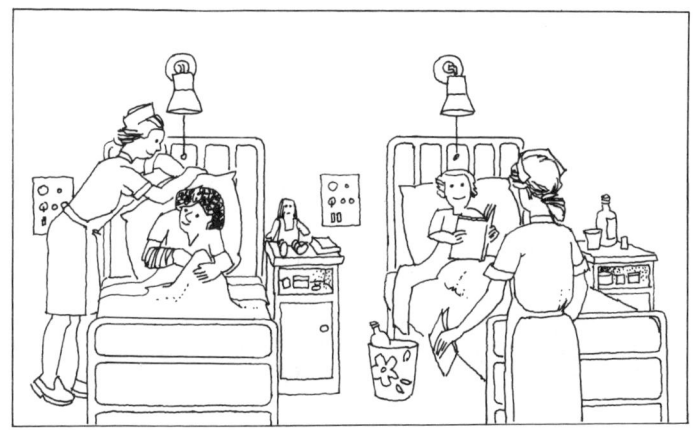

図1-3 病棟の子どもたち

VI.
診断の三つの柱

　医学的診断は伝統的な三要素，すなわち病歴，身体診察，検査によって支えられている。小児科の問題解決は，大部分が病歴により，一部が診察（観察）により，また一部が検査によっている【36】。注意深くとられ，きちんと記録された病歴こそが臨床の礎石である。病歴ではまず，お母さんが何を心配しているのか，子どもを医師のところに連れて来た理由は何か，ということに重点をおくべきである【37】。身体診察法とその技術，コツ，苦労については他章に詳しく書いておいた。診察の結果は，標準的な読みやすいスタイルで，注目すべき陰性所見も十分強調して記録する必要がある。O/E NAD (on examination, nothing abnormal detected) などというような略記は，学生諸君には適当ではない【38】。

36　病歴が命。"検査ではない"ことを銘記せよ。
37　「どこがお悪いですか？」「どうしました？」「気がかりな事は何ですか？」などと聞き，主訴を確認する。
38　日本では，昔は"O. B."最近は"n. p."と書く人が多い。"異常なし"というのは学生諸君には適当でない。実際の所見を記載せよ。そして，その所見が正常なのか異常なのかを議論すべきである。

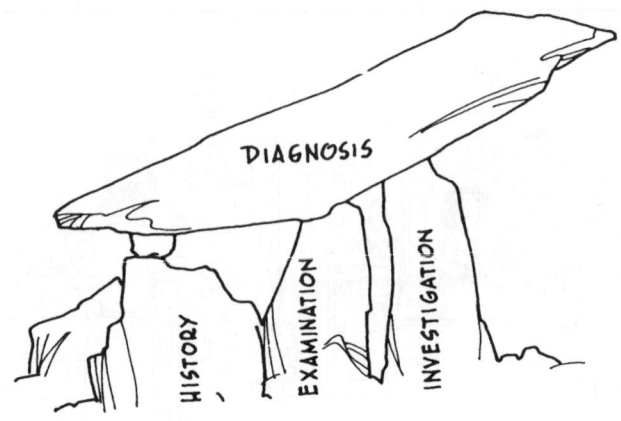

図1-4 診断の三つの柱は病歴，身体診察，検査である。

　ベテランになると，子どもの診察は短時間のうちに完了できるようになる【39】。両親は，耳が痛いとか手足が痛いとかいうようなときにでも，痛いところだけでなく，全身の診察をしてくれる医師に安心するものである。正常の子どもをたくさん診察することに代わるものはない。正常を知りたまえ。そうすれば，おのずとそれからはずれたものがわかってくる。このごろの両親は(核家族だから)，子どもが正常であるということを確認したがるし，もし正常でなければどうなっているのかを知りたがる【40】。ぞんざいに視診しただけだったり，目についた問題点だけを調べるだけだったりで，診察を間違えてしまった医者を君は信頼できるだろうか。

- 病歴こそが礎石である。
- 子どもの全身を診察せよ。
- たくさんの子どもをみよ。

　検査についてはこの本では述べない。むしろ標準的な教科書をあたってほしい【41】。

39　"3分診察"だって，やる人がやれば諸君が半日かけるよりもましのことが多い。

40　日本でもまったく同じである。昔はおばあちゃんという，この上ない教師がいたのに。

私が探し求めているのは，教師がそれほど教えなくても学生が十分に学べる方法である。

Comenius（1630）

臨床の"2つ"の原則【42】

聴くための2つの耳
見るための2つの眼
診察するための2本の手
推論するための2つの脳半球

上手な医師は何が悪いか観ただけで知り，中くらいの医師は聴いて，そして下手な医師は脈を触れて知る。

張仲景(150〜219頃)【43】

---

41 子どもをみるより先に検査伝票が気になるキミ。教科書を片づけ，まずこの本を読め。
42 まめに患児を診に行くための2本の脚も。
43 後漢の名医。「傷寒雑病論」の著者。望診の達人だったという。

2 病歴のとり方

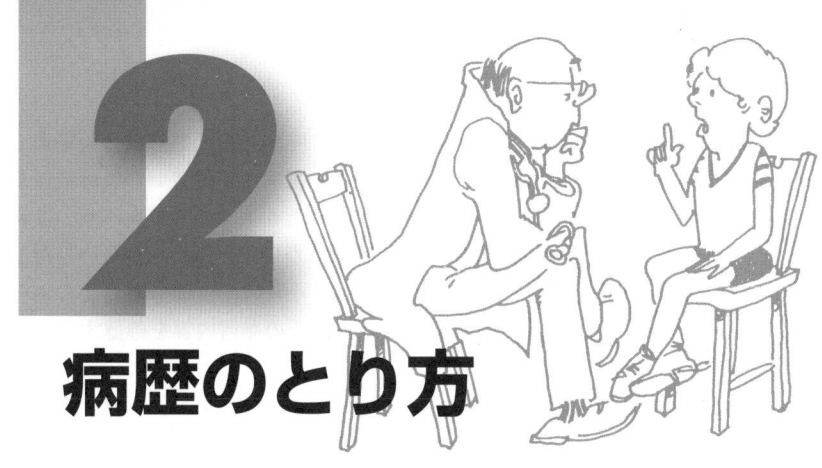

へぼ医者より賢いお母さんのほうが，よほどよい診断をする。

August Bier（1861〜1949）

1.
母親の言うことを聴く

よい医師にとっての一番大切な特性とは，よい聴き手であることである。母親の言うことを注意深く聴き，記録したまえ。病歴こそが小児科の問題解決のかなめとなる礎石である。身体診察や臨床検査よりもよほど重要な情報が，よい病歴から得られることはよくあることである。

病歴をとるときの最も重要な法則は，「他に何か証拠がない限り母親が正しい」ということである【1】。母親はおおむね，自分の子どもについ

---

1 "母は正しい"，これをモットーとせよ。確実な根拠がない限り母親の言うことを否定してはならない。大抵の小児科医は，若気のいたりでうっかり「そんなことはないでしょう」と言って大恥をかいた経験がある。何を隠そう，私もだ。

てのすぐれた観察者であり，病気のときにその子の問題点についてよく説明できるものである。諸君もこれから，教育を受けていない母親でさえも，その直感力にびっくりさせられることがよくあるであろう。母親は何がどう悪いのかはわからないかもしれないが，なんだか悪いのだということは確実にわかっている。母親が「うちの子はよく聞こえていないみたいなんですけれど」と言ったなら，その発言内容を確認することが医師の責務である【2】。

自分の子どもについてと，その子どもの訴えについて，正確かつ十分に述べることにおいては，母親に代わる者はいない，というのが私たちの見解である。父親は専門的知識をもっていることもあるが，よい母親のもつ洞察力，直感力，情報量に欠けることが多い。「母親は普通正しい」という法則が優先するので，当然父親はお呼びでないということになる【3】。しかし，近頃は"主夫"をやっている父親も増えている。子どもの世話をしているその他の人々——子守り，おばさん，寮母さんなどの子どもについての知識はいろいろである。もっとも，初めて病歴をとるときに祖父母がいると，かえって妨げになるような気がする【4】。

まず最初に，母親とよい関係を確立することが肝要である【5】。「なんとか先生がどう言った」ということよりも，母親自身が言うべきことのほうが大切なことを，よく母親にわからせるようにしたまえ【6】。母親の話し方の特徴をつかみ心配事を確かめる【7】。最初の質問として便利なのは，「お子さんのトラブルの原因は，実のところ何だと思いますか」とか，「お子さんの具合が悪いことについて何か思い当たることがありますか」とかいうものである。

こういう質問をすれば，正しい方向に向かうことができよう。あるいはまた，こういう質問をすることによって次に行う診察や検査を省略で

---

2 聴力が正常であるかどうかを，科学的に立証するという意味である。
3 この項もまったく同感である。残念ながら父親は，みずから"おなか"を痛めた母親には遠く及ばない。今日は会社が休みだからといって，子どもを病院に連れて行く役を父親にさせてはならない。こういうケースの多い土曜日を"魔の土曜日"と言って小児科医は恐れている。
4 日本でも同じ。お母さんをさしおいてお姑さんがしゃべり始めると，まず診察は失敗に終わる。
5 仮にあまり美人でなくとも……。
6 "何が起こって，どうなったか"が先。"何をしたか"は後。
7 方言の意味なども正しく理解する。

きることもある。母親の言うことを言うとおりに引用する習慣をつけたまえ【8】。母親は，病歴をとっているときにきちんと記録しておかないと，後になって気づいたのではもう遅い重要なことをよく言うものである。私たちは「あのお母さんの言うことをちゃんと聴いていたらなあ。あの人はどこが悪いのか教えてくれようとしていたのに」と嘆いた覚えがある。

学生諸君は，母親が自分の子どもについて訴えていることを，その言葉の意味を確かめることなしに，なんの抵抗もなく受け入れてしまう【9】。下痢とか嘔吐とかいう用語は，定義づけを必要とするのである。"下痢"といっても，排便が頻繁にあるということか，形をなしていない便ということか，不快な便ということか。諸君(あるいは母親)は，便通が正常では何回あるのか知っているのか。未婚の10代の母親が子どものことを知っている，と期待するのが理に適っているかどうか。"多動性"という言葉の意味を，諸君はどう理解しているのか。大体，子どもというものは程度の差こそあれ，多動で活発なものではないだろうか。

a．母親の話を聴け

- 何が心配なのか。
- どのように考えているのか。
- 言葉どおりに引用せよ。
- その母親の話し方の特徴を理解せよ。
- どういう意味でその言葉を使っているのか尋ねよ(……とおっしゃいましたが，それはどういう意味でしょうか)。

諸君は，諸君と母親が，クループであれ，食欲不振であれ，息止めであれ，同一のことについて話し合っていることを確かめる必要がある。諸君は，母親の方言や俗語(陰茎のことをオチンチンとかチンボコとかいうがごとく【10】)についても知る必要がある。私たちの病院では，研

---

8 "母親が言ったとおりの言葉で"書く。確認することなく，医学用語に翻訳しながら書かない。
9 その最たるものは"かぜ"である。諸君は「かぜをひいて……」と母親が言ったら「かぜとはどういう意味ですか。かぜという言葉を使わないで症状を言ってみてください」と尋ねるべきである。なかには「扁桃炎です」などと診断をつけてきて訴える母親もいる。こういう場合も，やんわりと「病名でなく，症状を言ってください」と頼むべきである。

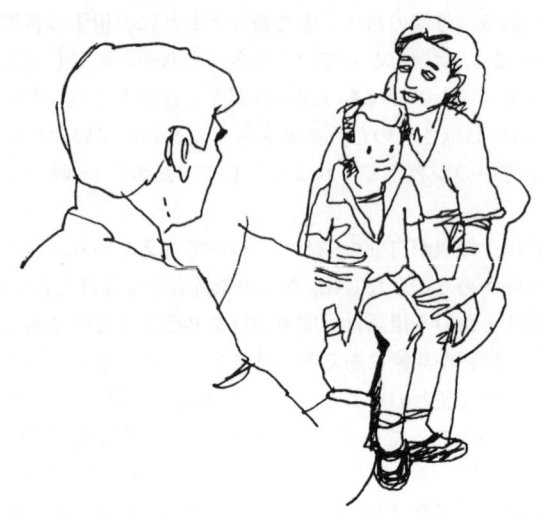

図 2-1　母親の言うことを注意深く聴け

修医は，母親が赤ちゃんのことを「グータラ(lobbing)，ゴロゴロ(lying)している」と言ったら，それは何か重大な悪いことを意味していることを学ぶ。オーストラリア人の母親ならこんなときは，赤ちゃんが「曲がってる(crook)」と言うであろう【11】。

　望みどおりの答がほしかったら，どういう質問をすればよいか知る必要がある。よい方法としてはまず，「赤ちゃんのことを話してください」と言って，それから母親に話をさせるのである。慣れてくると話のうまい引き出し方がわかるようになり，母親の話の流れを妨げないで簡単な質問をさしはさむタイミングもわかるようになるであろう【12】。

　学生諸君はもちろん，簡潔な引用やワサビのきいたさわりなどをまきちらした詳細なメモをとらねばならない。やがて諸君は，どのようにしてコーナーを切るか，診断の直線コースをどのようにして進んで行くか，あるいは重要な手がかりをどのようにして見つけるかを学ぶであろう。

10　イギリスでは "willy" "johnny" などと言うらしい。
11　諸君の地方ではなんと言うであろう。「グッタリしている」「グニャーと寝ている」などいろいろと言われる。
12　慣れないとつい話の腰を折ってしまうが，これはよくない。

病歴をとることを通して，はじめは両親に対して，また病歴を引き出す諸君の優れた先生方に対しても，よい聴き手となることを学びたまえ【13】．

b．聴取・記録ともにお粗末な病歴の例
咳3日間
食事とらず2日間
喘鳴1日
発熱1日
嘔吐2回

最近の病歴には，このような，それぞれがばらばらでよく調べられていない事実が書いてあるだけのものが多い．基本項目は記入してあっても，調査と記述が不適切である．そして診断は「胸部感染」と記録されるのだろうが，これでは病歴のとり方はあいまいで，臨床上は不精であることがわかる【14】．

いつも，受診のきっかけとなった出来事を時系列に沿って話すように両親に頼みたまえ．こんなふうに始めるのがよい．「お子さんが元気だったのはいつまででしたか」「咳とぜいぜいとはどちらが先でしたか」「お子さんの様子はどのように変わりましたか」．痙攣の病歴を聞くときは，時間，場所，周囲の状況，刺激などの詳細な情報がきわめて重要である．

諸君はさらに，子どもの全体像について知る必要がある．この子はどんな子か？　活発な子か？　エネルギーがいっぱいか？　外遊びが好きな社交的な子か？　よく眠るか？　学校の成績はよいか？　正常に発達しているか？　両親のどちらに似ているか？　【15】

c．母親に語らせよ
● あなたの赤ちゃんについて話してください．

13　先生が上手に病歴をとるのを見学するのは，とても勉強になる．先生のコツを盗め．
14　忙しいとついこんな病歴を書いてしまうが，諸君はちゃんと書くように習慣づけること．
15　もちろん，今問題になっていることと関連のある事柄を中心にして聞くのである．扁桃炎の子にいきなり学校の成績を聞く必要はない．

- お子さんはどんな子ですか。
- いつまで元気でしたか。
- 何が起こったのか話してください。

患者は自分たち一人ひとりに注意を払い，時間を十分割いてくれる医師に感謝するものだ(たとえ医師がとても急いでいても)。耳を傾けよ，そうすれば聞こえてくる。病歴をとることに費やした時間は十分報われるであろう。諸君が書いた記録が，費やした時間と示した興味とを十分に反映しているかどうか確かめたまえ。母親のなかにはいろいろ見当違いなことをもち出して，「ヤブを叩きまわる」ようなことをする人もある。慣れてくると，そのようなペチャクチャしゃべるおしゃべりママをどう扱い，どう遮ればよいかがわかるようになるであろう【16】。

咳や疼痛などの症状をしっかり検討するにはどうすればよいかは，諸君の教科書や指導教官が例を示してくれることだろう。

いつ起こったのか？
どのぐらい続いたのか？
何が起こったか説明できるか？
それから何が起こったか？
何かでそれを治せたか？
いつまで続いているのか？
そのパターンや周期はどうか？
何か関連した症状があるか？
それが起こると子どもはどうなったか？
それに対してあなたは何をしたか？

次に，関連する臓器系の注意深い詳細な診察を行う必要があり，それから全身の系統的診察に移る。経験と年齢を積むにつれて，全身の系統的診察はだんだん簡潔になり，かつより正確になってくる【17】。しっかりと既往歴，家族歴，社会歴を得る必要があるのは，小児科においてもなんら変わりはない。その子どもについての広い視野を得るためには，家族のなかでの子どもの位置，両親や同胞，仲間との関係に注目する必

---

16 診療時間が限られているときは，いつまでもおしゃべりにつきあってもいられない。大事な問題に上手にリードしていくことが必要であるが，それには経験が必要である。

17 その意味では，最初から先生の診察をまねしないように。

要がある。今日では，疾患の背景に社会的，行動的な問題があることが多いため，全体論的な見地をもつことはきわめて重要である。

家族の社会経済的状況，現在の家計状況，住居，職業などを知っておくことは重要である。両親は正式に結婚しているか，離婚しているか，内縁関係なのか，未婚の母か。障害児や代謝異常のあるケースでは，近親結婚についても慎重に尋ねる[18]。

II.
手がかりの言葉(cue words)

コンピュータはキーワードによって動く。学生諸君は病歴をとる際にはキューワードを探さねばならない[19]。キューワードとは，病歴に隠れている何ということもない記述でありながら，診断上油断ならないものを指している。いくつかの例をみてみよう。

1. 「この子はパンやビスケットが嫌いなんです」
   推論：これはグルテン性腸症(セリアック病)ではなかろうか？
2. 「この子は塩気があれば，なんでもなめてしまうんです」
   疑問：食塩喪失状態なのでは？
3. 「吐いた後でも，お腹がすいているようですが」
   解答：これは幽門狭窄か胃食道逆流による機械的な嘔吐を示唆している。
4. 「この子はいつも何か飲んでいます。なんでも飲みたがり，洗面器の水まで飲んでしまいます」
   反応：真性多飲症のように思われる[20]。
5. 「食べたものが，みんなどこへ行ってしまうのかしら」
   解説：比較的不活発な乳児であれば，この記述は，嚢胞性線維症[21]のような吸収不全状態を示唆する。

---

18 初診ではよほどの必要性がない限り，これらの点については問診しにくい。日本でも最近は，離婚や未婚の母も多くなっている。近親結婚は地方にもよるが，日本では欧米よりも多い。
19 keyとcue。シャレである。
20 尿崩症などの。

母親はもちろんわざとではないが，うそをつくこともある。よくある訴えは，「この子は何も食べませんのよ」。そして見ると，目の前にはまじめくさった顔をしてよく太った赤ん坊が，牛乳やラスクを混ぜたもの，またはお茶が入った哺乳びんを吸っている，という次第である。同じような状態で，一見矛盾した申し立てである「だって先生。この子何も食べませんのよ」が「のべつ食べています」のすぐ後にくることがしばしばある。これは普通"哺乳びん嗜癖"がついた多動な(そしておそらくはしつけのよくない)，日夜過剰な炭水化物を消費している幼児であることを示している【22】。

III.
病歴の見本

　正しい答を得るためには，探偵は誰でもうまい質問を組み立て，発することができなければならない【23】。この単純な原則はあらゆる場合に当てはまるが，痙攣発作の病歴をとるときに，まさにピッタリである。どんな痙攣であっても，子ども自身について，おかれている環境について，周辺の状況についてできるだけ多くを知る必要がある。

　しかし，詳細な病歴聴取の例として，私たちはおねしょ(夜尿)をする子どもの母親への質問を選んだ。おねしょについては，多くのお母さんの悩みのタネであるにもかかわらず，大抵の場合，医学的な興味がもたれないものである【24】。だからこそ詳しい，骨折りながら行う病歴とりの真価を示すよい例となる。

21　cystic fibrosis. 白人では多く，重要な疾患なのでこの本にも随所に出てくるが，日本人ではきわめてまれである。
22　始終何か食べているので，おなかが空かないのである。かつてのキミのように。
23　格言：「よい小児科医は名探偵である」。よい小児科医になるには推理小説を読んで勉強したまえ。
24　治療法についても諸説フンプンとしている。まして原因においてをや。

何歳ですか。
何番めのお子さんですか。
おねしょはいつ始まりましたか。
おねしょの頻度は。
日中もおもらししますか。
日中は尿をどのくらいがまんできますか。
尿は勢いよく出ますか。
腎臓の感染症にかかったことがありますか。
日中おもらしをしなくなったのはいつですか。
それは簡単にできましたか。なかなかできなかったですか。
ベッドで一人で寝ていますか。
おねしょしたとき目がさめますか。
一晩に1回以上起こしますか。
夜はオムツをしていますか。
誰がシーツをとりかえますか。
あなたはお子さんと一緒に便所のなかに入りますか。
おねしょを治すために何をやってみましたか。
おねしょをしなければいいな，と子どもが思っていますか。
おねしょをしなかったこともありますか。
しなかったのはどのくらいの期間が最長でしたか。
外出したときはおねしょをしませんか。
おねしょが治るように励ましたことがありますか。
水分摂取を制限したことがありますか。
責めたり，罰を与えたりしたことがありますか。
お家や学校でどんなふうに過ごしていますか。
薬や警報器[25]などを用いてみたことがありますか。
ごきょうだいもおねしょをしましたか。
ご両親のどちらかも子どものときおねしょをしましたか。
おねしょをすることでお子さんにどんな影響が出ましたか。
あなたはおねしょでどんなふうに困っていますか。

---

25 "おねしょセンサー"など，排尿するとブザーが鳴ったりする装置がいろいろある。

質問が多すぎると思われるかもしれないが，経験を積むとこれらは口をついてどんどん出てきて【26】，子どもとおねしょの問題の全体像をつかむことができる。おねしょは，子どもと母親を一緒にみたり別々にみたりするのにちょうどいい訴えの一つである。

失神発作から摂食障害まであらゆる症状について，同様の詳しい質問をつくることができる。子どもの病気を診断するうえで，きちんと漏れなく聴取された完全な病歴に代わりうるものはない。喘息，腹痛，貧血についての質問を書いてみたまえ。コンピュータに入力できて，診察を待つ間に両親に答えてもらえるような質問のプログラムを考えてみたまえ【27】。

小児科の診断の約70％は主に**病歴**によってなされていることを諸君は知っていただろうか【28】。

要約1

8歳の男子。繰り返し起こる胸部感染。冬にことに多い。夜間の咳。常在する鼻汁。既往に湿疹あり。本日は特に身体所見なし。
　印象：喘息

要約2

2歳の女子。6か月続く下痢。大便はきたない。下痢便で不消化な食物が混じる。日に3〜5回の排便あり。元気はよく，食欲もある。身長・体重とも年齢相当。栄養良好。所見なし。
　印象：幼児下痢症（"豆とにんじん症候群"）【29】。

26　学生諸君にはちょっとムリだから悲観しなくてよい。がっかりして，今夜おねしょをしないように。
27　これは諸君の練習に大変よい。試してみたまえ。
28　病歴を聞くだけで，大抵の病気はわかっちまうなんて。だから小児科が好きだ。
29　243ページの脚注10をみよ。

> **要約3**
>
> 7歳の小学生女子。この1年間, 目をすえたり, ボーッとしたりするといったことがみられる(両親と先生が気づいた)。眼がチカチカする。瞬間的に静止する。本人はそのことを悩んでいない。発作の後はまるで何事もなかったかのようにしている。上述のようなことが週2〜3回起こる。時には日に2〜3回起こることもある。知能正常。既往歴なし。身体所見なし。
> 　　印象:一次性全般てんかん("小発作")[30]。

　上記の例は, 要点をうまくまとめた病歴が, 小児科の診断では最良の指針となることを示している。

HELP 戦術

　H = History　病歴
　E = Examination　診察
　L = Logical deduction　論理的な推論
　P = Plan of management　治療の計画

A. 哺育歴

　哺育は, 乳児固有の不可欠な要素である。哺乳上の問題は多く, 哺乳のパターンと内容に関するよい病歴が重要である。哺乳上の問題にはミルクを変えればよいと思っている医師が多すぎる。だいたい, 問題はミルクにあるのではなくて哺乳のやり方にあり, また母子関係(調和を保っているか, さもなくば?)にあるのである。今日の, アレルギーでピリピリしている母親と食物について話せるようになりたいのなら, 詳細な哺育歴は必須である[31]。

　その赤ちゃんは人工栄養か母乳栄養か。**母乳栄養**なら, 母乳だけを与えていた期間はどのくらいか。それは, 赤ちゃんにもお母さんにも満足

30　absence(欠神発作)とも呼ばれていた。
31　日本でも食物アレルギーに対するアレルギー的反響はマスコミを騒がせ, 社会問題となっている。

できる経験であったか。何回哺乳したか。赤ちゃんは満足したか。何か問題はなかったのか。赤ちゃんはどんなふうに睡眠をとり，乳をのみ，体重が増えたか。お母さんは赤ちゃんがほしがるときに与えたのか，何かの計画によって与えたのか【32】。何か他のもので母乳を補ったのか。

人工栄養なら，調製乳かあるいは無調製の牛乳を与えたのか。どの調製乳を与えたのか【33】。どのようにして作ったのか。毎回の哺乳量はいくらで，それをどのくらい続けたのか。哺乳回数は。1日の合計哺乳量は。ミルクに何か添加物（鉄やビタミン）を入れたか。ミルクだけを与えた期間は【34】。

B. 離 乳【35】

固形物はいつから与え始めたか。何を与えたのか。どのようにして与えたか——スプーンからか，哺乳びんか。グルテンを含んだ食物をいつから与え始めたか。好きな食物があったか。固形食のみになったのはいつか。

わかっている食物アレルギーがあるか。その食物にアレルギーがあると思うのはなぜか【36】。赤ちゃんはよく吸うか，よく飲みこむか。何が哺乳を中止させるか。例えば，飽きてしまうのか。眠くなるのか。息ができなくなるからか。離乳に問題があったか。母子ともに離乳はうまくいったか。お父さんはミルクを飲ませるのを手伝ってくれるか。泣くたびに哺乳しているのか。水を飲ませているか。

このような質問をすべてしても問題点がわからないようなら，もう懇

---

32 4時間おきとか，1日何回とか。
33 メーカーと銘柄は？　ミルクの銘柄は自動車と同じくらいよく変わる。そして，それと同様にあまり新味がない。
34 日本の母親は市乳のことを"牛乳"といい，調製乳を"ミルク"といい，まったく別のものと考えている人が多い。
35 「離乳とは，乳汁の栄養から幼児の固形食に移行する過程である」と定義され，日本独得の概念である。欧米ではずっと牛乳をのむから"離"乳することはない。牛乳に固形物を加えていくのが欧米の離乳にあたる。しかし，日本でも次第に欧米型となってきた。なお，母乳を中止するのは断乳または卒乳といい，"離乳"ではないから注意。
36 これが大切な質問である。根拠なくアレルギーだと思っている人が多い。免疫反応が証明されなければ，本当のアレルギーとはいえない。

願するしかない。「では，あなたがどういうふうに哺乳をするか見せてください」と。

　学生諸君には，看護の仕事に時間を割くことが，きっと役に立つであろう。着替えをさせる，おむつをかえる，洗ってやる，抱いてみる，そして何よりも哺乳してみることである[37]。行うことによって学びたまえ。

　結論を言えば，病歴を上手にとれることは，すぐれた小児科学の学生であるしるしである[38]。病歴では問題の核心をとらえることが不可欠である。親とよい関係を築いたら，次のような質問をもう一度してみるとよい。

- 「なぜお子さんをつれていらっしゃったか，もう一度確認させて下さい」
- 「何がご心配なのですか」
- 「お子さんのどこが悪いとお考えですか」

小児科で詳細な病歴をとるには，以下のような手順に従って尋ねることである。

　妊娠[39]

　分娩[39]

　周生期の状況[39]

　哺乳歴

　発達歴

　予防接種[39]

　感染症

　事故と負傷

　入院と手術

　アレルギー

　これまでかかった軽度の病気

　投薬内容

　わかれば身長と体重の継続的データ[39]

　学校の成績

　旅行

37　親戚に赤ちゃんがいたら，実習させてもらいたまえ。
38　警告：「病歴を読めば，その学生の成績がわかる」。
39　日本では母子健康手帳を調べればこれらは記載されている。素晴らしい！

病歴をとる際は，なるべくリラックスした環境で行うのがよい。子どもがどのようにして親のそばから離れ，どのように創造的かつ独立して遊ぶか，そして時には，どのように表現力にあふれた絵を描くかを観察できるように配慮すべきである【40】。

完全な病歴，ただそれだけである。そう，完全な病歴あるのみ。
詳細な事実 時系列に沿った愁訴 病気が始まってから気づいた変化

学生諸君に関する限り，**記録保存**の十戒とは【41】，

　汝，読みやすく書け【42】

　汝，日付と時間を記せ

　汝，病歴と診断についてすべてを記録せよ

　汝，略語を避けよ【43】

　汝，簡潔なる要約を書け

　汝，重要な問題点を箇条書きにせよ

　汝，診断をせよ，もしくはもし不可能ならば，

　汝，鑑別診断を集めよ

　汝，汝の名と身分を書け【44】

　汝，記載事項を改ざんするなかれ【45】

40　いくら美人でも，お母さんに見とれているばかりではいけない。それとなく，主役である子どもの様子も観察しておきたまえ。
41　"モーゼの十戒"をもじっている。汝，ゆめゆめ疑うことなかれ。これを守れば奇蹟が起こるであろう。
42　きれいな字で，わかりやすい文で書いてくれ。
43　やたらに見慣れぬ略語を使うと，教授がカッとする。後は知らんぞ。
44　責任を明らかにするため名を名乗れ。
45　カルテは公文書である。注意して書くこと。

IV.
子どもに話をさせよ

　母親が自分の子どもについて語る病歴の価値と重要性について，繰り返し強調してきたが，ここで子どものことを忘れてはならない。子どもは諸君に話をしたがっており，病歴聴取に有用な寄与をすることもよくある。特に言葉のうえで早熟で外向的だったり，あるいは慢性疾患があったりして病院慣れしている場合，子どもは自分自身についてびっくりするほど明瞭に表現することがある。子どもの言うことを聞き，様子に注目する必要がある。子どもが自分の見解を表現したがっていることはよくある。5歳以上の子どもには，事柄によっては親の協力のもとに，問題をどう考えているか尋ねてみるべきである【46】。手近な例を一つあげよう。最近私たちは，十二指腸潰瘍が確診された10歳の陽気な男の子に会った。彼はその痛みを，「ぼくの胃をレーザー光が突きぬけているみたいだ」と表現したのだ。素晴らしい！

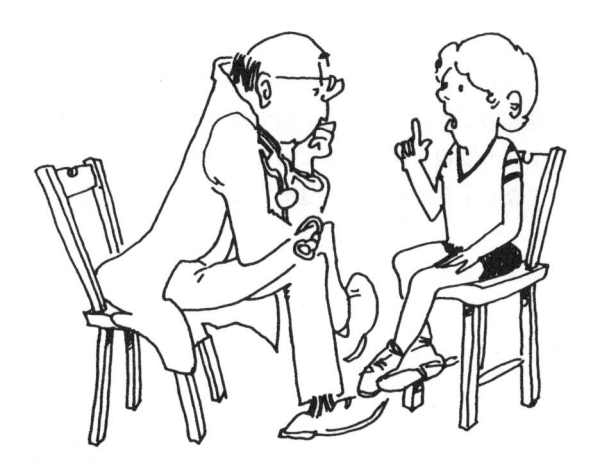

図2-2　子どもに話をさせよ！

---

46 「子どもの言うことはあてにならない」と考えてはいけない。格言：「3歳児の言，刮目して聞くべし」。「ポンポンが痛い」と言っていた3歳の子が，本当に虫垂炎であったことがある。ママは「甘えだ」といっていたが。

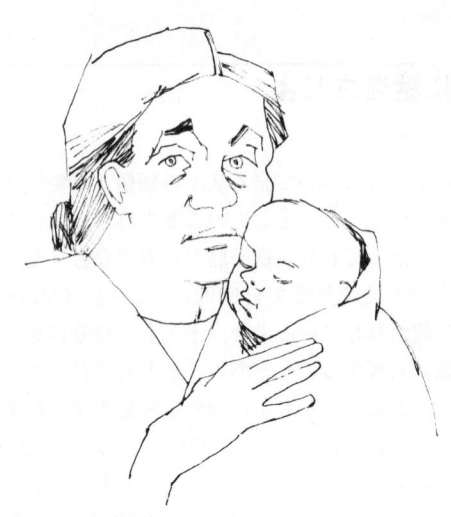

図 2-3　病気の子を心配する母親

　子どもが無口で恥ずかしがりだったり，黙っていたりしても，無理強いしてはいけない。時間がたてばきっと話してくれる。子どもの描いた自分や家族，または家の絵が，心理的な洞察に役立つ場合もある【47】。テープレコーダーやビデオで子どもの行動の記録をとれば（諸君のところの小児保健部の設備が良ければの話であるが【48】），行動的な問題，あるいはふるまいの問題を探究するにはことに有用である。
　本名だけでなく子どもの愛称を覚えるようにしたまえ。ローレンスは"ラリー"，ロバートは"ボビー"，そしてキャサリンは"ケイティー"と呼ばれることもある【49】。さらにパトリック・ジョセフと記録されている子どもが，実際は"ジュニア"と呼ばれていることだってある【50】。

47　心理療法ではよく行われる。箱庭をつくらせる方法もある。
48　ソニー万歳，パナソニック万歳。日本ではカンタンにできる。時にはケイタイだって役に立つ。
49　山田太郎左衛門義勝君を，タローチャンと呼ぶがごとし。
50　訳者も"若さま"と呼ばれていたことがあった——というのはウソ。

V.
両親と話す

　親の不安は評価が難しく，気がかりといった程度からひどく取り乱してしまう状態までさまざまで，時には攻撃的行動に及ぶことまである。経験を積んだり上級の同僚が用いるアプローチを観察することで，気張らずに両親と面談ができるようになる。唯一これが正しいというアプローチはないが，新生児の異常から障害児，はてはふだんは健康な子が急性疾患にかかったとき，といった変化に富むさまざまな小児科学的な状況に適応しなければならない。両親がそろって出席していることが望ましい。両親が是非にといわないかぎり，他の親類は同席を控えてもらったほうがよい【51】。

　大抵の場合，両親と医師はお互いに初対面である。まずはじめのアプローチは，お互いの値踏みである。両親の年齢，学歴，社会的地位をサッと評価できることは，医師にとって役に立つ【52】。両親に敬意を示すことは重要であり，できれば面談の最中に話を遮らないようにする。子どもについて話すときは，名前で呼び，年齢，既往歴，必要ならば同胞歴をすっかり記録する。そのほうがよければ子どもを同席させ，その子が関心がもてるような言葉と内容の会話をすべきである。

　事情がどうであろうと，できるだけ事実に基づくことが重要である。同時に，専門的知識にも限界があることを説明するのも大切である。統計データや治癒率を聞かれたら，子どもによってそれぞれ違うことを慎重に説明する【53】。また今日では，医師か看護師に同席してもらい，患者のカルテに詳しく記録しておくのが妥当である。

　よく聴くことが学習を助け，よく理解しあうことが協力的なケアの鍵となる。

51　両親が親類のてまえ，本当のことを話さないことがあるから。
52　慣れると直接聞かなくてもある程度わかる。
53　ことに予後が悪い病気などの場合は慎重にせよ。

> 病気の子どもの両親は，大ざっぱに言って次の4段階の情報を求めている。
>
> 1. これは何だ。何が悪いのか。
> 2. 何が原因か。どうして起こったのか。
> 3. 治るのか？
> 4. 再発するのか。

　当然ながら上記の質問に対する答は，子どもの異常が急性のものか(髄膜炎のように)そうでないか，あるいは遺伝的な異常か(口蓋裂のように)そうでないかによってはっきり違ってくる。第1の質問に答えられなければ，第2，第3，第4の質問に答えることが難しいことは明らかである。学生諸君は，十分な見識と権威を身につけるまでは，両親と原因や結果について論じるのは控えるべきである【54】。最後に，口には出されない(第5の)質問——それは白血病や癌など，何か致命的な遺伝病ではなかろうか——という質問を忘れてはならない【55】。

　古風だとか保守的だとかいわれるかもしれないが，学生諸君に見苦しくない服装をするようにといいたい【56】。最終学年になると，学生というよりも研修医として扱われるものである。多くの研究によると，ヨレヨレの服を着た，ヒゲもそっていない，薄汚い学生とは，両親はいやいやつき合っていることがわかっている【57】。

　初診はおそらく最も対処しやすいに違いないが，母親から得た場合と父親から得た場合では病歴が変わることもあり，それを分析するには時間をとられることもある。

　間合いをみて「気がかりだったり，何かで読んだことのある深刻な症状がありますか」と単刀直入に尋ねてみる。多くの場合，それに対する

54　実習にあたって注意したまえ。「それはよくわかりませんから，先生に聞いてください」と言っても決して恥ではない。しかし，キミ自身は考えておくように。

55　したがって，絶対に否定できるときは，まず「そうではありません」と言うと両親はホッとする。

56　Tシャツ，Gパン，キャミソールなどで患者に接してはならぬ。

57　コジキみたいな人に大切なわが子をさわられるのは，キミだってゴメンだろう。男子はネクタイ着用，女子は清楚なブラウスなどで。

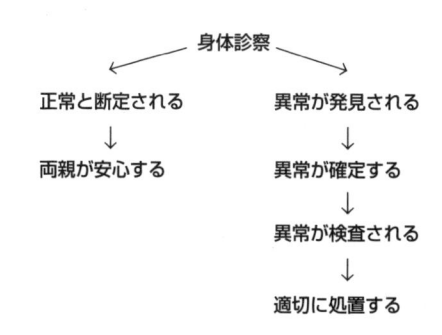

```
            身体診察
          ┌────┴────┐
          ↓         ↓
     正常と断定される   異常が発見される
          ↓         ↓
      両親が安心する    異常が確定する
                    ↓
                異常が検査される
                    ↓
                 適切に処置する
```

図 2-4　診断を進めるためのアルゴリズム

親の答えは問題の核心に触れており，そこから身体診察や適切な検査が始められ，ことによると早期の治療に着手することができるだろう。(両親以外の親戚との面談は避けたほうがよい。なぜなら病歴が混乱するからである)。このご時世では，両親がインターネットから手に入れたある症状に対する広範な知識に備えねばならないが【58】，そうした情報の解釈そのものに問題があり，注意を要する。

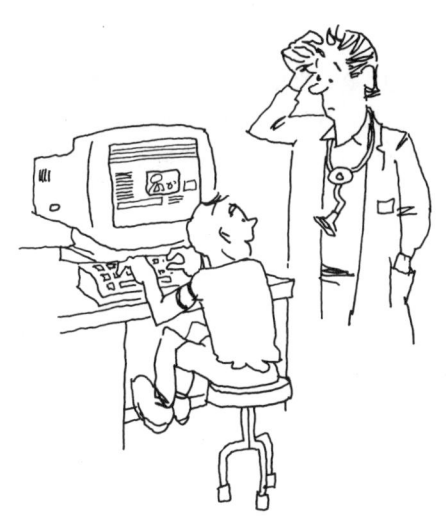

図 2-5　このご時世では，幅広い知識がインターネットから手に入る

58　しばしば的を射ていないが，正しく説明して理解してもらうようにせよ。

VI.
悪い知らせを両親に告げる

　学部学生諸君は行ってはならぬ【59】。諸君にはまだ，権威，経験，共感が身に付いていない。しかし諸君は，コミュニケーション技法の実習（ビデオを見てから討論する）や，もっとよいのは病院で実際のシナリオに加わって備えるべき特質を学ぶことができる。両親に対して，新生児の赤ちゃんがDown症であるとか，幼児が重い髄膜炎であるとか，彼らが救命のために担ぎ込んだ乳児が実は死亡していたと告げることは常に困難で，消耗させられ，厳しい。悪い知らせの衝撃は，静かに，繊細に，共感して告知すると軽減されるものである。

- ゆっくり，わかりやすく話せ。
- 医学用語を避けよ。
- できるだけ明快かつ簡潔に伝えよ。
- たくさん情報を伝えようとするな。
- 質問はないか尋ねよ。
- 常に看護師を同席させよ。
- 共感を示せ。

　電話では，悪い知らせを決して，決して伝えてはならない。プライバシーの保てる，それにふさわしい環境で知らせよ。両親には，ショック，悲嘆，自責，怒りといった，いかなる感情でも表す時間を与えよ【60】。

59　研修医諸君は指導医の下で行うこと。
60　研修医諸君は研修中にぜひ経験を積んでほしい。後日「先生の言葉で救われました」と両親に感謝されたときの感激は一生の支えとなろう。

2 病歴のとり方 35

> **鍵となる小児科の要点**
>
> ・母親の言葉に耳を傾け，その心配事に注目せよ。
> ・言葉を話す前の子どものコミュニケーション能力は限られている。"ボディ・ランゲージ"を見分けられるようになり，観察力を身につけよ(84ページをみよ)。
> ・ある種の病気は一定の年齢に好発する。
>   細気管支炎　　　1歳未満
>   喉頭気管支炎　　3歳未満
>   一過性滑膜炎　　5歳未満
>   大腿上部骨端滑脱　10歳まで
> ・両親が診察室から去ろうとする際には必ず，何か不明な点はないか，何か聞き忘れた質問がないかを尋ねてから終わるようにせよ。

3 子どもに近づくには

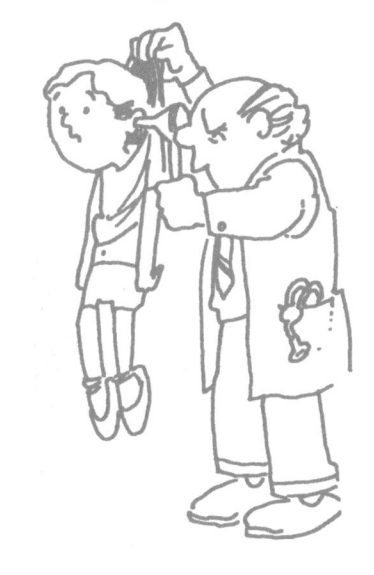

　子どもたちが医学部学生の診察を受ける際は，どんな年齢であっても，必ず親か保護者か看護師か付添いの人と一緒であることがすすめられる。親が不在の場合は，子どもたちの診察は(両)親の同意がある場合か，十分に年長で子どもの協力が得られるときにのみ実施すべきである。

1.
近づくための掟

　子どもに近づくときの第一の原則は，道路を横断する場合にとてもよく似ている——止まれ，聴け，見よ，そして五感(センス)を用いよ。最初のアプローチは手を出さない，つまりは，止まれ！ということである。子どもに諸君を見させたまえ。すると子どもは，諸君が信頼できる人かどうかを決めることができよう【1】。諸君が母親と話し合っている間，その子に諸君を見させておきたまえ。たっぷり時間をとり，突然動いた

1　知らない人が物蔭から音もなく現れてきて，いきなり服を脱がされれば，おとなだって仰天する。

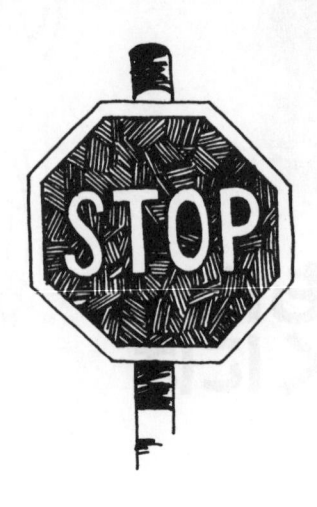

図3-1　止まれ！

りしてはならない（そんなことをすれば気むずかしい幼児をびっくりさせてしまう）【2】。そして，診察しようと急いではならない。診察室で子どもを遊ばせるのは，さらにうまい方法である。注意深く近づき，やさしく，なだめるような声で話しかけたまえ。

　母親の言うことに**耳**を傾けたまえ。子どもたちは，診療所や病院にいろいろな種類の保護者（母親，父親，保護者，養父母，保育士，親戚）と一緒に来る。私たちは，母親に代われるものは何もないと考えている。母親は自分の子どもをわかっている。聴くうえでの基本原理は，「母親の言うことは，特に根拠がない限り普通は正しい」ということである【3】。これについては病歴のとり方のところで力説した。同時に，子どもが母親と話しているのを聴いたり，子どもの呼吸，咳，喘鳴（もしあれば），そのほか泣き声など，聴覚で捉えられる現象に気づく機会もあるはずだ。

　それから**見**よ。母親と子どもの両方を見たまえ。子どもは病気か元気か。正常か異常か。両親に似ているか。子どもを見るときはじろじろ見てはいけないし，あまり近づいて見てもいけない。幼児のなかには，動

2　白いものを着た人は，抜く手も見せずいきなり注射をするものだと子どもは思っている。

3　格言：「母の声は神の声」。母親が「変だ」というのを「変でない」と決めるには，よほどの実力と勇気がいる。神の声を畏れよ。

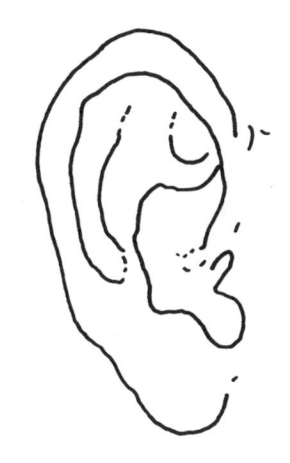

図 3-2　聴け！

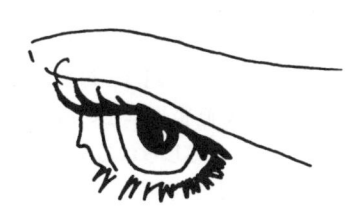

図 3-3　見よ！

物と同じように，見つめられるのを嫌う子もいる。何か直感的につかめる手がかりはないか。学生諸君には観察することを教えなければならない。観察することで何かヒントが得られないか【4】。

　　見ることを学べ。

Leonardo da Vinci

　4　上達すると観察するだけで診断の道すじが見えることもある。

近づくための掟
止まれ 聴け 見よ 五感(センス)を働かせよ【5】

　子どもに近づくには，その子が好きな格好をしているときが一番よい——乳児ならゴロンと横になっているとき，幼児なら母親の膝の上に座っているとき，学童なら立っているときである。服を脱がせるのは後まわしにしたまえ。服を脱がすと子どもがこわがることがある【6】。諸君が何をしようとしているのかを説明し，繰り返し安心さたまえ。そうする必要が生じるまでは，子どもを横に寝かせてはならない。子どもは寝かされるととても不安なものである【7】。母親には，すぐそばにいてもらいたまえ。咽頭の診察【8】や直腸指診といった不愉快な手技は最後にし，子どもが協力してくれると感じられるまでは，行ってはならない。

　まず母親から聴き，次に子どもを診察し，最後にカルテを読んで学びたまえ。学生諸君は，まず記録を読んで，そのうえで見つかりそうなことを探し始める場合が多すぎる【9】。諸君はたまには白衣を脱がなければならないときもある——白衣は注射と検査を持って来る【10】。

　問題となっている局所だけを診察するのではいけない。早いうちから全体を診るようにし，臓器別の専門医ではなく，一般診察医であるように自分を訓練したまえ。基本原理の一つ——よい医師は，痛むお腹や足だけでなく，全身を治療する，ということを忘れてはならない【11】。

5　嗅いで，触れて，味をみよ。そしてできれば第六感も働かせよ。
6　ことに幼児では。
7　子どもの連想：お医者さん→寝かされる→痛い注射→助けてくれえ！
8　とりわけ嫌われるので，原則として最後に行う。
9　初めにカルテを読ませる日本の実習は間違っている。まず自分で診てから他人の書いたカルテを読むべきである。
10　大体白いものを着た人は，子どもにロクなことをしない。お医者さん，歯医者さん，床屋さん，お化け……。しかし，白衣を着ないということにこだわるのも行き過ぎであろう。

要するに，乳児や幼児に近づく最良の方法は，**絶対にさわらないで**診察を始めることである【12】。よい観察者でいたまえ。

眼を皿のようにして見よ，見よ！

Jules Verne

小さい乳児では**視診**(肌色，呼吸，活発性など)が診断の鍵となりうる。病気の成人に比べ，病気の乳児の身体徴候ははっきりしないことがよくあるし，学生諸君は，視診をさしおいて打・聴診のほうを訓練しがちである【13】。私たちは Sir Dominic Corrigan (1853) の言葉に賛成したい。曰く，「多くの医師で厄介なのは，ものをよく知らないということではなく，ものをよく見ないことである」【14】。言葉にならないコミュニケーションの重要性を忘れてはならない。見たならば，何を見たか記載したまえ。観察したことを言葉に翻訳するのは，信じられないほど難しい【15】。例えば，何がおかしいのか記載できないのに，"おかしな顔をした子"(好ましくない軽蔑語)と書くのは馬鹿げている。皮膚科学的な問題の多くは，見たことを言葉(英語か教養あるラテン語で)【16】で書き表すことで診断への道が拓ける。観察に基づいて記述せず，鮭がハエにとびつくように【17】診断にとびつきたがる学生があまりにも多いようである。

症候群当て(鉄道おたくが列車名をそらんじるごとく)は，見る人(の心のコンピュータ)次第である。学生諸君は，症候群おたくにならなくともよい。しかし，Down 症候群とか明らかな先天異常や奇形などは，わかるようにならなければならない【18】。

---

11 ことに小児科では，このポリシーが重要である。小児科医は，「俺は心臓専門だから，神経のことは全然わからん」と言っていばっていられないのである。定義:「小児科とは，子どもの問題のすべてを引き受ける科である」。包括医療こそ小児科の真髄である。
12 格言:「さわらぬ神にたたりなし。さわらぬ子どもは泣き出さぬ」。
13 内科診断学偏重の弊害か。ロクに見ずにすぐ聴診器をあてるのは未熟な証拠。
14 ただ，「心ここにあらざれば，見れども見えず」ということもある。どこを見るべきなのかをよく学習せよ。
15 本当にそのとおりである。諸君，常に練習したまえ。
16 諸君はもちろん日本語でも。皮膚科用語は難しいぞ。
17 パッと飛びつくことのたとえである。

まず正常を知りたまえ。そうすれば，異常や相違がはっきりわかってくるだろう。自分自身に「この顔で変なところはどこだろう」と問いかけてみたまえ[19]。それから簡単な術語を使って，諸君が変だと思った特徴を——幅広の眼，耳介低位，上を向いた鼻，弓状口蓋などと記載したまえ[20]。

手を使って診察するのと同じくらい多くのことを，目で診察してみたまえ。また，諸君は，子どもが"体で語っていること"を聴くようにしたまえ——子どもの身体の訴えの多くに，行動的な根拠があるのである。

他の五感も用いよ——触覚，嗅覚，(時に)味覚も診断の助けとなる。詳しくは後で述べよう。子どもを診る医師はやさしくさわり(手が冷たい人は心が温かい，などとイキがっていてはいけない[21])，即席でなんでもでき(言いかえると，できるときにできることをやり，診察については型にはまったやり方にこだわらない[22])，だがしかし，申し分のないほど鋭敏で思慮深い必要がある。

診察するときには赤ちゃんをあやしたり，乳児の注意をそらしたりしなければならないことがしょっちゅうあるであろう。次のような注意をそらすあやし方(こんなことは常識であるが！)が役に立つことがある。

- 赤ちゃんや子どもと遊ぶ。
- 赤ちゃんをくすぐる(3か月でくすぐったがるようになる)。
- "いないいないばあ"[23]をやる。
- 赤ちゃんの前で「ブー」と舌を出して鳴らす。
- 赤ちゃんの顔を吹いてやる(赤ちゃんはこれが本当に好きである)[24]。
- 診察用の器具で幼児を遊ばせる。
- 乳児には何かつかむものを与えてみる。

---

18 いくらなんでも Cushing 症候群を知らなくては困るが，症候群辞典を暗記している学生も嫌味である。
19 あんまり変なので自信を失っても知らんぞ。
20 まとめて「イケメンである」などと手をぬいてはならない。
21 寒いときは手を温めてさわるやさしさがほしい。
22 要するにアタマが軟らかく応用がきくこと。
23 英語では peek-a-boo という。赤ちゃんは実に喜ぶ。やっているほうもうれしくなる。「いないいないばあ」と名がついた絵本もたくさんあるから読んでごらん。童心に帰れるよ。
24 昼食にギョーザを食べたときはやめておきたまえ。

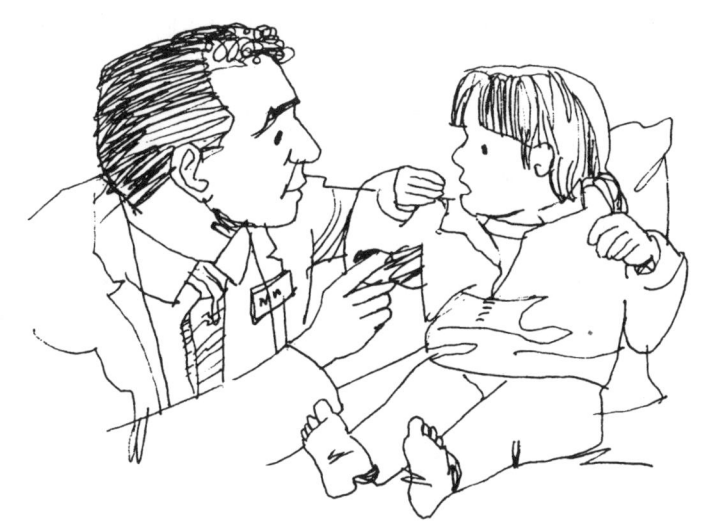

図3-4 子どもの目と目を合わせて仲良しになる

- お母さんに，気を引くおもちゃをブラブラさせてもらったり，明るい光をちらつかせてもらう。
- 幼児とは下らないバカ話をする——子どもは実にユーモアのセンスがあるので，この人は好ましいバカだなぁと思ってくれるかもしれない【25】。

一緒に遊んでやりさえすれば子どもに何をしたって大丈夫である。

Otto von Bismarck（19世紀）

子どもと握手をしたまえ。不思議なことに，ごく小さな幼児でさえもこの儀式を喜ぶものである【26】。できれば子どもと目を合わせるとよい。社会的な感覚に訴える接触をすれば，診察がやりやすくなる。言いかえれば，診察を始める前に仲よくなっておけということである【27】。

さまざまな年齢の子どもの，いろいろな局所の身体診察について詳し

25　お笑いタレントのバカなギャグなどは大うけである。
26　日本の子どももたいていは喜ぶ。

く述べていく前に，諸君には，達成すべき目標である臨床診察の四つのCを思い起こしてほしい。

- Confidence（信頼）──諸君に対する子どもの（そして諸君の諸君自身に対する）。
- Competence（能力）──子どもを扱ううえでの。
- Completeness（完全性）──診察の。
- Collation（照合）──諸君は自分が見出したことをまとめ，結論を引き出すことができるか？

II.
行ってはならないこと

　子どもの男女を間違ってはならない。そんなことをすれば，両親があわててしまうのも道理である。いったい諸君が話しているのは自分の子どものことなのであろうか，と不審に思うだろう【28】。子どもを呼ぶのに「それ」と言ってはいけない。これはよくやる失敗で，仲間や試験官の誰かしらを怒らせてしまうことは確かである【29】。

　子どもを乱暴に扱ってはならない。やさしくなければよい小児科医とはいえない。Apley 先生はいつも説いていた。「子どもが泣いたら私が悪かったのである」【30】と。そこまでできなくともよいが，診察中に苦痛を与えないように努めなければならない。

　目の前で子どもの名誉を傷つけるようなことを言ってはいけない。小さな耳でも，諸君が思っているよりよほど医師の話に聞き耳を立てい

27　「こんにちは」とおじぎをする。ニッコリとほほえみかける。ほっぺたをチョッとつついてみる……などもよい。

28　「やさしいお顔なのでお嬢さんかと……」だの，「元気がよいのでお坊ちゃんかと……」だのと言い訳するバツの悪さよ。「和美」だの「潤」だの「あきら」だのと，男か女かわからぬ名前が増えたのも困る。

29　8 ページの脚注 21 をみよ。日本では子どもを指して「これは，あれは」と言う人はいないだろう。「この方は」と言うと，とても上品に聴こえるぞ。

30　恩師の教訓：「診察するとき子どもが泣くようでは，一人前の小児科医といえない」。ああ，斯道の厳しく遠いことよ。

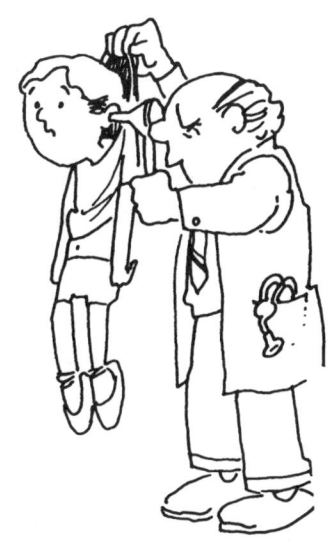

図3-5　子どもを乱暴に扱わない

るのである【31】。両親の前で，あるいは両親のいないところでも，子どもを"おかしな顔の子"（FLK：funny looking kid）と言ってはならない。"形態異常の"と言うのがより適切であろう。

　赤ちゃんを落とさないように。赤ちゃんはすべりやすい，のたくりまわるものであり，ことに胎脂に包まれているときはそうである。最近ある学生が，試験官にMoro反射を出してみせようとしたときに，赤ちゃんを落としてしまった（幸いにもけがはなかったが）。この経験は，よい教訓である【32】。

　両親の前で，説明もなしに両親を心配させる可能性のある用語を用いてはならない。"幽門部の腫瘤"という用語は，諸君にはなんでもないものである。しかしながら，世の人々にとっては腫瘤とは癌を意味する。

31　「先生が僕を弱虫だと言った」と，名誉教授であるおじいさんに言いつけた4歳の子がいたのには参った。
32　診察中，目と手を離したすきに，乳児がベッドから落ちてしまうこともある。一瞬たりとも気を許すな。教訓：「赤ん坊というものは必ず動くものである」。たとえ新生児でも！

同様に，ある両親に"良性反復性血尿"という診断を説明し安心させようとしたところ，"良性"という言葉を，尿の中の血は腎臓の良性癌から出ていると両親は解釈してしまい，私たちはそれに気づかなかったことがある。貧血のある子どもの両親には「もちろん，白血病ではありませんよ」と話してあげるような配慮がほしい。癌の恐怖は，そんな可能性がまったくないときでも，多くの両親の心に潜んでいるものである【33】。

　子どもの年齢を間違えてはならない。子どもというものは，この点にとても敏感なものである。年齢を間違って小さく言うよりも，間違って大きく言ったほうがまだましである【34】。

　子どもが本来そなえている内気さを軽視してはならない。これは社会的な階層によっても違うし，同じ階層のなかでもさまざまである。丸裸になっても平気な子もいるが，説明や妥協を必要とする子もいる【35】。

III.
痛いところを指さしてごらん

　小児科を受診する理由としては，痛みが多い。もちろん両親から痛みに関するたくさんの病歴が得られる。しかし，諸君はいつも子ども自身に，自分がどう痛いのか言ってみるように頼まねばならない。

　学齢期以前の子どもは決まって語彙に乏しく，痛みをどう表現してよいかがわからないであろうが，どこが痛いか指さすことはきっとできる【36】。だから痛いところを指さすように頼みたまえ。時にはピッタリとその場所を正確に指さしてくれることもある【37】。

33　"悪性"貧血，"重症"筋無力症などと聞けば，「もうダメだ」と思うのがアタリマエともいえる。

34　間違って「若く」言われて喜ぶのは，オジサン，オバサンの年齢に達した証拠である。

35　日本の子どもは全裸になる習慣がないから，診察のとき全裸にするとパニックに陥る。年長の女子はシャツを脱ぐのさえモジモジとして手間がかかる。

36　「どこが痛いの？」は答えられるが，「どういうふうに痛いの？」は年長児でもよく答えられない。

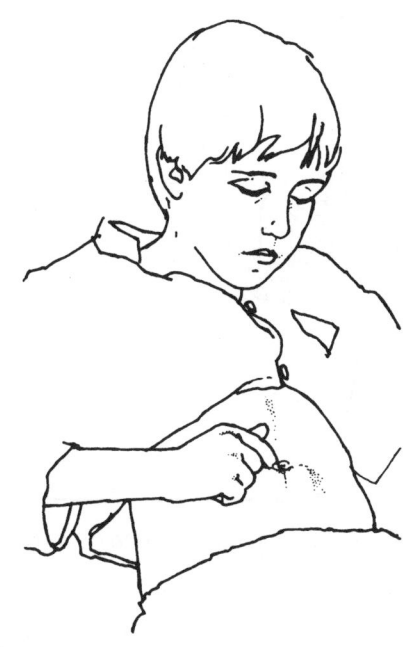

図3-6 子どもに痛いところを指さすように頼む

　年長児には痛みを言い表すように頼むべきである。その際は親に，子どもが正確かつ正直に言っているか確かめながら聞くのがよい。しっかりした母親なら頼まなくとも，子どもに「痛いのはあなたでしょう。先生にどう痛いのか話してごらんなさい【38】」と説得してくれるであろう。
　　どこが痛いの？
　　どこなのか教えてくれる？
　　どんなふうに痛いの？
　　痛いと君はどうするの？
　　泣いちゃうぐらいに痛いの？
　子どもが局所を指さしたら，諸君の記録には——ただ"頭痛"と書く

37　「ここが痛い」と言ったら，無視せずそれを真剣に検討したまえ。ただし，年少の幼児では，どこが痛くても「ポンポンが痛い」と言うことがある。
38　シクシク，キリキリ，ジンジン，ガンガン，ズキズキ，ピリピリ，キューッとなど，痛みを表現するには日本語は便利である。

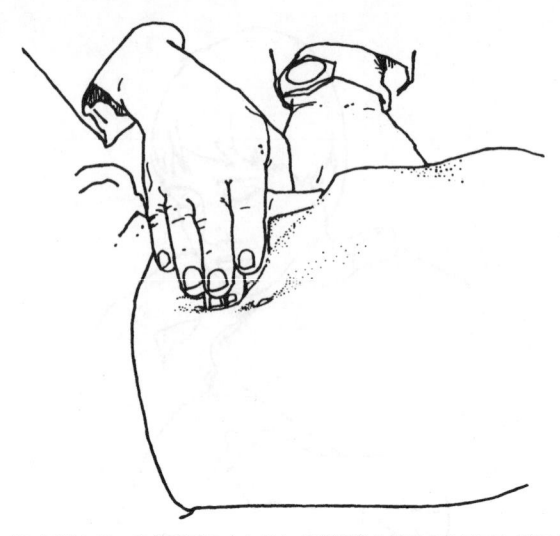

図3-7 小さい子どもは，自分の手の上からならば触診させてくれることがある

のではなく"左側頭部痛"と，また単に"下肢痛"ではなく，"夜間の両大腿部痛"と記入すべきである【39】。

　幼児や学齢期前の小児は，腹部の診察に抵抗する。最初は注意をそらすことを試みるとよい。これに失敗したら，子どもの手をとって腹部をさわらせる。気むずかしい子どもでも，この方法で腹痛や圧痛を診察させてくれることがある。

　"神経質な子"が，ことに右腸骨窩に圧痛を訴えたり，反復性の腹痛を訴えることがまれならずある。この"圧痛"の意味があやしいときには，「はじめに聴診器で聴いてみようね」というのが役に立つ手である。聴診器を腹部にそっとおき，実際に聴きながら徐々に圧を加える。それまでは"圧痛"があったところでも，かなり強い圧に耐えられることがよくある(図3-8)。

　痛みが解剖学的な境界を越えていたり，皮膚線に従わず，妙な具合に動く子では，多少話を割り引いて聞くほうがよい【40】。反対に痛みで目

39　脚注38に示したような微妙な表現は，へたに学術用語に訳さないでそのまま記載したほうが有用である。
40　不信感を露骨にみせないで。

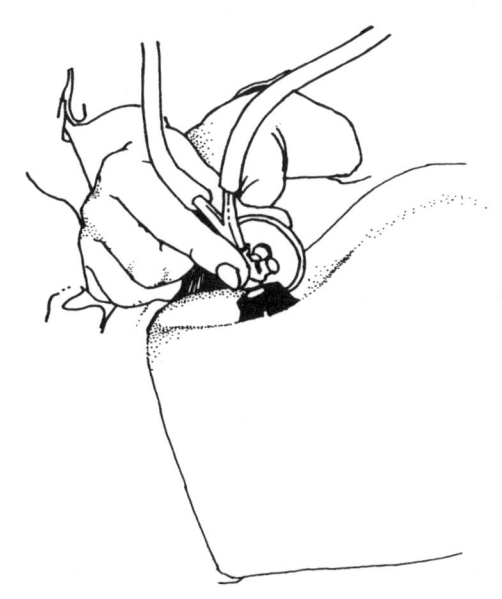

図3-8　腹部の圧痛を調べるのに聴診器を用いる

がさめたり，楽しい活動ができなくなったり，泣いてしまうようなときは気をつけなければならない【41】。

　四肢を動かそうとしないのは，そこが痛いということである。さわられるのをいやがるのは，髄膜刺激症状で典型的である。胸膜炎の痛みは，胸の一側を固定するときにだけはっきりとする――これはベテランの小児科医でさえも見逃してしまう，まれな微妙な徴候である。小さい子どもは愛玩動物と似たところがある――どこか痛かったり気分が悪いと，そうしなさいと言われなくとも横になってしまうのである【42】。

> 子どもが唯一本当のことを言うときは，痛いところがあるときである。
>
> Bill Cosby

41　本物の痛みの可能性が高い。
42　格言：「子どもと雷がゴロゴロしているときは気をつけよ」。

私たちはこの説に完全に同意するわけではないが，子どもの痛みというのはつくりごとではない，という考えには同感せざるを得ない。

IV.
考えをまとめる

　医学部学生諸君に関する限り，診断名それ自体は重要ではない【43】。重要なのは完全な病歴をとる能力であり，診察によって有意義な身体所見を引き出すことであり，それを解釈しようとすることである。病歴と身体所見をもとに，学生諸君は一つの診断あるいは可能性のある複数の診断を組み立てることができるだろう。

　学生諸君は，自分たちの所見を公のチェックが受けられるよう書き下ろせるようにならなければならない【44】。学生は間違ってもよいし，誤りから学ぶこともできる。しかし，ひとたび免許を受けた後では，誤ることは医師としての威信を傷つける。しかし，私たちはもっと「私は知らない。しかし調べてみよう」と言えるように努めるべきであろう【45】。理解できていないことや，うまく説明できない所見(例えばあくびの生理は何か？)について書き記し，その答を求める練習をすることは，学生諸君にはよい修練になるだろう【46】。

　病歴と身体診察を完成させたうえで，結論を出すようにしなければならない。例えば，
　　問題：1．熱性痙攣
　　　　　2．濾胞性扁桃炎
　　　　　3．無害性雑音
　追記として役立つのは，

43　ポリクリの試験で診断名が違っていても，そこに至る考え方が正しければ，そんなにひどい点はもらわないであろう。
44　先生や級友がわかるように記載できなければならない。それには自己流ではなく，定まった適切な表現を用いること。
45　駆け出しのうちではなかなかできないことである。
46　試みてみると，あまりにたくさんの事柄がわかっていないことに呆然とするであろう。

母親の心配：1．脳がだめにならないか。
　　　　　　　　　2．甥が髄膜炎で死んだ。
これらは退院前に片づけておくのがよい。
結論に確信がもてない場合は，"基本線"を見込んでおくとよい。
　　印象：1．発育不良
　　　　　2．貧血の可能性がある。
　　　　　3．吸収不全が考えられる。
　　注記：小柄な貧しい両親。これまで身長・体重が測定されていない。
　成人医学に比べ，小児科では鑑別診断はそれほど重要ではないといえよう。成人では，複雑な蓄積された退行的な状態があるのに比べ，子どもの病気は，単純で合併症のないものが多いからである【47】。それでもなお，全身的なリンパ節腫脹，多発性関節炎，急性脳症，失調症，血尿，その他いろいろな臨床症状について鑑別診断を行わなければならない。
　最近のコンピュータかぶれの学生諸君は，キーワードによるアプローチを好み，重要な陽性所見とそれに関連した陰性所見を入力して答をコンピュータで出そうとすることもあろう【48】。

　　紅斑様発疹
　　Raynaud現象
　　非多発性関節炎
　　脱毛
　　体重減少
　　耳下腺腫脹

上の例は結合組織病変を示唆している。
　子どもの多発性かつ慢性の身体所見を記録するには，問題に基づいたアプローチをすることがすすめられる。表3-1に示すのは二分脊椎の一症例である。
　このリストはもっと増やすこともできようが，私たちの言いたいことはこのぐらいでわかってもらえるであろう。治療の計画に結びつかなければ，問題を検索し，診断しても何の役にも立たない【49】。

　47　格言：「おとなの病気は人生のチリ・あくたからできている」。
　48　キミもその一人であろう。しかし入力が正しくなければ誤ってしまう。
　49　診断はついたが，サテ，手だてがまったくないというのでは情けない。
　　　診断だけで満足する医者はよい医者とはいえない。

表 3-1 問題に基づいたアプローチの例

問題	計画
脊髄髄膜瘤	生後修復済み
水頭症，脳室-腹腔シャント	機能をチェック
中等度の側彎	理学療法，姿勢
便秘	食物，看護を検討
尿失禁	自己導尿？
低身長	何もしない
下肢麻痺	理学療法，歩行用装具

V.
私は知らない

> 汝の舌に「私は知らない」と言うことを教えよ。
> *Maimonides*（1135～1204）

　医師は，自分が全知博識の霊気に包まれていることを好む（患者の目の前で教科書を調べる医師が何人いるだろうか？）【50】。学生諸君がなんでも知っているなどということは，誰も期待していない【51】。諸君が知らないことを聞かれたときは，一か八かであてずっぽうを言ったりせず，知らないと言えるようにしたまえ。しかし，諸君はその答，解決法，情報などについて，後で探求しなければならない【52】。あるいは適当な人に，答を見つけるのに手を貸してくれるように頼みたまえ。
　常に問いかける気持ちをもつことが，諸君の医師としての経歴を通じて役に立つであろう【53】。この本の後ろのほうは，答を求める質問でいっぱいになっているはずである。とにかく，何よりも尋ねることをた

50　いちいち本と首っ引きでは患者の信用を得られない。
51　日本の教官もそうだから安心したまえ。
52　そうでなけりゃ，タダのバカである。
53　よい医師になる最も必要なことの一つである。「ウソー！マジー？」というのはコギャルたちよりも，諸君が発すべき言葉である。

めらってはならない【54】。素朴な質問が, しばしば素晴らしい答を引き出すことがある。

VI.
診断の論理

　病気の子どもの両親と医師が話し合う目的は, 彼らの心配事の原因をはっきりさせ, できれば診断に到達し, ふさわしい検査と治療の計画を立てることである。診断とはそもそも演繹的論理過程なのである。

　正確にとった病歴から事実がはっきりしてくる。実り多い病歴となるかどうかは, 注意深く聴取できるか, 大事な質問をいつどこでするかを知っているか, にかかっている。

　身体診察をきちんと行えば所見が得られる。事実と所見を照合し, うまくいけば臨床推論によって診断か鑑別診断が示唆されるであろう。そのためには, 関連する事実と所見を考慮・評価し, 問題点のリストをつくる必要がある。よい学生は, 診察で拾い集めた重要な情報を要約し総合的にとらえる能力に秀でているものだ。

　私たちはクリニックでよく学生にこう尋ねる。
- 提示された問題のイメージはつかめたか？
- 鍵となる問題を要約できるか？
- 確定診断に近づいているか？
- 鑑別診断の仮説を立て, その根拠を評価できるか？【55】

次の臨床シナリオの解答を得るために, 諸君が集めなければならない重要な情報は何か。
- 7歳でまだおねしょをしている
- 8歳の女児に早発の乳房発達がある
- 前額部に多くの打撲傷がある幼児
- 一語文しか話さない2歳児

54　「ドウシテ？」と何度も聞いて, おとなを閉口させる幼児を見習いたまえ。

55　鑑別診断では, 可能性が高いものから順にランクをつけて考えてみよ。

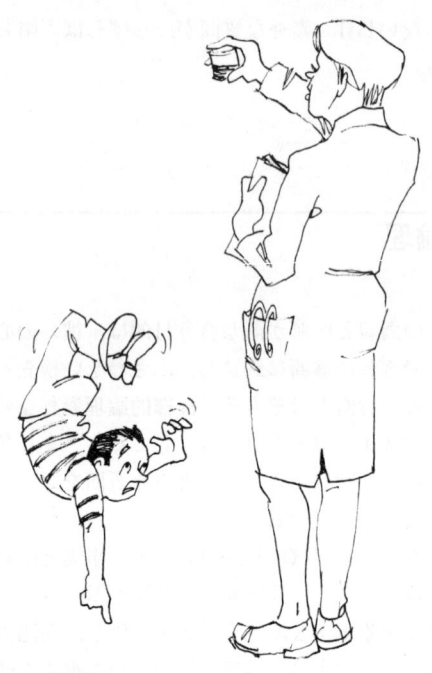

図3-9 どう見ても元気な子ども

　よい診断医は，抜け目なく手がかりや糸口を拾い上げ，探りをいれる質問をし，論理的に考える。常識，直感，経験，観察の混合物なのである【56】。

　　　　観察せよ，記録せよ，まとめよ，伝えよ，五感を用いよ。
　　　　　　　　　　　　　　　　　　　　　　　　　　　William Osler

　元気な子どもは活発で，肌色がよく，受け答えもでき，普通は協力的で，速やかかつ確実に，諸君の臨床上の注文のすべてを実行してくれる。元気な子どもたちは開業医のクリニックや児童福祉施設や学校の保健室でみられるだろう。許されるならば元気な子どもを診察したまえ！【57】

　　56　その過程は犯罪捜査の刑事に似ている。『刑事コロンボ』などを見て学べ。

VII.
症候群の識別

　学部学生諸君は症候群や主な先天異常の権威になる**必要はない**。しかし，諸君は奇形の乳児や子どもを識別し記述する基礎を学び始めねばならない。小児科臨床で最も頻繁にみる染色体異常として，Down症候群から始めてみよう。秘訣は，見たものを記述し，手がかりを拾い上げ，キーワードを整理することである【58】。
- 小さい頭
- 丸っこい顔
- 内眼角贅皮
- 舌の挺出
- 低身長
- 低い鼻
- 手掌の猿線
- ずんぐりした指
- 第5指が短い
- 筋緊張低下
- 運動・精神機能の発達遅延
- 関連する多くの医学的問題【59】

Edwards症候群【60】やPatau症候群【61】など，他のトリソミーは早期死亡が標準なので，小児病棟ではまれにしかみられない。

　一方，Turner症候群の特徴はもっと微妙である。XO症候群の古典的かつ教科書的な特徴(翼状頸，幅広の乳首，手足のリンパ浮腫,低身長)は，いつもみられるわけではなく，Turner症候群では多くの例がXX/XOモザイク型や他の染色体異常であることもある。

　第三次医療センターで小児科ローテーションをしている学生諸君は，

57　「元気な子」を知らずに「病気の子」がわかるわけがない。
58　解説する余裕はないので，詳細は教科書をあたってほしい。
59　例えば易感染性，心血管系障害，消化器系障害，血液疾患，早老傾向などなど。
60　18トリソミー。
61　13トリソミー。

ムコ多糖類症（Hurler 症候群，その他），22 番染色体欠失症候群（心臓・顔症候群）【62】，胎児アルコール症候群，軟骨形成不全症などの子どもを見ることがあるだろう。学部学生諸君に望まれるのは，異型性を記述しようと試みること，キーワードをまとめる基礎的能力，次に何を調べればよいかわかっていることである。コンピューターおたくの学生諸君なら OMIM (Online Mendelian Inheritance in Man：ヒトのメンデル遺伝に関するオンライン版) を知っているかもしれないし，蔵書に London Dysmorphology Database または Australian POSSUM プログラムを持っているかもしれない。最もよい参考書は『Smith's Recognizable Patterns of Human Malformation』である。

故人となった異形学の同僚は，学生諸君に「君は Molly 叔母さんについてどう思うかね？」と問うのが常であった。「なぜなら君は以前，彼女を見たことがあるからだ！【63】」。学部学生に必要なのは，よく見ること，少しばかりの知識，プログラミングされたコンピュータだけである。大学院生や小児科研修医には，臨床技術を向上させ，センスを磨き，経験と成熟を重ねながら小児の症候群に対する認識を深めることが期待される。

---

62 CATCH 症候群という。有名な DiGeorge 症候群もその一つ。
63 見たことがない病気は診断できないが，「あの手の病気ではないか」とアタリをつけるセンスを磨け。

4 年齢別の診察

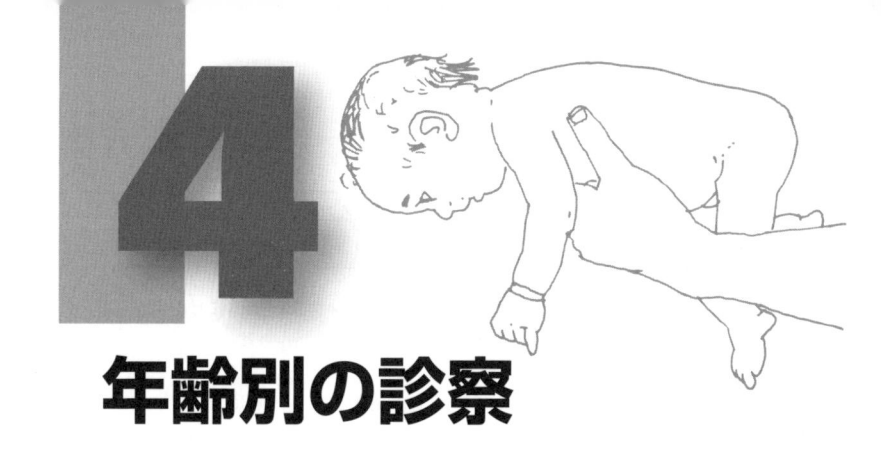

小児科は臓器ではなく，年齢に結びついた専門科である【1】。

Apley

I.
新生児

　新生児の大多数は無事に胎内生活をすませ，正常の分娩によって生まれ，出生時ではよい状態にあり，身体所見も正常である。しかし，両親，家系，遺伝，民族などによって，正常ではあっても，大きさ，形，外見は実にさまざまである【2】。小児医学の礎石は，学生がたくさんの正常な新生児，乳児，幼児，学齢前幼児，年長児を直接診察したときにのみ

1　したがって，まず年齢別の特徴を十分理解してから，臓器別の疾患について学ぶのが正しい態度である。
2　新生児室をのぞいてごらん。大きいの，小さいの，白いの，赤いの，黄色いの，髪の薄いの，フサフサしているの，よく泣くの，おとなしいの，かわいいの，あまりかわいくないのと，同じ日本人でも実にさまざまである。

表4-1 Apgar スコア

徴候	スコア		
	0	1	2
色	蒼白,青色	躯幹はピンク,四肢は青色	全体にピンク
心拍数	なし	<100	>100
反射,被刺激性	なし	しかめ面	啼泣
緊張,活動性	手足のみ	手足を屈曲	活発な運動
呼吸努力	なし	緩徐,不規則	良好かつ強い泣き声

樹立される。言いたいことはつまり,正常のバリエーションを知れということである【3】。

A. 分娩室

　健康状態を観察し,大きな異常を除外するために,新生児はすべて,生下時ただちに診察しなければならない。Apgar スコア【4】(表4-1)は,蘇生術が必要か否かを決めるうえで有用なもので,国際的にも認められている。分娩5分後のスコアが5点未満だと,長期的発達に何らかの影響があると思われる。臍帯の単一動脈の診察は,まだはっきりしない異常をみつける手がかりとなることがある【5】。乳児に特殊な集中治療が必要ないことがはっきりし,そしておおむね正常であれば,両親にそのように説明する。

B. 新生児室

　さらに詳しい診察を,通常は生後3日目に行う。このときには出生時

3　学生諸君には最も難しい課題であろう。機会があるごとに多くの子どもたちに接して観察したまえ。
4　Apgarは人の名。0～3点を重症仮死(第2度),4～6点を軽症仮死(第1度),7～10点を正常とする。
5　腸管閉塞などの重要な先天奇形を合併している頻度が高いという。

に認められた所見のほとんどはみられなくなっている。つまり、皮膚はきれいでピンク色で【6】、頭は正常の形となっており、頭髪はとかしてあり、よく乳を飲んでいる。この時点での診察は生下時よりさらに詳しく行う。母親と、できれば父親にもいてもらうのがよい。診察も検査もそのつど説明しながら行うとよい。母親はとりわけ赤ちゃんの見かけを気にする。大きさ(正常のパーセンタイルなのか)、顔貌、皮膚の色やきめ、あざ、すりむけ、ひっかき傷、発疹、結膜下出血などである。結膜下出血については、もし母親が分娩によって同じく罹患していれば、容易に納得してもらえる【7】。

しみのような紅斑様の発疹はよくみられる。これは、たいていは中毒性紅斑【8】である。胎便がついた皮膚が剥落するのは正常である。これは臍帯断面が変色したり、指の爪が着色していることで確認できる。指の爪は長く伸びている場合が多く、軟らかいとはいえ、ひっかき傷をつくることもある。足の爪は生えていないように見えることも多いが、気にしなくてよい。

黄疸は強膜、皮膚、粘膜を見ると一番観察しやすい。明るい自然光の下で見るのがよい。黄疸を診査するときは、必ず光線療法のライト【9】を消すこと。黄疸の程度を臨床的に診断しようとすることは(誤りやすいとは言いながら)、いまだによい診察行為だと考えている【10】。しかし、黄疸のある乳児では必ず血清ビリルビン値を測定しなければならない。光線療法は"赤銅色ベビー(bronzed baby)"症候群を引き起こすことがある【11】。

a. 頭部と顔面

赤ちゃんの顔つきは母親の関心の的であるから、頭部と顔面の視診と診察はまず最初に行うべきである。産瘤、頭の変形、頭皮の小さなすり

---

6 うすく黄疸が出ている場合が多い。
7 母親は「よくこんな小さなものを見つけたな」と思うような、ちょっとした変化も発見して心配する。
8 名前は凶々しいが、通常は放っておいてよい。
9 新生児黄疸の治療のための光線療法。ものすごく明るいのでベビーの目を遮蔽して行う。
10 前額部や、鼻をちょっと圧迫して色調を見るのがよい。
11 日焼けしてしまうのである。

むけ、鉗子のあと、非特異的な顔面の傷、結膜下出血、そして時に頭血腫といった局所の傷はよくあることである。これらは普通1週間以内には自然に治るが、例外として注目すべきは頭血腫で、硬化しており消散させるのに2～3か月かかる。頭血腫は頭頂骨部に最もよくみられ、その辺縁に限局する。時には両側の頭頂骨に及んでいることもある。後頭骨に及ぶことはまれであり、その際は脳瘤の可能性を考慮しなければならない。

顔面の非対称が、一過性第Ⅶ脳神経麻痺（ほとんどが鉗子分娩が原因）によって起こることがある。頭部の形は生後1週間で大いに変化する。頭部の著しい変形も時にみられる。子宮内圧によって（骨盤位のときに）後頭部が突出した長い頭になることがある。顔位となった反屈位では、重症のあざや顔面、眼瞼、口唇の浮腫が生じることがある。Chvostek徴候（顔面神経を叩くと口囲筋が攣縮する）は、新生児では正常所見である【12】。

斜頭（plagiocephaly）はまれではなく、子宮内体位が原因でみられる所見である。頭部が、少しだがはっきりわかる程度にゆがんでいる。両方の耳にそれぞれ1本の指を入れて前を向かせてみると、斜頭がよくわかる。

大泉門は正常では開いており、1～4,5cmの直径がある。通常、頭蓋の縫合は可動性であり、小泉門は指頭大に触れる。

b．耳

耳の形と大きさはいろいろであり、軟骨の量もさまざまである。耳介の最も高い部分が、外眼角部の水平線より下に位置する低位耳介は、特に症候群というわけではない。耳介前部の副耳も同様である。

c．口

口の形もいろいろであり、下顎の傾斜は子宮内での頭部の位置が原因で、特に異常を示すものではない。歯があるか探してみたまえ。ガマ腫【13】や嚢腫がないか、歯肉の前面と後面を診察する。舌の形と大きさをチェックしたまえ。

12　年長児・成人では低カルシウム血症の徴候としてみられるが。
13　ranula：舌下の嚢腫で、舌下腺などの導管の閉塞で生じる。

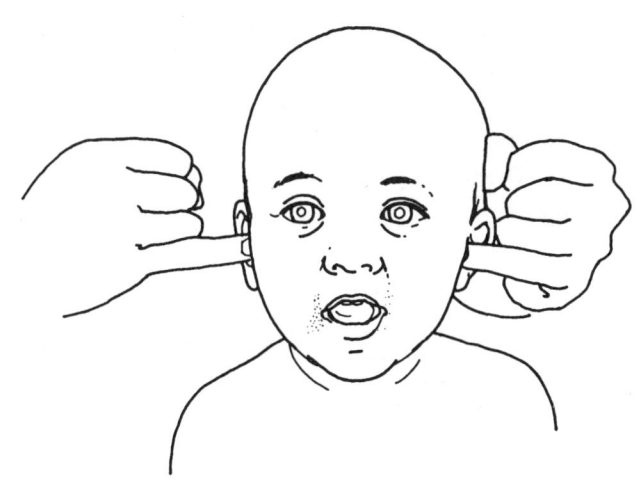

図 4-1　年長児での斜頭の調べ方

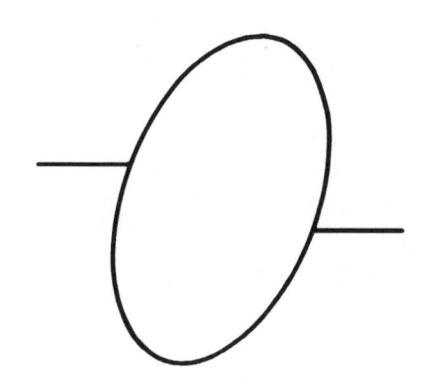

図 4-2　斜頭

　舌小帯は舌の下部表面から口床に伸びており, すべての小児にみられる。舌小帯の手術は, 舌の呈出が妨げられたり, 舌先の発育に障害となる場合に, まれに必要となる【14】。軟口蓋や口蓋垂も観察しなければな

14　その適応については小児科, 口腔外科, 耳鼻科の間でいろいろ議論があった。いわゆる「舌切りスズメ論争」である。通常は放置してよい。

> **術語集:頭部**
>
> 前頭部突出＝額(前頭骨の一部)が突出していること
> 　(frontal bossing)
> 頭蓋癆　　＝頭蓋骨が軟らかでペコペコしていること
> 　(craniotabes)

> **術語集:頭蓋の形**
>
> 舟状頭　　　＝ボート状の(長く狭い)頭
> 　(scaphocephaly)
> 大頭　　　　＝大きな頭
> 　(macrocephaly. megalencephaly ともいう)
> 小頭　　　　＝著しく小さい頭
> 　(microcephaly)
> 斜頭　　　　＝平行四辺形の(ゆがんだ)頭
> 　(plagiocephaly)
> 塔状頭(尖頭)＝丈の高い頭
> 　(turricephaly. acrocephaly ともいう)
> 短頭　　　　＝平らな(短い)頭
> 　(brachycephaly)
> 骨癒合症　　＝隣接骨の早期癒合
> 　(synostosis)
> 三角頭　　　＝三角形の頭
> 　(trigonocephaly)

らない。

d. 眼

　眼瞼の浮腫はよくあり，ことに早産児で多い。傷があることもある。浮腫のために開眼が難しいこともある。乳児をまっすぐ立たせるか，うつ向きにさせると，多くの場合目を開ける【15】。結膜下出血，角膜の混濁，白内障の徴候などを探したまえ。眼の大きさを比較し，疑いがあれ

ば眼の大きさと眼圧を触診してみたまえ【16】。

斜視はよくみられるが，麻痺性のものはまれで，もしそうであれば通常は第Ⅵ脳神経が侵されている。二次的感染を伴う涙液の蓄積はきわめてよくみられ，通常は鼻涙管の不完全排泄によるものである。膿が多いようであれば，淋菌性結膜炎(膿漏眼)などの特殊な感染も考えねばならない。

術語集：呼吸

頻呼吸(tachypnoea) ＝呼吸数＞60/分
胸骨部陥凹(sternal retraction) ＝吸気時に胸骨がへこむ
肋間陥凹(intercostal recession)＝呼吸時の肋間筋の過度の引きこみ
周期性呼吸(periodic breathing)＝周期的な無呼吸を認める呼吸リズムの変化(早産児に多い)

---

e．呼吸器系

呼吸器系を診察するには観察が最も適している。赤ちゃんの口唇，粘膜，皮膚などの色を観察し，呼吸数や呼吸努力を観察するほうが，打診や聴診よりも断然重要である【17】。観察に際しては，呼吸数(正常なら安静時は1分間に30～50)，呼吸リズム，呼吸運動などに注意しなければならない。正常新生児の呼吸は，静かで努力性でなく，腹式優位である。胸部よりも腹部の運動が著しい。

新生児では呼吸のトラブルがよくみられ，頻呼吸，呼吸努力の増強，チアノーゼが主な症状となる。乳児は陥没呼吸，陥凹，呼吸のリズムの変調などを起こす。学生諸君は，胸部の形状や輪郭，呼吸時の補助筋の動きについても意見を述べることができなければならない。

---

15 力まかせにこじ開けようとしても決して開けない。
16 緑内障を見逃さないように。牛眼ともいう。
17 まず呼吸の様子を見よ。

f．心血管系

　はじめに色，呼吸努力，胸の形状，前胸部の膨隆または隆起を観察したまえ。気管と心尖拍動の位置は重要である。心尖拍動の位置を突き止めるのは難しいこともあるが，通常は鎖骨中央線上第4ないし第5肋間である。前胸部の振戦【18】は新生児ではまれではないので，必ず調べてみるべきである。上腕や下腿部の脈拍を触診する際は，あまり強く押すと消えてしまうため，細心の注意を必要とする。繰り返し行ってみるのが一番よい。

　心音は心尖部と心基部を聴診し，心尖部では第1音を，心基部では第2音を評価する。生理的な第3音が聴こえることはまれではない。心拍数は1分間に100から140までいろいろである。時々期外収縮が認められるが，たいていは異常を示すものではない。構造的な異常【19】のない心ブロックは，きわめてまれであり，出生前に診断できることもある。

　収縮期雑音はよくみられ，通常は胸骨左縁に沿ったところで一番よく聴こえる。伝達していかない短い高調の局在性の雑音は，一般に良性であり，他にこれといった所見のない場合は，無害性雑音【20】と診断される。用心のために退院前と3，6週間後に再検すべきである。学生としては，この週齢では収縮期雑音にのみ注意すればよい。できるだけたくさんの音を聴きたまえ——診察せよ，診察せよ，診察せよ！諸君が上達し，心拍数が落ち着いてくる年長児であれば，拡張期雑音も拾えるようになるであろう。

g．腹　部

　またしても，まずは観察したまえ。腹部は全般にやや膨隆していることが多い——哺乳後はことさらそうである（だから聞いてみたまえ！）【21】。呼吸による横隔膜の動きが腹部の運動として現れるが，これは正常である。腹部膨隆を疑ったら，臍の上か下の最も著しいところで測定したまえ。臍を観察したまえ。正常に古くなって【22】きているか——出

18　thrill という。感じとれると "スリル" がある！
19　先天性心疾患のような。
20　innocent murmur という。「罪のない」雑音。
21　「いつおっぱいをあげましたか」と。
22　「枯れて」のほうが適訳か。

血や分泌物はないか？　匂いはないか，臍周辺の炎症はないか，臍静脈は見えるか，化膿していないか？　臍帯が生後4〜5日で自然にとれたか母親に確かめたまえ。早期臍ヘルニアの徴候が何かないか？　時に腹部の触診により，乳児が粘液や乳を吐いてしまうことがある。気をつけたまえ【23】。

　腹部をそっと触診したまえ(必要なら何かなだめるものを使いながら【24】)。脾臓を診察するのには右手を使いたまえ。容易に脾臓の先端に触れることができる場合が多い。新生児の腹部の診察は，左右のどちら側から行っても問題ない——やりやすいほうからでよい【25】。手掌を臍と右腸骨稜の間において，肝臓の縁を調べたまえ【26】。腹部全体の感じをつかみ，それからゆっくりと肋骨弓のほうへ向かうのである。まず触知できるのは肝臓の右葉であるということを覚えておきたまえ。肝臓の縁は通常は軟らかいので見逃しやすい。ほとんどの場合，肋骨縁の下2〜3 cmまで触れることができる。標準的な新生児のほとんどで腎臓を，ことに下極を触れることができる。しかし，これは難しく，ずいぶん練習が必要である。最もよい方法は，一方の手を腰部上方におきそっと圧を加え，他方の手で触診することである。両側に腎臓のあることを確かめ，肥大しているか否かを確かめる。

　膀胱は(一杯になっているときは)新生児では腹部器官の一部とみなされ，哺乳後約15分で最もよく触れることができる。親指，人差指，中指を用いてやさしく探り，臍の直下から順に下方へつまむようにしながら移動し，触れるまで探す。膀胱が触れたらそっともんでやると，汚染のない中間尿がとれることがある【27】。巨大膀胱は，乳児が無酸素性脳症や重症の神経管欠損に罹患しているときにしばしばみられる。

　新生児では鼠径リンパ節を触れることが多いが，正常所見であることに注意したまえ。

23　哺乳直後におなかを押せば，吐くのはあたりまえである。
24　おしゃぶりなどであやす。
25　教訓：「腹部の診察は患者の右側に立って行え。壁があって右側に立てないときは，壁をぶち壊してでも右側に立て」という昔の先生の教えは，ここでは不要である。
26　肝臓の診察は下から上へ探っていく。その反対では失敗する。
27　無防備に顔を近づけると……ジェット噴射！

h. 外陰部

女児 陰唇は赤く,小陰唇はことに早産児では覆われていない。陰唇癒着は時々みられるが,必要ならば簡単に治せる。膣の余分なひだがよくみられるが,特に気にすることはない。第1週のうちに自然になくなるだろう。(新生児期)膣出血が起こることもある。外陰部に損傷が起こることもあり,ことに骨盤位分娩である場合に多い。陰核の色素増強や肥大には注意するべきである【28】。

男児 陰茎は正常の大きさ,形であるか? 尿道下裂(尿道上裂はきわめてまれ)の徴候はないか? 尿道下裂は,普通は亀頭部にみられる(冠頭性)が,時に茎部にもみられる(陰茎性)。基部にみられる(会陰性)ことはまれである【29】。精巣が2つあり,正常の大きさに触れるか? もし精巣が陰嚢の中になければ,鼠径部から下方に向かって触れてみる。精巣が平均より大きいと思われるときは,陰嚢水腫(よくみられる)を考え,透光法【30】によって確かめたまえ。鼠径ヘルニアを伴っていることも多く,ことに早産児の男子によくみられる。軸捻転による精巣の腫大がごくまれにみられるが,この場合は精巣は硬く触れ,変色している。

i. 筋-骨格系

新生児では,骨,関節,靱帯,それらをつなぐ筋肉の診察が重要である。

j. 股関節脱臼

発達性股関節異形成(developmental dysplasia of the hip:DDH)という用語が先天性股関節脱臼という用語に取って代わった【31】。脱臼した股関節や脱臼しやすい股関節を診察する,完全に信頼できる方法はない。診断を確実なものにするために超音波スクリーニングが用いられている。

出生時の真性脱臼は,重症の神経管欠損(脊髄髄膜瘤)の乳児を除けばまれである。しかし,不安定な股関節はよくみられ,1,000例の生産児

---

28 仮性・真性半陰陽,副腎性器症候群,その他が考えられる。
29 原文では,coronal 冠頭性,penile 陰茎性,perineal 会陰性とある。どの部位が切れているかである。
30 強い光をあてて,透光性を調べる方法。水がたまっていれば透けて見える。
31 わが国では一般的にはまだ普及していないが知っておくべきであろう。

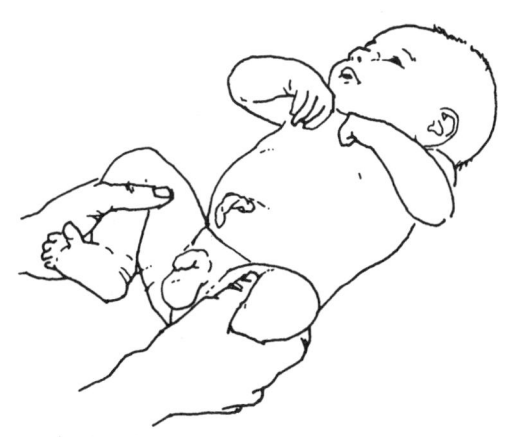

図4-3 新生児での股関節の診察

に対し約15〜20例は発生する。これは早産児ではきわめてまれである。おしなべて不安定股関節は，骨盤位出生の場合を除くと女児に多いが，骨盤位の場合は男女同程度の頻度である。外反足【32】を伴うことがある。左股関節の罹患率は右股関節の2倍である。

股関節の診察は早期に行うほどよい。生後第1日が陽性所見を得るのに最もよい。一般にBarlow法で診察するのが好まれる。重要な点は，乳児を平らな診察台に寝かせること(診察する人の腰の高さぐらいがよい)，背臥位に寝かせ，できればリラックスさせるのがよい。股関節と膝を90°に位置させ，両膝を親指と人差指・中指でつかみ，指先を左右の大腿骨転子の上におく。股をそっと後方へ押し，それから外側の指で外転挙上させる――股関節が不安定であると，大腿骨頭を関節窩のほうへ戻し，挙上するときにカチッというような感じがする。この手技は丁寧に行うほどよく反応する【33】。この手技は慎重に行うことが大変重要であり，決して繰り返し行ってはならない。股関節に損傷を与えやすいからである。診察の際，股関節を完全に外転させてはならない【34】。

Ortolani(移動)法は，脱臼した大腿骨を関節に移動させるものである。骨頭が寛骨臼を通過するときにカチッという感じが得られる。覚え方は，

---

32 talipes calcaneo valgus：外反踵足。
33 図4-3をよくみよ。
34 強引に開かせてはいけない。

ORTOLANI = O, I (out 外 → in 内)

 Barlow 法も Ortolani 法も新生児期にのみ行えるものであることを覚えておく。6週までには筋の緊張度が高まるので,これらの手技は役に立たない。6週をすぎると,脱臼の臨床検査で唯一信頼できるものは股関節の外転の制限のみである。

k. 足

治療が必要か否かを決める最大のポイントは足関節の可動性である。足の変形はよくみられ,いろいろな形がある。

 内反足(tarsus varus)　　これはきわめてよくみられる——ほとんどすべての乳児である程度みられるといってよい。足がいろいろな程度に,足根関節のところで内側に曲がっている。一時的な処置とマッサージが必要となることもあるが,ほとんどの場合は自然に治る。

 外反足(calcaneo valgus)　　これもよくみられるが,過期産児に多く,時に股関節脱臼と関係している。足の甲が脛部に近づいている。普通,6〜8週でふくらはぎの筋肉が強まり,足は正常の位置へ戻る。

 内反尖足(talipes equino varus)(原発性彎曲足)【35】　　1,000例の出生に対し1例起こり,男子に女子の2倍の頻度でみられる。症例の半数は両側性である。通常は,固定性の構造的な変形が足の前後部両方に見られ,ふくらはぎの筋肉の衰えの原因にもなる。早期の処置と固定が望ましい。

 その他の趾の小さな異常としては,騎乗(通常は第3,第4趾)や,第5趾の重複(第5趾が2本ある)などがある。趾の爪は新生児では生えていないように見える——これは正常の現象である。これらについては通常,治療は不要である。

 異常ではない小さな変異としては,
- 軽度ないし中等度の下肢の曲がり【36】
- 第2,第3趾の軽度の合趾症
- 浅い仙骨部のへこみ【37】

35　人生に及ぼす影響については,サマセット・モームの『人間の絆』を読みたまえ。
36　内反膝＝O脚のこと。
37　sacral dimple:「おしりの笑くぼ」という。

表4-2 先天奇形のタイプ

器官系	大きな奇形	小さな奇形
頭部顔面	口唇裂,口蓋裂 縫合骨癒合症	斜頭
腹部	臍帯ヘルニア,胃壁破裂	臍ヘルニア
脊椎	神経管欠損	仙骨部のへこみ
足	内反尖足	第2,第3趾の合趾症

- 陰囊水腫
- 手掌の猿線【38】

l. 脊椎

 脊椎突起の診察は,赤ちゃんをうつぶせに寝かせ,脊椎を触れて行う。時には潜在性二分脊椎や皮膚洞が見つかることがある。肛門後部のへこみ【39】はよくある——これは異常ではないから(表4-2),母親を安心させること。

m. 中枢神経系

 新生児と年長児では診察のしかたがまったく異なっている。新生児では姿勢と筋の緊張状態【40】,運動と原始反射を評価する。であるから,乳児を数分間観察することによって(またしても!),たくさんの情報が得られることがある。例えば,極端な骨盤位や屈曲した頭部などによって異常な子宮内姿勢になることがあるとはいえ,一般には屈位を示す。もっとも,37週までは完全な屈位にはならない。四肢の動きを観察せよ——正常であるか。一肢ないし四肢の振戦【41】から神経過敏のような

---

38 染色体学の権威の某博士も,猿線をもっている。一説によると,豊臣秀吉もそうで,財を成す吉相であるという。
39 脚注37をみよ。
40 posture and tone:自然にとっている体位と,筋肉の軟らかさということ。
41 tremulous movement:振戦。ブルブルブルとふるえる運動で,痙攣ではない。

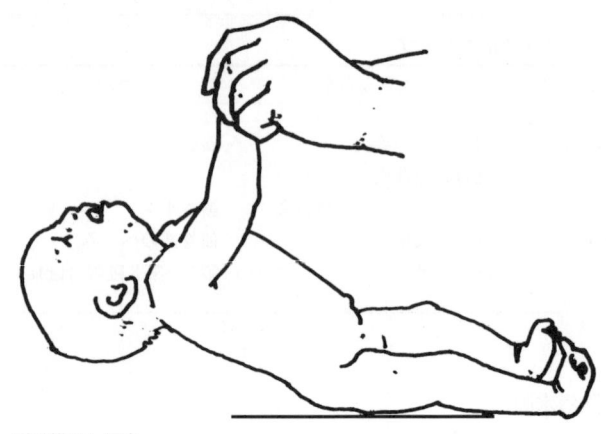

図 4-4　引き起こし反応

運動【42】まで，いろいろな種類の小さい動きがみられることがあるが，いずれも正常のことが多い．四肢に触れてみたまえ．屈筋反射を起こして比べてみたまえ．疑わしかったら，頭をまっすぐにして繰り返し診察するべきである．"姿勢像"がつかめたら，次に**引き起こし検査**によって筋緊張を評価したまえ．両手をしっかりつかみ，乳児を座位になるまで引き起こす．頭部は垂れているが，引き起こすにつれて上がってきて，一瞬首がすわったように見える．これは重要な検査である（図4-4をみよ）．

　垂直懸垂【43】は，乳児の両脇を支えて評価する．正常乳児では，この姿勢で自分自身を支えることができる．満期出生の子でするりとすべってしまうのは筋緊張低下である．

　腹面懸垂【44】は，手掌の上に乳児を腹ばいにさせて評価する．正常児は背部を伸ばし，腕と膝を屈曲し，腰を伸ばし，頭を挙上して回す．

　あおむけにすると，通常は下肢を屈曲し，股関節をやや外転する．満期出生児で，股関節を完全に外転するのは筋の緊張低下を意味し，異常

42　jittery movement：搐搦（読めるかな？）．新生児の四肢の軽い振戦．ブルッとふるえる運動．
43　vertical suspension：立位にして支えること．
44　ventral suspension：水平にして支えること．

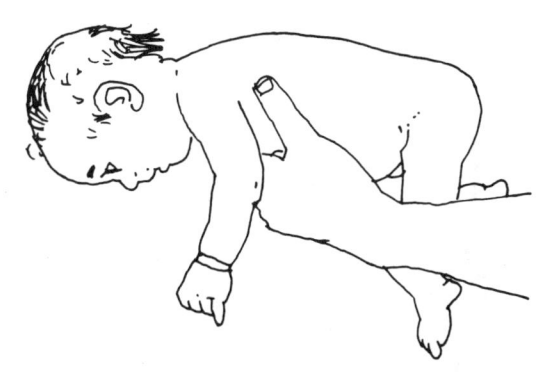

図 4-5 腹面懸垂

所見である。

　これら検査のうちの一つ以上で緊張低下が疑われたら，24時間以内に再び診察するか，さもなくば以前の検査所見を精査する。筋緊張と姿勢は，生後第1週では数時間のうちに著しく変化することがある。

　深部腱反射についても検査する——特に膝蓋腱反射。ある関節を屈曲させ，同じ手で脚や足を支えて，指先で腱を叩いてみたまえ。正常児でも間欠的な足クローヌスをみることがある。やさしく，しかし突然足を背屈させてみて検査する。

　筋緊張低下のめやすとしては，
- 頭が起きてこない。
- 垂直懸垂ですべる。
- 腹面懸垂で"ぬいぐるみ"のようになる【45】。
- 股関節が完全に外転する。

n. 原始反射

　満期出生の正常児ではたくさんの原始反射がみられ，簡単に調べられる。これらの反射は次第に消失し，まばたき反応が残るほかは，6か月の終わりまでには消えていく。検査するときは正しい方法で行いたまえ。なぜなら，最初に検査したときに最もよく反応するのが普通であるから。

45　頭も四肢も，ぐにゃりと垂れる。
46　blink response：目パチクリ反応。

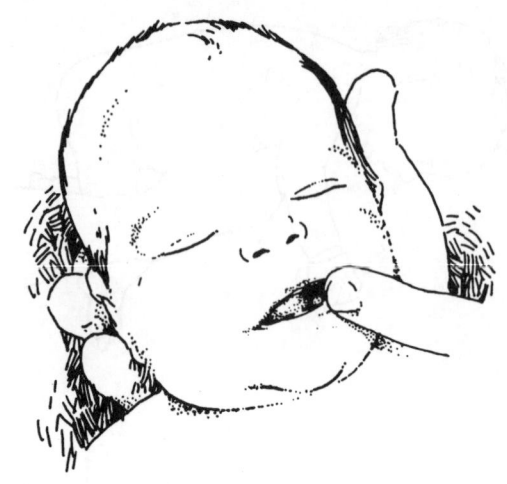

図4-6 基本点(cardinal points)

何度もやっていると反応が弱くなってしまう。

まばたき反応【46】　鼻すじのところをそっと叩くと，通常はまばたきが起こる。非常に容態が悪い乳児を除き，正常ではほとんど常にまばたき反応がみられる。

基本徴候【47】　これは，頬や口および口唇のまわりの皮膚への知覚刺激をまとめてこう言う。指で口の近くの頬を押し，後方へ動かしていくと，乳児は指を乳首だと思って口を開き，頭を動かして追おうとする【48】。指やおしゃぶり，または乳首を口へ入れてやると，正常児では強く吸い（いつ哺乳したかによって多少違いがある），同時に飲みこもうとする【49】。

把握・牽引反応【50】　これはすでに筋緊張のところで述べた。しかし，この検査は指か鉛筆を乳児の手掌において，一側性に起こすことも

47　cardinal signs：よい訳がない。
48　rooting reflex：乳探し反射。探索反射でもよかろう。図4-6を見よ。
49　sucking reflex："吸啜反射"。この訳はよい。吸いつく力は非常に強く，首がもち上がってくるほどである。おなかがいっぱいのときはその力は弱い。「もういいよ」と言わんばかりであって，カワイイ。
50　grasp and traction response：握り，引き起こし反応と訳してもよい。図4-7を見よ。

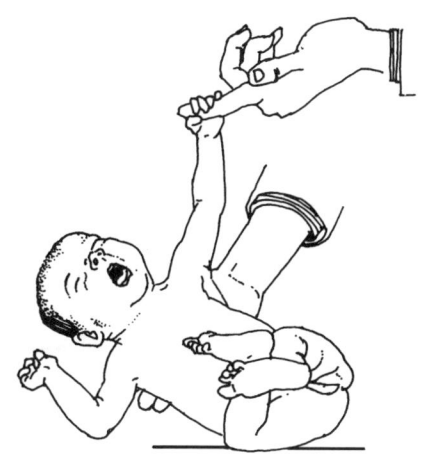

図 4-7　把握・牽引反応

できる．乳児が指や鉛筆を握りしめたら，そっと上方へ牽引すると，前腕と肩の筋肉が収縮する．上手にこれを行うと，乳児をベッドから 2〜3 cm 吊り上げられることもある【51】．赤ちゃんをおろし，手掌の尺骨側表面をそっとなでると，握っていたのを開く．

次の検査に対する反応を正しく記録するには，乳児の頭部を正中線上にまっすぐにして行うのがよい．

非対称性緊張性頸反射（asymmetrical tonic neck reflex）　この検査は乳児を背臥位で寝かせ，頭部をゆっくりと右，左に 90°回せば容易に行える．顔面と同じ側の四肢は伸長し，同時に後頭の側では屈曲し，昔のチャンバラ【52】かフェンシングの姿勢をとる．

Moro 反射　これは最も広く知られており，最もよく行われる検査

51　昔々ヒトが猿だったころ，木にしがみついていたなごりだという．キミはその頃から，握ったものは放さなかったのだ．
52　チャンバラといっても，欧米のチャンバラであり，宮本武蔵がやるやつではない．
53　臨床上最も重要な原始反射である．フランスではこれを「十字反射」と呼ぶそうである．この反射の出し方はいろいろとある．いわゆる「ビックリ反射」であり，母親のなかにはこれを見て痙攣かと思い心配する人もある．赤ちゃんにとっては不愉快であるから，何回も繰り返さないほうがよかろう．図 4-9 がわかりやすい．

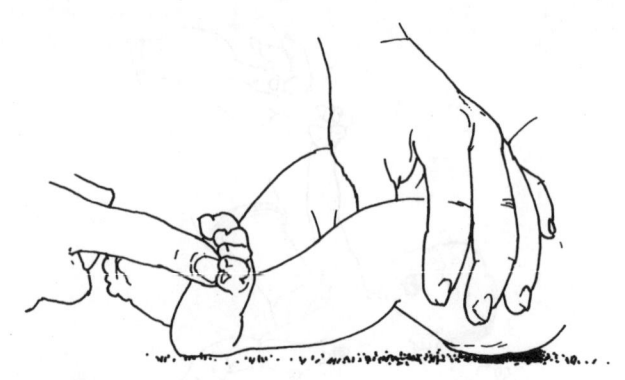

図 4-8　足趾把握

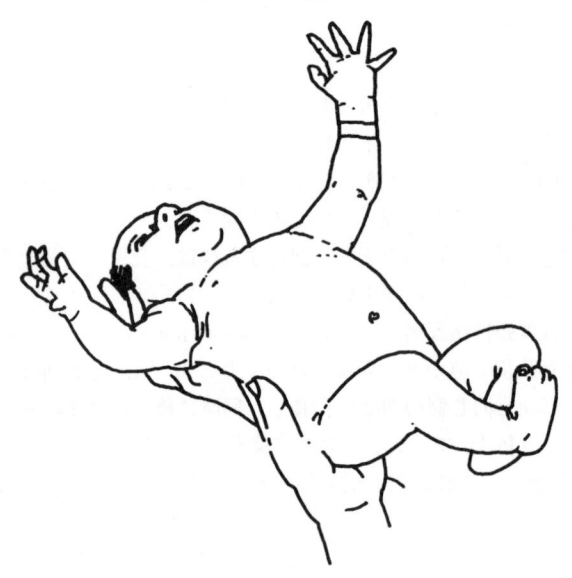

図 4-9　Moro 反応

である。乳児を前腕と手の上に背臥位にのせ，他の手で頭部を支える。頭部を数センチ"落とす"と反応が起こる。左右対称的に流れるような動きで，上肢を外転し，伸展したのち屈曲する【53】。反応がわずかだったり，なかったりするのは重大な問題があることを示す。しかし，反応が片側のみの場合は，古典的な Erb 麻痺をきたす第Ⅴ，第Ⅵ頸髄神経根

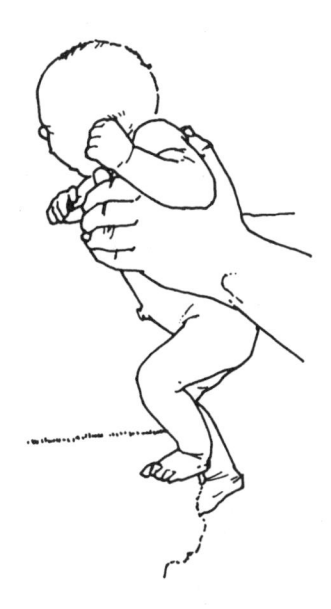

図 4-10　定位反射

の損傷(通常一過性)があることを意味する。

脊椎彎曲反射または **Galant 反射**【54】　乳児を片方の手で支え(腹面懸垂検査と同様),脊椎筋の外側を胸部中央部から下方へ向かってこする。これによって骨盤が同側の方向へ曲がる。同様の反応が反対側でも起こるのが普通である。

交叉伸展反射【55】　乳児を背臥位とし,片側の膝を伸展させ同側の足をこする。すると反対側の脚が屈曲,外旋し,こすっている手を"押し払おう"とする。

伸展前進・定位・歩行反射【56】(extensor thrust, placing, walking reflex)　これらは下肢機能を示すものである。両手で乳児を支え,両脚を物の表面におろす。すると足の裏に加わった圧力に反応して下肢が

54　側彎反射,腰部反射ともいう。この反射はまず一回しか出ないので,まさに一発勝負である。
55　crossed extension reflex:「ヤメテヨ」と言わんばかりの反応である。
56　自動歩行(stepping),原始歩行ともいう。親は「もう歩いた。ウチの子は天才かも」と喜ぶが,残念ながらそうではない。

急に伸展し，伸展前進を引き起こす。そのままの姿勢で支え，診察台の縁に足がかかると片足が屈曲して立とうとする。乳児の肢を台の上で10〜20°前に傾けてやると，歩行運動が起こる。

聴力　新生児でも未熟ながら聴覚反応がみられる。一番簡単な検査は，泣いている乳児の耳に向かって，3〜4cmの距離から「アー」と言ってみることである。こうすると普通泣きやむ。大きな騒音にびっくりする反応も，聴力の大まかな指標となる。現在は特殊なスクリーニングテストがある【57】。

視力　新生児は見ることができ，光源のほうを向くものである。例えば乳児は，部屋や寝室の窓のほうへ頭を向ける。また，診察者がゆったりと座り，乳児を背臥位にして約30°の角度で顔を合わせると，約20cmの距離で視線の固定が起こる【58】。直径5〜6cmの赤いボールを乳児の視野で水平にゆっくり動かすと，追視が起こる。視線の固定と追視の検査には，時間，協力的な乳児，それなりの経験を必要とする。

視力や聴力があることを知ると，母親は大いに安心するものである。

o. 結論

新生児の中枢神経系の診察を行うには，注意深さ，忍耐強さ，機嫌のよい乳児が必要である。1〜3種類の検査での一過性の変化が何を表しているのか，正確には明らかになっていない。しかし，この領域では多くの研究がなされ，またされつつあり，診察を熱心にかつ繰り返し行う

新生児の診察の目的	
第1日	1. 健康状態を評価する。
	2. 正常であることを確かめる。
	3. 大きな異常を検索する。
第3〜5日（退院）	1. 正常であることを確認する。
	2. 小さな異常を検索する。
	3. 神経学的所見を評価する。

57　聴性脳幹反応（auditory brainstem response：ABR）など。

ことは有益であり，学ぶところが大きいのは疑いようがない。詳細に診察し記録することは，小児科医として成長していく諸君にとって，あとで必ず重要となってくるであろう[59]。

C．退院後の早産児

　超低出生体重で未熟な赤ちゃんの生存率がますます高まり，その子たちは不幸にも小児医学に多くの臨床的問題を持ち込むことになった。つまり，臨床的，発達学的評価では，そのような子どもたちで特に問題があると思われる領域に的をしぼらねばならない。発達の評価では，未熟である期間を週単位で差し引き，そして，出生後の重症疾患の程度と持続を差し引いて考えねばならない[60]。子どもが3～4歳になれば，この時間的要素は省みなくてよくなる。

　総じていえば，30週未満の赤ちゃんのほとんどは，頭の向きを左右に変えられないので細長い形の頭をしている。この頭の形は発達状態とは関係ない。診察で特に留意しなければならないのは，頭の大きさ（30週未満では脳室周囲の出血がよくある）と，脳室-腹膜シャントの存在である。筋緊張状態と粗大運動について評価すると，最適とされるものより数値が低かったり反応がわずかであったりすることがある——多くは周生期の病的状態によるものである。視力，微細運動，社会的行動などの評価は，発達指数を知るのに有用な手引きとなる。早産児では聴力障害はまれではない。早期のより正確な聴力試験が，現在では可能である[61]。

　網膜障害は，高度に未熟な子どもにはある程度みられるが[62]，多くの子どもには退院に先立って，眼の十分な検査と必要があれば治療（レー

58　新生児は見えないというのは誤りである。ただし成人と同じように見えているのではない。生を受けてまず見えるものは，窓の光とお母さんの顔である（文中の位置は，まさに授乳中の赤ちゃんとお母さんの関係である）。何と感動的ではないか！
59　新生児期の病歴は，神経学的疾患のみならず，すべての小児疾患で必要不可欠である。
60　未熟児だったり新生児期に重症疾患があった子は，発達がしばらくの間遅れてもしかたがない。
61　脚注57をみよ。
62　未熟（児）網膜症。高濃度の酸素投与が原因となることがある。

ザー)が行われていることと思われる。とにかく眼の問題は多く，斜視の評価を詳しく行うべきである。

気管支肺異形成症(bronchopulmonary dysplasia：BPD)は，生後1年間，時に2年めでも症状が進行することが多い。こうした赤ちゃんは，細気管支炎などの呼吸器感染にかかりやすい。しかし，次第に正常の呼吸機能に戻っていく。安静時の頻呼吸に注意して診察すること。ことに生後1年間は呼吸刺激薬(テオフィリン)の使用によっても，呼吸数は影響を受ける。

臍ヘルニアはしばしばみられるが，治療を要することはまれである【63】。鼠径ヘルニアは早産児男児の約25%に起こる。絞扼や閉塞を起こす可能性があるので，鼠径ヘルニアに早く気づく必要がある【64】。

一般に，胃腸管系の問題が起こる頻度は低い。しかし，もし赤ちゃんが出生後に壊死性腸炎になったとすると，二次性の二糖類不耐症になることがあり，時には狭窄が起こることもある。

点滴や胸腔穿刺，ことに採血(踵に傷が残る)などのために皮膚に傷あとがみられることがある【65】。長期の気管挿管のため軟口蓋が変形することがあり，これは口蓋溝といわれる。早産児では毛細管性血管腫が多くみられる。当初の増大期のあと，2～5年で自然退縮が期待される。

早産児では内反尖足が起こりうるが，発達性股関節異形成【66】はきわめてまれである。濃厚な家族歴があるときには，当初1年間はできれば超音波検査を含めた検索を行う必要がある。

II.
第6週めの診察

第6週めの診察は出生後の重要なイベントであり，すべての赤ちゃんをこの時期にチェックすべきである【67】。

---

63 10円玉を貼っておくのは，おまじないの役にしか立たない。
64 緊急手術が必要となる。
65 あしからず。ごめんね，赤ちゃん。
66 前述したいわゆる先天性股関節脱臼のこと。

4 年齢別の診察　79

> #### 第6週めの診察の目的
>
> 1. 哺乳のパターンを評価する。
> 2. 身長・体重の伸びを測定する。
> 3. 新生児期には気づかなかった異常を検索する。
> 4. 早期発達を評価する。
> 5. 赤ちゃんと母親の絆を確かめる。

　第6週めの診察では，出生時体重，頭囲，身長など，周生期に関するあらゆる事項を詳しく知る必要がある【68】。
　測定する(パーセンタイルで)のは，
- 頭囲
- 身長
- 体重

周生期の注意すべきよからぬ病歴としては，
- 仮死
- 低出生体重
- 早産
- 感染
- 低血糖
- 外傷

67　日本では，普通は「1か月健診」として，出産をした産婦人科を訪れ，母親の健診を受けると同時に赤ちゃんも診てもらうことが多い。この際に，赤ちゃんはぜひ小児科医に診てもらうよう強く主張したい。産婦人科医についでに診てもらうのがまったく間違っていることは，本書を読めばよく理解できるであろう。日本では産婦人科医が新生児を診ることがあってもよいが，4〜6週めの児はすでに新生児ではないことを銘記すべきである(訳者は他院の産婦人科医が1か月健診で大丈夫だといった児が，先天性胆道閉鎖であった症例を経験している)。この本の「第6週めの診察」の内容は，だいたい「1か月健診」における診察と同じと考えてよいが，当然一部適合しないものもあることに注意したまえ。

68　日本には，世界に誇るべき「母子健康手帳」の制度がある。必ずこれを持参させチェックすること。ついでにその活用法を指導せよ。

診察は，注意深く丁寧に行うべきである。きちんと服を着た乳児を母親から受けとり，シーツを敷いた診察台の上に寝かせたまえ。母親や看護師，あるいは他の誰にも服を脱がさせてはいけない。診察を進めるにつれて，諸君自身が，自分の子であるかのような気持ちで服を脱がせるようにしたまえ。できればまず手を触れずに観察したまえ。どのように服が着せられ，そして全体的にどのように世話をされているか見たまえ【69】。顔を見たまえ——肌色はよいか，きれいで発疹がないか，頭皮はきれいか，正常でおだやかな呼吸か，鼻声だったり騒がしい呼吸音か。貧血の徴候が何かあるか。唇の色はよいか。そして，結膜をそっと調べたまえ。

　頭部と泉門をさわり，脂漏を探したまえ。乳児が目ざめていたら，約20 cmの距離で視線の固定を試みる。視線が固定されると，赤ちゃんはお返しに笑ってくれることがよくある。意味のあるほほえみは重要な発達指標である【70】。しかし，乳児が泣いているようであれば，耳に向かって低音で「アー」と言ってやりたまえ。そうすると多分泣きやむであろう。まだ泣きやまなかったら，乳児を抱き上げて前方へそっとゆすってみる。泣きやんで眼が開くことがある。それから診察を再開したまえ。

　今度は頭の発育を調べ，大泉門や縫合に触れる。乳幼児初期の頭部のすわりがみられるか調べよ。乳児を座位で支えると，頭は前方へ倒れるが，ぐらぐらしても頭部の支えが見られれば，この時期はそれでよいのである。手足の運動を見て，筋緊張を調べたまえ。手を観察したまえ——親指は外転し，他の指が屈曲しているのを見たまえ。拳を握っていたら手掌を開き，手掌線にきたないものがたまっているのを観察したまえ。手掌の皮膚は湿っていて蒼白である。これは出生後，ずっと手がしっかりと握りしめられていたことを示す【71】。足クローヌスが続いているかどうかも調べたまえ。

　原始反射を調べ，ことにMoro反射，非対称性緊張性頸反射，歩行反射が強まっていないかどうか調べたまえ。栄養状態，呼吸数，全体の健

69　厚着しすぎていないか，何を着ているか，衣服はよく洗ってあるか，おむつは清潔か，爪は伸びていないか，など。
70　「顔がひきつる」のは笑いではない。「おせじ笑い」は赤ちゃんはしない。
71　格言：「グーにしている赤ちゃんはグーだ。パーにしているのはパーだ」。

康状態を調べたまえ。脱水，皮下脂肪の喪失，消耗などの徴候はないか。口をそっと調べ，ことにモニリア感染（カンジダ感染）の徴候がないか観察したまえ【72】。結膜感染の徴候がないか調べたまえ。内眼角で指先を回して涙管をきれいにする。

　鼻涙管の一過性閉塞は非常に多い。鼻づまりを調べる——これもまた非常によくある所見であり，通常はなんでもない場合が多い。乳児の乳房が腫れていることもあり，時には炎症や膿瘍形成の徴候がある。指や趾の爪の縁の炎症や感染（爪囲炎）もかなり多い。

発達の指標	
顔をしかめる	3〜6 週
意味のある微笑	5〜8 週
早期の頭のすわり（5〜10 秒）	5〜8 週
顔の検査のとき視線を固定する	6 週（20〜30 cm）
発声（クー）【73】がある（通常はきょうだいのある乳児で【74】）	6 週

a．皮　膚

　頭皮の脂漏あるいはおむつ皮膚炎を調べたまえ。通常は顔面の"コウノトリが噛んだしるし"【75】は消失する。反対にいちご状母斑【76】はさらにはっきりとして，大きくなる。ポートワイン母斑【77】は具合の悪いことに，皮膚が蒼白になるにつれてますますはっきりしてくる。母乳哺

72　格言：「口の中の白いの（鵞口瘡）と，お尻の赤いの（おむつ皮膚炎）は，怠けパパママの証拠」。
73　イギリスの赤ちゃんは「coo」というそうだが，日本の赤ちゃんは「アー」とか「ブー」とか言う。イギリスではネコが「meow」と鳴くたぐいである。
74　きょうだいがいれば働きかけが多いので，物を早く覚える。
75　面白い言い方である。日本の赤ちゃんはコウノトリが運んではこないが，それでも同じように，眼瞼や額に血管拡張による一過性の赤い斑がみられることがある。色合いからサーモン・パッチと呼ばれている。
76　strawberry naevi：いちごのような盛り上がった母斑。
77　port wine stain：盛り上がりのない平らな赤い母斑。

育の乳児には，生理的黄疸が持続することがある【78】。しかし，6週で黄疸が再び増強するのは悪い徴候であり，十分に検索しなければならない【79】。

b．呼吸器系

乳児の呼吸数と呼吸のタイプを観察したまえ。騒がしい呼吸か。もしそうならどんな騒音なのか――上気道か，下気道か，吸気時か，呼気時か。この年齢層では，吸気性喘鳴の原因としては咽頭軟化症が多い【80】。咳は下気道感染があることを意味する。しかし，聴診で特異な異常音の局在がわかることはまれである。

c．心血管系

心拍数と脈は必ずチェックすべきである。泣くと脈は有意に変動する。前胸部および心尖部の拍動をチェックする。この年齢層では振戦は触れやすいことを覚えたまえ。心尖部と心基部の心音を聴診し，心尖部では第1音を，心基部では第2音を評価する。雑音があるか(わずかな注目すべき例外を除き収縮期がほとんどである)。それはどこで最もよく聴こえるか。放散するか，大きい音か，振戦はあるか。そして最も重要なのは，持続しているかどうか，全収縮期雑音があるか，である。雑音が顕著か否か，判断を試みる。

忘れてはならない――良性収縮期雑音【81】は短く，高音で，軟らかく，放散せず，振戦を伴わない。静脈雑音が心基部に聴かれることがある(乳児に多い)。頸静脈を押してみると，この音は有意に減弱する。

d．腹　部

形を見たまえ。腹部膨満はないか。臍は完全に乾いているか。臍に残存肉芽組織やヘルニアはないか。脾臓を触診したまえ。おそらく脾臓の先端が触れるであろう。肝辺縁(2～3 cm)をさわってみる。そして必要

78　いわゆる母乳黄疸(breast milk jaundice)。ほとんど無害である。
79　乳児肝炎，先天性胆道閉鎖，溶血性疾患など。
80　以前はよく先天性喘鳴といった。喘鳴の原因はこの他にもいろいろある。調べてみたまえ。
81　無害性雑音。脚注20をみよ。

であれば打診もしてみたまえ。膀胱がさわれるか。腎下極はどうか調べてみたまえ。腎下極の診察は、乳児が年長になるにつれて難しくなる。外陰部を見たまえ。精巣は両側とも触れるか。陰嚢水腫や鼠径ヘルニアの徴候はないか。包皮の開きは適切か。女児では、陰唇癒合を調べる。肛門を見て、出血や早発性肛門裂傷など、決してまれではない症状がないか観察する【82】。

e．筋-骨格系

ほとんどの場合、足は正常であり、新生児にみられる軽い内反足や外反足は、4週もたてば自然に治っているものである。

股関節の診察は、第1週のときほど有用ではないが、もう一度試みる必要がある。再度 Barlow 法を行いたまえ。乳児によっては、良性の内転筋の痙攣をみることがある。股関節を強引に完全外転位にしてはならない。この手技は股関節を損傷する可能性がある。6週めの亜脱臼はまれである。

第6週めの診察：3つのHと警戒信号

6週めで注目すべき3つのH
 1．Head（頭）：大きすぎる＝水頭症？
　　　　　　　　小さすぎる＝小頭症？
 2．Heart（心臓）：雑音が明らかとなる！
 3．Hips（股関節）：外転のテスト
完全な診察とは、頭のてっぺんから足の爪先まで行うことであり、簡単にできる【83】。第6週めの乳児とその母親は、この診察を楽しむものである。

警戒信号：第6週
母親の主な心配【84】
異常に小さい頭、大きい頭
緊張低下＝腹面懸垂が不良、頸の引き起こしが不良
被刺激性が高い（いらいらピリピリした子）
親指がいつも内転している

82　下血（おしりから血が出る）の鑑別を考えてみたまえ。

III.
急病の乳児

　乳児の死亡率を改善するためには，医師が診断上の機智や直感力を鋭ぎ澄まさなければならないのは明らかである。乳児は自分の症状を表現する語彙に乏しい。症状(食べない，嘔吐，発熱，嗜眠)が同じでも，その原因は髄膜炎や肺炎や尿路感染など実にさまざまである【85】。

　乳児はあっという間に容態が悪化する——幸いなことに，適切に治療すればあっという間に回復もする【86】。いつも母親の判断と意見を心にとめなければならない【87】。病気の乳児にアプローチするうえで重要な点について繰り返しておこう。

- 注意深い観察
- 全身の診察
- 直感的に疑う

　乳児の症状には，速やかに対処しなければならないものがある。下記にそのいくつかを示す。母親の反応は速かったりそうでなかったりいろいろであるが，多くはこれらの主訴の重大性をわかっていて助けを求めてくるのである。英国の母親は「いつものこの子じゃありません(he's not himself)」という慣用表現で，子どもの健康状態の有意な変化を説明する【88】。

83　教訓：「小児の診察は頭のてっぺんから足の爪先まで。たとえ，"かぜ"でも」

84　このあといろいろな「警戒信号」の欄には，必ず「母親の心配(maternal anxiety)」がトップに上がっている。まず母親が心配していることに注目せよ，という戒めである。

85　「そこが難しいから小児科はいやだ」と諸君は思っているであろうが，そこが小児科の醍醐味ともいえる。

86　したがって，ほとんどは外来治療ですむ。入院する必要のあるものは少なく，かつ入院日数が短い。

87　最良の子どもの観察者は医師ではなく，母親である。

88　日本では，「いつもと違うんです」「いつもはこんな子じゃないのに」「変なんです」などと表現される。

常に重大な乳児の症状

高音でキイキイ言ったり泣いたりする【89】。
ぼんやり眠そうな状態と，刺激されやすいピリピリした状態が交互にみられる。
痙攣
食物をとらない（2食以上続いて）【90】。
嘔吐を繰り返す。
速い努力呼吸，うめき声があったりなかったりする。
肌色が異常に蒼白である。
紫斑（＞直径2mm）の広がり

これよりやや重症度は低いが，見逃してはならない症状を次に述べる。このような症状のある乳児は十分に観察する必要がある。クループが起こると，子どもはなんとか大丈夫なように見えても，両親は大変心配するものだ。

たいていは重大な乳児の症状

下痢を繰り返す。
泣きやまない【91】。
クループ（喘鳴，嗄声，犬吠様咳【92】）
高熱（40℃）
いつも機嫌が悪い。

---

89 かん高い泣き声，キイキイ声。
90 1食ならば食べすぎなどで食べないことはある。2食続くのは絶対に変である。
91 時々訴えられる。暑かったり寒かったりしないか。空腹ではないか。おむつに針などがついていないか。どこか痛いのではないか。いろいろな原因がある。

急性かつ重症疾患の乳児に対する最初のアプローチは，子どもにとって気持ちのよい姿勢をとらせて観察することである。心拍数，呼吸数，呼吸努力，発疹の有無，肌色，体温を記録したまえ。病気の乳児の皮膚は，しばしば斑点状（あるいは大理石様）に見える。静かに横たわっており，呼吸はしばしば速く，うめき声を伴っている。眼はどんよりして，遠くを見ているようである。体の中心は熱いが，末梢は冷たいことがある。熱があると痙攣を起こしやすい。

動き（あるいはその欠如）に注意したまえ。四肢を動かすのをいやがるときは，例えば骨髄炎のような感染があることを示唆する。肺炎の場合は時々胸部が板のように動かなくなる。髄膜炎では頸部を反らせる。乳児で虫垂炎や腹膜炎を診断するのは難しいので有名であり，腹部が動かないのは大変重大な所見である【93】。

次の事項を評価する必要がある。
- 病状の程度
- 脱水
- 栄養
- 循環

詳しい診察に入る前に，体重，体温，脈拍数，呼吸数などはもちろん記録しておく。病気の子どもは，普通はまったく受身であるので，系統だてた診察が可能である【94】。

A．病状の程度

教科書や個別指導などでは教えることができず，実際に経験し観察して学ぶしかない。だから，できるだけ救急室や病室で時間をすごしたまえ。見て評価し，考え記憶したまえ。この子は重症か？　この子は中等症か？　この子は軽症か？【95】

92　barking cough という。「アシカが鳴くような音」と言った母親もあった。余計なお世話だが「犬吠様」は「ケンバイヨウ」と読む。「ケンボウヨウ」ではないぞ。
93　格言：「子どもが体を動かさないのは痛いから」。
94　軽症であるほど元気があるから，診察しにくいのが普通である。
95　短期間小児科を研修する研修医は，せめてこれだけは体得してほしい。必ず！　必ず！　そして「疑わしくば罰し」専門医に送れ。

B. 脱 水

簡単かつ速やかに評価できる（220ページ参照）。乳児が正常か，脱水があるか，まれではあるが水分過剰か，判断できるようになってほしい。

C. 栄 養

皮下脂肪を見て触れ，臀部と筋肉量を視診し，腋窩や鼠径部のたぷたぷした皮下脂肪を調べ，そしてもちろん乳児の体重を測定すれば，速やかに評価できる。必要であれば，皮下脂肪厚と上腕中間部の周囲径をあとで調べる【96】。太っているか？ "正常"か？ 栄養不良か？

D. 循 環

循環はどうか。舌，唇，粘膜，爪床の色は正常か。斑点やチアノーゼはないか。末梢は温かいか。足の静脈の充満速度は適切か。足趾が温かければ（足背動脈か後脛骨動脈の拍動が触れるときは特に），循環状態が満足できるものであることが簡単にわかる。急病の乳児では，血圧測定を省略してはならない。

乳児の急性疾患	
内科的疾患	外科的疾患
髄膜炎	腸重積
肺炎	虫垂炎または腹膜炎
骨髄炎	腸閉塞
胃腸炎	嵌頓ヘルニア
敗血症	
尿路感染症	
クループ症候群	

---

96 栄養学では，上腕背部中央皮脂厚と肩甲骨下縁直下皮脂厚を加算し，ミリメートルで表して皮脂厚とする。

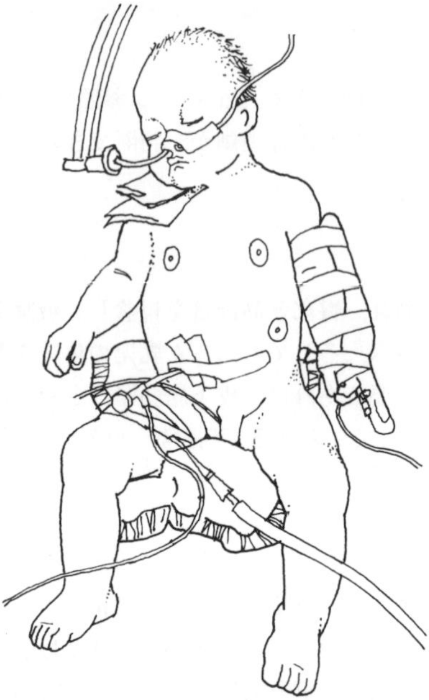

図 4-11　急病の乳児

乳児の観察

赤ちゃんを見るだけで，有用な情報が得られる。例えば，
　　正常な乳児
　　中等度に悪い
　　脱水はない
　　栄養良好
　　貧血の可能性あり
　　呼吸器感染の疑い
食物を拒否するのは乳児では重大な症状である。これに対し，母乳やミルクをよく飲む乳児も病気のことがあるが，重症ではない【97】。赤ちゃんが三つの F を満たすときは，大丈夫であるとお母さんを安心させたまえ。
　　よい姿態(Form)
　　よい哺乳(Feeding)
　　発熱なし(Fever)

4 年齢別の診察　89

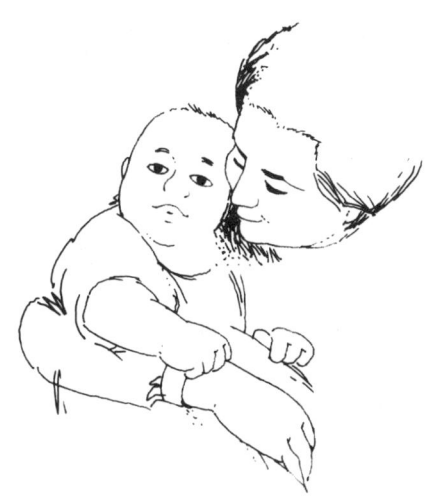

図 4-12　母親の腕の中の幼児──診察での安全な場所

腸重積を疑え！【98】

6〜12 か月の乳児
急に膝を抱え込み泣いて痛がる
極端な蒼白
腹部の腫瘤が触れる
原因不明のショック状態

97　格言：「よくおっぱいを飲んでいるうちは大丈夫」。
98　先輩の教訓：「インバギかな？はインバギだ！」　少しでも腸重積を疑ったら検査して確認せよ。ためらうな。

IV.
おびえた幼児

　小児科における"恐るべき子どもたち"【99】，年少幼児(1〜3歳)に関しては特に言及する必要がある。連中ときたら，しがみつき，反抗的で，泣きわめき，徹頭徹尾診察が困難なことがある。「きみなんか気にもとめていないよ」というふうに近づきたまえ。ゆっくり，注意深く，そしてめざとく注意を払いながら。経験を積めば，諸君も子どもに気づかれずに，外観の診察ができるようになる。子どもを安全な場所，つまり母親の膝の上や腕の中から動かそうとしてはならない。

　子どもは頭囲を計られたり，鼓膜を検査されたり，のどを診られたりするのを嫌うから，これらは最後にしたまえ。おもちゃを(時には舌圧子も)渡して両手をふさいでしまいたまえ。何よりも診察を臨機応変に，速やかに行うことを学びたまえ。しかし，子どもをせき立ててはいけない。まず諸君の聴診器を子どもの膝にあててみるのも，心臓の聴診をさせてもらえる作戦として使える【100】。

　年少幼児にアプローチするときはいつも，機智と直感力を用いるようにする。子どもが寝ているときにはたくさんの診察ができる——顔色，呼吸数と呼吸の深さを観察し，脈を触診し(耳介前部などで)，皮膚温を触れ，落ち着いているか辛そうにしているかを見て，脱水の有無と栄養状態を判断し，循環状態を(足趾の体温を触れて)評価することができる。目と直感による診断である。経験を積めば，寝ている幼児が重症か否か，観察するだけでただちに判断することができる【101】。

　こっそりと根気よく行おうとしても診察を拒む幼児もいる。子どもが機嫌のよいときに，もう一度やってみたまえ。John Apley(有名な小児科医)は「子どもが泣いたら私が悪いのだ」と言った。これには完全には賛成しかねるが……【102】。年少幼児というものは，見なれない顔や聴診

99　enfant terrible：小児科泣かせの魔の1，2歳児である。
100　聴診器のことを知らない子どもはいない。「モシモシするだけだよ」，「さあ何が聞こえるかな」などと言って安心させたまえ。これは痛いことは決してしない道具だということをわからせるのである。
101　それが小児科診察における鍵である。

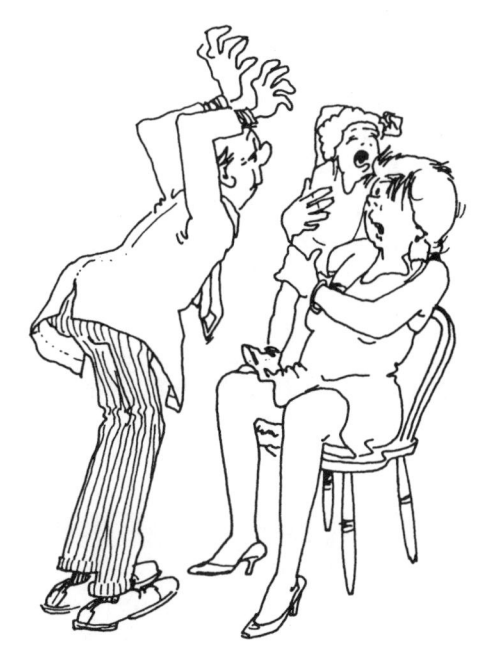

図 4-13　おびえた幼児

器に対して，閾値と耐性が大変低いのである。時に諸君は診察がまったくできないような，真におびえてしまった幼児（"ギャーギャー泣く子"【103】）に出くわす。そうしたらこう記録しておく。
- 眼底検査——不可能
- 血圧測定できず（啼泣）

時間をおいて再び挑戦したまえ。257〜258 ページに"商売のトリック"のいくつかを記しておく。

102　44 ページの脚注 30 をみよ。ポリクリで泣きわめき何もさせなかった子が，教授の前では「おりこう」になることが多いが，「テメエなめやがって」と思ってはいけない。自分の未熟さを恥じるべきである。

103　screamer：こういう子にあたったら，運が悪かったとあきらめたまえ。格言：「泣く子と地頭には勝てぬ」。

臨床の難問：早期の敗血症

乳児や年少の小児に，発熱，被刺激性，食欲不振，嗜眠などの症状があれば，敗血症を考慮する必要がある。そのような子どもは蒼白で気分が悪いように見えるが【104】，診察でわかる局在する身体所見は少ないかまったくない。以下を考慮する必要がある。
- 菌血症または早期の敗血症
- 腎盂腎炎（尿路感染症）
- 髄膜炎
- 骨髄炎

これとは対照的に，肺炎ではほとんどの場合，頻呼吸，うめき声，鼻翼呼吸，呼吸努力の増大などを伴う。

記録すべき数字（バイタルサイン）

身長
体重
頭囲
脈拍数（心拍数）
呼吸数
血圧（必要に応じて）
最大呼気流量（必要に応じて）
体温

---

104 ことに新生児敗血症は症状が明らかでなく「何となく元気がない」（not doing well）だけのこともあるので注意を要する。警告：「シケタ新生児」は敗血症を疑え！ 日常ざらにあるぞ。

5 系統的診察

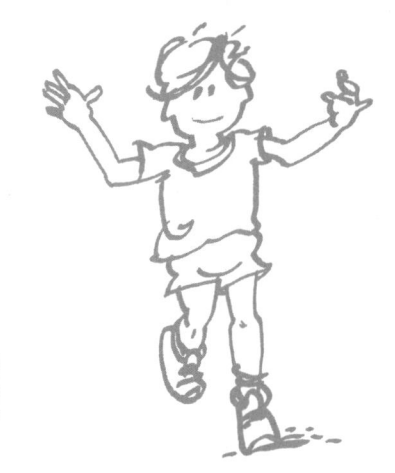

I.
胸　部

　乳幼児がかかりつけ医のところに連れてこられる理由で一番多いのは，急性気道感染で，ことに上気道の感染である（耳，鼻，口，のどを見たまえ[1]）。しかし，すぐれた観察者であれば，注意深く見て聴くことで，上気道感染（upper respiratory tract infection：URTI）か，あるいは下気道感染（lower respiratory tract infection：LRTI）かをきちんと区別することができる。学生諸君はみな，すぐ手を出したり，聴診器をあてたりすることに一生懸命だが，一歩下がってまず観察するのが先である。
　呼吸のタイプ，努力呼吸，呼吸数を観察したまえ。呼気性の雑音を聴きたまえ。咳のタイプに注意したまえ。乳児が泡を出していたり，鼻翼呼吸をしているか。喘鳴があるか。哺乳がうまくいっているか。顔色はどうか。

1　「かぜをひきまして…」という主訴が圧倒的に多い。

A. 病　歴

　呼吸器感染症の病歴は，咳，喘鳴，クループ，哺乳減少，発熱などの症状が組み合わさっており，これらの症状は同時あるいはばらばらに現れる。重症例では，呼吸促迫，うめき，チアノーゼ，不穏，あるいは虚脱までみられることがある。

　個々の症例で，ウイルス感染を細菌感染と区別するのはきわめて難しい。しかしこの際，"Lightwoodの法則"が多少は有用である。すなわち，細菌感染は限局する傾向がある——片方の耳，あるいは片方の扁桃，あるときは一肺葉に，という具合に。一方，ウイルス感染は広がる傾向がある【2】。麻疹はウイルスの拡散のよい例である——赤い両眼，赤い両耳，赤いのど，赤い皮膚，そして見ることができるとしたら赤い気管。"中毒性"【3】については臨床的に説明するのは難しい。重症の細菌感染症の子どもはより重い"中毒性"である——具合が悪く，ぐったりしており，多くの斑点がある。

　LRTIとURTIを区別することも有用であるが，これらは共存しうることを忘れてはならない。症状の発現から正確にたどってみるべきである。例えば，
- 4日間咳あり。
- 2日間哺乳力が低下した。
- 2日間発熱あり。
- 1日間喘鳴あり。
- 1日間呼吸困難をきたした。

次のように聞いてみるのが重要であろう。
- 咳と喘鳴とどちらが先に現れましたか。
- どんどん悪くなってきたのですか。
- 顔色はずっとよかったですか。
- 自分で飲んだり食べたりできますか。

　呼吸器系の診察は，視診，触診，打診，聴診という4つの要素で構成される。このうち視診によって得られるものに，最も価値があるのは確か

2　確かにこういう傾向はあるが，必ずしも一致しない場合もあるから注意したまえ。

3　toxicity. 全身状態を侵す程度。バテ具合である。

で，乳児ではことにそうである。視診には，見るだけでなく聴くことも含まれている。小児科病室勤務のベテラン看護師は，急性呼吸器感染症の乳児を看護している病室のドアから，診察室にいる子どもの診断をズバリやってのけることを，学生諸君は忘れないようにしてもらいたい【4】。

乳幼児の急性下気道感染症では，触診や打診はことさら有用な診察法とはいえない。横隔膜が平坦になるので，肝臓が押し下げられていることが多い。気管が位置を変えることはあまりなく，肝臓や心臓の濁音界を調べても特に役に立つことは少ない。打診上濁音を示す大葉性肺炎は乳児では少ない。以上のことは，乳児にのみあてはまることを強調しておく。年長児では，"成人"内科で教わるように，伝統的な打診・触診の技術が重要である【5】。

B. 視　診

視診では次の点に注意し，記録する。

1. 肌色
2. 子どもはどうしているか。落ち着いているか。雑音はあるがなんとか呼吸しているか。息苦しさがあるか。努力呼吸をしていて落ち着かない様子か。
3. どんな姿勢でいると楽そうか。
4. 呼吸数──その年齢の正常値は（表5-1）。
5. 胸部の動き。左右対称的か。一方の胸の動きが悪いか。
6. 胸郭の形。膨脹したり，樽状か。漏斗胸か。鳩胸か。Harrison溝があるか。
7. 呼気時に口をすぼめるか。
8. 泡を出したり，鼻翼呼吸，うめき声があるか。
9. 呼吸運動のタイプ。正常の呼吸では胸部の静かな出入運動がみられる。
10. 呼吸困難は？　これは「安静時」【6】の努力呼吸の増強で明白となるであろう。努力呼吸の増強は，胸骨上部，肋間腔，肋骨下

4　「先生，隣りの部屋に百日咳の子がいるんじゃない」と言われたら，あわてて詳しく調べるようにしたまえ。たいていはキミの負けである。

5　内科でしっかり教わってきてくれたまえ。

表5-1 正常の呼吸数（安静時）

年齢	正常の範囲（1分間の回数）	速い
新生児	30〜50	>60
乳児	20〜30	>50
年少幼児	20〜30	>40
年長幼児以上	15〜20	>30

部の陥凹からわかる。一側性の陥凹は，大葉性肺炎や異物吸引でも起こることがある。乳児では，呼吸数と努力呼吸の増加は肺炎の最も重要な徴候である【7】。

11. 太鼓ばち状指があるか【8】。ばち状の指趾は，小児では，通常はチアノーゼ型先天性心疾患や慢性化膿性肺疾患で二次的に発生する。手指でよくわからなかったら，足の第1趾を見たまえ。家族性のものや慢性下痢状態でも，ばち状指はみられる。ばち状となった指では，皮膚と爪床との間の角度がなくなって，両側が膨らんだり，かぎ状に曲がったり，爪に横の波状のすじが生じることもある。
12. 痰の存在。痰の喀出は年少児では比較的まれであり，嚢胞性線維症【9】のような慢性化膿性肺疾患の子どもに主にみられる。

術語集：呼吸

頻呼吸 tachypnoea	＝呼吸数の増加
呼吸困難 dyspnoea	＝努力呼吸または呼吸がしづらい
過呼吸 hyperpnoea（過換気 hyperventilation）	＝呼吸の深さの増強
起座呼吸 orthopnoea	＝安静時の呼吸困難【10】

---

6 ことに寝ているときの。
7 熱がなくても，いやに呼吸の速い赤ちゃんは肺炎を考えよ。
8 鼓桴状指という（読めない字であろう！）。太鼓のばちのような指。図5-1をみよ。

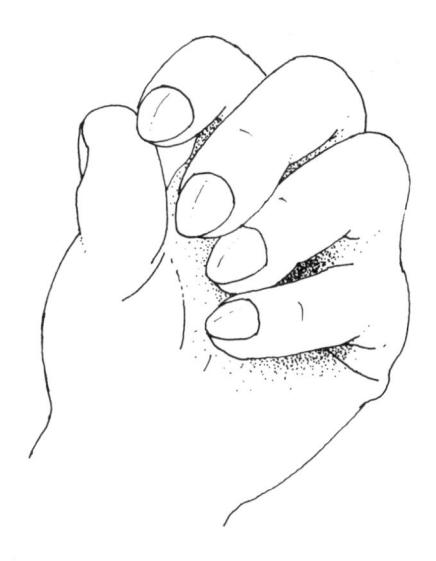

図 5-1　ばち状指

頻呼吸の定義（WHO 規準）
乳児（2 か月未満）では 60 回/分より多い 乳児（2〜12 か月）では 50 回/分より多い 小児（12 か月以上）では 40 回/分より多い

術語集：胸郭の形
鳩胸 pectus carinatum　　　＝胸骨突出 漏斗胸 pectus excavatum　　＝著明な胸骨陥凹 Harrison 溝 Harrison's sulcus＝肋骨の張開とともに下胸部が吸いこまれる（横隔膜性の引っ張り）

　乳児では，間違いなく痰を伴った咳があるときでも，痰を飲みこんでしまうので見ることができない。Evanson と Maunsell

---

9　日本（東洋人）ではまれ。訳者も 1 例しか知らない。

(1838)は,「年少の子どもは,たいてい喀出したものをなんでも飲みこんでしまうから,痰が診断の対象となることはほとんどない」と言っているが,これは正しい。痰を飲みこんでしまうことは,子どもが咳こみのあとで吐いてしまう一因となっている。咳のあとの嘔吐は,百日咳で最も典型的にみられる【11】。
13. ひどい咳こみのあとには,眼瞼,顔,頸のまわりに外傷性の出血斑がみられることがある【12】。長い間泣いていたり,腰椎穿刺のために抑えつけられたりしたあとでもこれがみられる。

C. 触 診

触診では,対称性と胸郭拡張の程度についても評価しなければならない。学童では,胸郭の拡張はおよそ3～5 cm である。

気管の位置を調べなければならない。乳児や年少幼児では,気管の偏位はまれである。

声音振盪は,乳児が泣いているときに胸部を触診すれば調べられる。振盪音を触知することもある。

D. 打 診

打診は,もちろんそっと行い,両側を比較する。乳児や幼児の打診音は成人よりよく響く。乳児や年少幼児に精密な打診をしても,あまり役に立たない。しかし,年長幼児や学童では,成人のように打診を行うべきである【13】。

a. 一目みて喘息?
喘息児は,
- 急にぐいと動かすような【14】呼吸をする(出入運動というより,

---

10 臥位だと苦しいので起き上がってしまう。枕によりかかってハアハアしているなど。
11 「咳こんだあと決まって吐いて,ほっと一息する」というのは,急性疾患では百日咳,慢性疾患では喘息が最も多い。吐くからといって胃腸疾患に限らないことに注意したまえ。
12 百日咳のときなどにみられることもある。

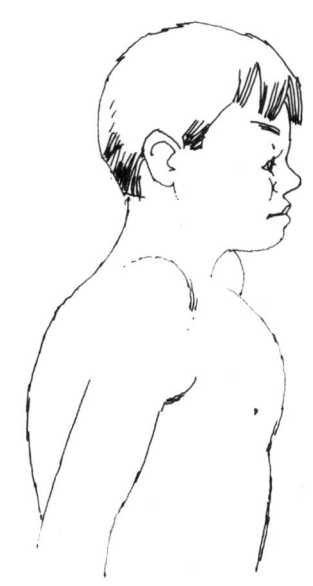

図 5-2 喘息の過膨張した胸部

上下運動といったほうがよい胸郭の動き)
- 深く吸気するとき肩を耳のほうへ上げる傾向がある【15】
- 胸郭の上部は樽状であり，下部には Harrison 溝の初期徴候がある

E. 聴 診

a. 聴診器

聴診器は，小児用の膜型(diaphragm)とベル型(bell)を備えたものが望ましい。近頃の多くの学生は何でも膜型で聴いているが，小児科ではベル型のほうが有用である。

---

13 打診が有用なのは，喘息の肺気腫状態，胸膜炎の胸水貯留などが主なものである。
14 jerky：エイッと持ち上げるような。重量挙げをイメージしてみたまえ。
15 これらの呼吸は発作時の特徴であり，非発作時では普通はみられない。

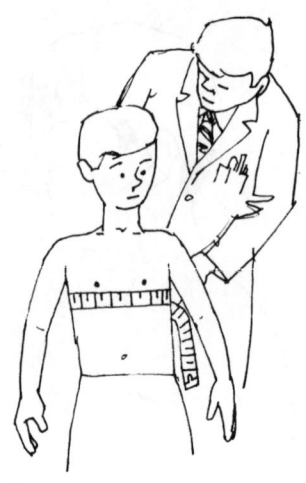

図 5-3　最大拡張胸囲の測定

b．ベルがベスト【16】

- ベルのほうが小さい——新生児や乳児に成人用の膜型聴診器を用いると，覆ってしまう範囲が広すぎる。
- ベルのほうが温かい——膜型はとても冷たい。
- ベルのほうが胸にピッタリとする。
- ベルのほうが騒音をひろうことが少なく，胸部の低い音を聴きとるのによい。実際,現代の胸部専門家は,膜型のない聴診器を使っている。胸部の聴診用として広く膜型を用いるのは望ましくなく，かつ嘆かわしいことである。膜型は，そもそも心臓の状態を調べ，心雑音を聴くためにデザインされたものなのである。

聴診には，耳と聴診器が必要である。常に咳のタイプを注意深く聴き分け，それを注意深く記載するようにしたまえ。喉音を聴きたまえ。呼気性の喉音は，肺炎が起こっていることを示唆する。通常，呼気性の喘鳴は，喘息様気管支炎から細気管支炎，気管支肺炎といったさまざまな小児の下気道感染症で聞かれる。呼気相が延長した呼気性の喘鳴は，急性喘息の気管支攣縮【17】に最も典型的である。

16　The bell is best. ダジャレである。調子のいい聴診器，とでも訳そうか。

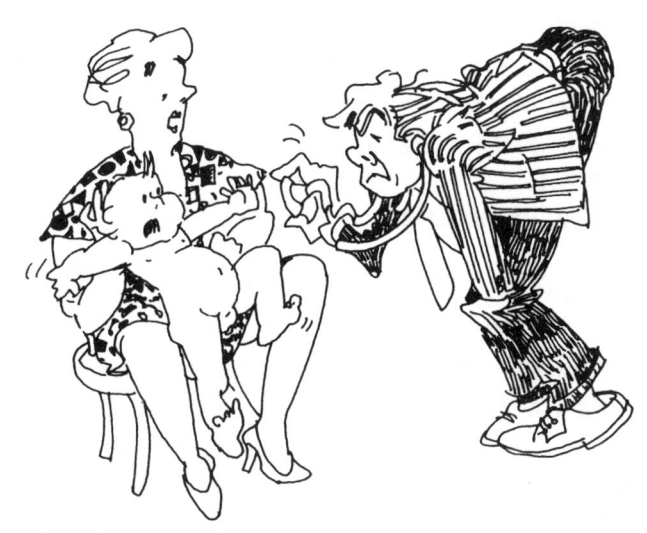

図 5-4 膜型は冷たいんだよ，先生！

　乳児では，聴診器は必ずしも信頼できる道具ではない，ということを忘れないようにするのが重要である．胸部はまったくきれいだと思っていた乳児の胸部 X 線写真を見て，肺炎の所見に仰天することがしばしばある【18】．

　振盪音について少しつけ加えよう．これは乳児，ことに口腔咽頭に泡のような粘液が多くみられる乳児でしばしば聞かれ，学生諸君を混乱させることがある．振盪音は，口咽頭から胸部へ伝わる音で，乳児や年少幼児ではよくみられるものである．この雑音は，上気道，ことに口咽頭の分泌物によって発生する．吸引，咳，理学療法などを行うとこの音はきれいになくなる．これは，粗い，時には皮のような【19】音で，初めて聴いた学生諸君がよく胸膜摩擦音と間違える．

　乳児の薄い胸壁では，音は一方から他方へと容易に伝導する．そして，慣れない耳には，呼吸音の強度が増したような印象を与える．乳児の呼

17　すなわち喘息発作である．呼気性の喘鳴が特徴的であるが，時には吸気性の喘鳴も伴うことがある．
18　教訓：「"胸部聴診上著変なし"とは，"疾患なし"を意味しない」
19　leathery：ゴワゴワ，ガサガサしたような．

吸音は，気管支肺胞音である。学童前幼児や学童では，呼吸音は成人でよく聞かれる肺胞音として聞こえる。

泣き声の合い間に聴診できるように練習する必要がある。そうすれば表面の運動[20]や振盪音を無視できるし，左右の呼吸音の強度を比較することができる。

学童前幼児では，胸膜摩擦音はあまりみられない所見である。

c．副雑音[21]

喘鳴(wheeze)＝響音(rhonchus)＝連続音＝乾性ラ音
握雪音(crackle)＝捻髪音(crepitation)＝不連続音＝湿性ラ音

乳児の喘鳴は，気道の狭窄部を通過する気流によって生じ，気道の狭窄は，

- 粘膜の浮腫
- 粘液分泌過剰
- 気管支攣縮

によって起こる。これらのうちで，おそらく気管支攣縮の重要性は最も低い。1歳以下の喘鳴のある乳児に対する気管支拡張薬の効果については，いくつか研究がなされたが証明できていない[22]。鼻炎で"鼻水がだらだら出る(runny nose)"のは誰でも見ることができるだろう。同じように，"分泌物がだらだら出る胸(runny chest)"というのを考えてみ

20　子どもが動くことによる雑音。
21　副雑音の表現は，国や学者によって少し異なる。日本では次のような分類が提唱されており，わかりやすいのでおすすめしたい(三上理一郎博士による)。

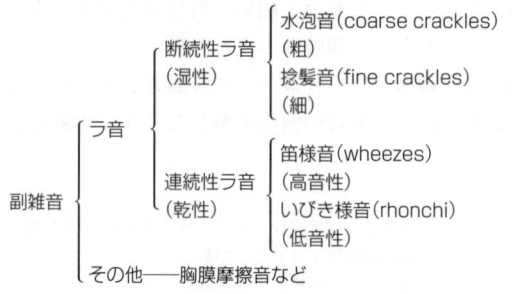

副雑音
- ラ音
  - 断続性ラ音（湿性）
    - 水泡音(coarse crackles)（粗）
    - 捻髪音(fine crackles)（細）
  - 連続性ラ音（乾性）
    - 笛様音(wheezes)（高音性）
    - いびき様音(rhonchi)（低音性）
- その他——胸膜摩擦音など

上記の rhonchi と表現する音の性質が，本書と少し異なっている。

たまえ。喘鳴は下記のようないろいろな胸部感染症で起こりうる。

喘鳴が聞かれる呼吸器感染症 (wheeze-associated respiratory infections：WARI)
急性喉頭気管気管支炎 急性気管支炎 急性細気管支炎 急性気管支肺炎

　急性気管支炎という用語には，統一性がなく一貫性もない。私たちは喘息様気管支炎(wheezy bronchitis)という言葉と，痙攣性気管支炎(spasmodic bronchitis)という言葉を同義と考えている【23】。冬期気管支炎(winter bronchitis)というのはよい用語とはいえない【24】。乳児期の喘鳴は何度も繰り返し起こることはそう多くなく，また感染を伴っている場合が多い【25】。喘鳴が反復性の場合は，通常は喘息と呼ぶのが正しいが，どうしても名づけたければ喘息性気管支炎(asthmatic bronchitis)である【26】。もちろん他の原因による反復性喘鳴もある。吸引症候群，異物【27】，囊胞性線維症【28】，気管圧迫などである。

22　1歳以下でも明らかな気管支喘息があり，こうした例では気管支拡張薬が有効である。ここではその他の「喘鳴のある子」の場合である。
23　問題の多いところである。日本の小児科では「喘息様気管支炎とは，主として2歳以下の小児にみられる低音性の喘鳴と，感染徴候を伴う反復する気管支炎で，呼吸困難はないかあっても軽く，予後が一般に良好なもの」としている。なお，喘息「性」と喘息「様」との区別は定まっていない。
24　冬期気管支炎という用語は日本では用いない。
25　RSウイルスなどによる細気管支炎もその一つである。
26　脚注22，23をみよ。気楽にこう診断すると必ずポリクリでもめる。
27　時にみられるから十分注意せよ。幼児の気道異物は，豆，ことにピーナッツが圧倒的に多く，しかも誤嚥したことに両親が気づいていない場合も多い。教訓：「4歳以下の子どもに一人で豆を食べさせるな。豆を食べているときにびっくりさせるな」(その瞬間吸いこんでしまうから)。

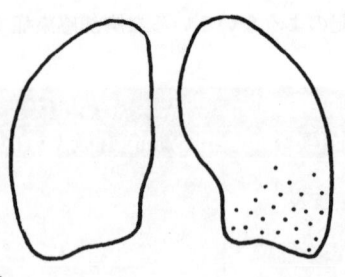

図 5-5　左底部の捻髪音

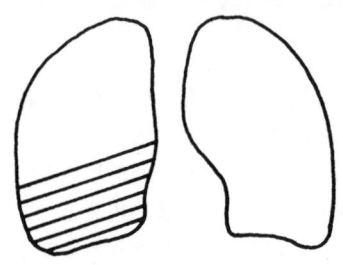

図 5-6　右中・下肺野の硬化

　呼吸器系など多くの器官を診察するうえで有益なのは，自分の得た所見を概略図にしてみることである．図 5-5，5-6 にその例を示す．
　響音(rhonchus, wheeze, 乾性ラ音)と捻髪音(crepitation, crackle, 湿性ラ音)は，小児と成人で差はないため，詳述しない．しかし，乳児では，響音は気管支攣縮そのものよりも，むしろ浮腫や粘液による気道の狭窄によって起こることを，覚えておくとよい【29】．
　呼吸器感染症を診断するためには，気道を上・中・下に分けるとよい．最近のカルテをみていると，"URTI"とか"胸部感染"とかいうたるんだ診断によくぶつかる．これでは臨床的に曖昧で，確実とはいえない．もっと絞り込むよう試みるべきである．少なくとも 6 種の URTI と"胸部感染症"がある．同じように，近頃の用語"肺臓炎"(pneumonitis)というのも正確でない．

28　日本人ではまれなのであまり考えなくてもよい．
29　乳児のゼイゼイは喘息ばかりではない．乳児はすぐゼイゼイするものである．その鑑別診断は試験によく出るぞ！

URTI(上気道感染症)		
鼻炎	耳炎	副鼻腔炎
扁桃炎	乳様突起炎	咽頭炎

"クループ"という用語が診断として用いられるようになってきているが,これは診断ではない。クループという語は,スコットランド語の"croak"(ガーガーいう音)からきており,通常は犬吠様の咳や嗄声を伴った,粗い雄鶏の声のような,振動性の吸気性喘鳴をいうのである。クループにはいろいろな原因(感染,アレルギー,異物など)がある。

クループ:中気道感染
痙攣性喉頭炎
喉頭気管気管支炎
喉頭蓋炎(声門上部炎)【30】

同様に"胸部感染"なる診断用語は,医学生や医師には無価値のものである。胸部感染は一般の人が使う言葉である。下気道を侵す感染症にも,やはり多くの型があるのである。

LRTI(下気道感染症)		
気管炎	肺炎	細気管支炎
気管支炎	気管支肺炎	膿胸

急性呼吸器感染症の診断は,所見の総括と解釈によって行う。しかし経験によれば,乳児ではある種の徴候はある特定の状態を強く疑わせる。

---

30 日本では比較的少ないとされるが,救急的重症疾患であるから注意したまえ。呼吸管理が必要となることも多い。

表 5-2 潜在する病態を強く示唆する徴候

徴候	病態
クループ	喉頭炎, 喉頭気管気管支炎
喘鳴	喘息様気管支炎(表5-3)
胸部の充満, 泡を出す	細気管支炎(表5-4)
鼻翼呼吸, うめき声	気管支肺炎(表5-5)

表 5-3 喘息様気管支炎

症状	徴候
咳	
喘鳴	頻呼吸, 陥没呼吸
微熱	喘鳴を聴取
容態はさまざま	両側性乾性ラ音

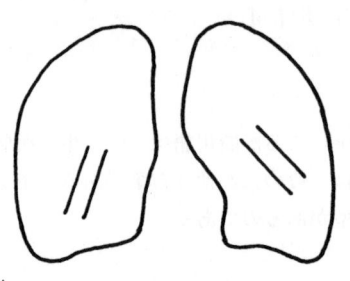

図 5-7 喘息様気管支炎

表 5-4 細気管支炎

症状	徴候
咳	口から泡を出す
喘鳴	呼吸困難
呼吸促迫	過膨脹した胸
	びまん性の湿性ラ音
哺乳減少	両側性の乾性ラ音

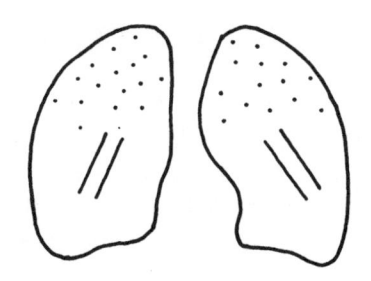

図5-8 細気管支炎

表5-5 気管支肺炎

症状	徴候
咳	鼻翼呼吸
喘鳴	うめき声
被刺激性	呼吸困難
発熱	一側または両側性の湿性ラ音
哺乳減少	時に乾性ラ音

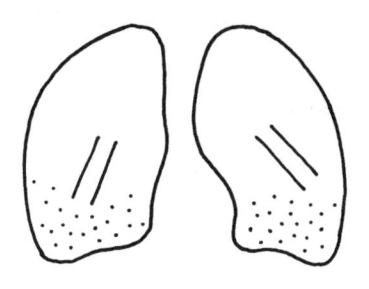

図5-9 気管支肺炎

表5-2はその例である。

　うめき声のことを，一種の"自動 PEEP (positive end-expiratory pressure：呼気終末陽圧呼吸)"だと言った人がいるが，名言である。

時々みられる胸部所見

1. 胸膜炎痛——肺炎のある子どもは，時に鋭く強い胸膜炎痛を訴える。年長児では痛い箇所を指さすこともできる。年少児では患側を"突っ張って"いることもある。私たちの経験によれば，ことに学齢期前では，胸膜摩擦音はまれな所見である【31】。
2. 気胸——小さな気胸や気縦隔が，小児期の急性喘息発作や重症の咳発作(百日咳など)でみられることがある。気胸は，いつも臨床的に明らかであるとは限らないが，心臓の収縮期に同調した大きなバリバリいう雑音が特徴である【32】。
3. 皮下気腫——急性喘息発作で時にみられる。主な臨床所見は，前胸部上部，鎖骨上，頸部などの皮膚でパリパリいうような感じである【33】。
4. 喘息——時にのどがかゆいという。
5. 気管痛——急性細菌性気管炎に顕著な症状である。

教科書というものは必要以上に，細かく分類しようとしたり，時にはあまりに簡略化しようとしたりするものだ。細気管支炎と気管支肺炎は実際には鑑別困難であり，多分，胸部X線像や末梢血白血球計算しだいで，あっちになったりこっちになったりするのである【34】。

F．咳についてのまとめ

咳は乾性か湿性(痰を伴う)かである。痰を伴う咳は，気管支粘膜の炎症【35】あるいは感染性分泌物によるものである。間欠性あるいは持続性

---

31 マイコプラズマ肺炎では胸膜炎の合併が多い。「胸膜炎ソレ結核」というのは昔のこと。
32 年長児では，成人に見るようなタイプの気胸がみられる。胸痛を訴えることが多い。ヒョロヒョロと背の高い男子に多い。
33 「握雪感」というピッタリの表現がされている。気縦隔を伴う場合が多い。X線像が重要である。学童以上に多い。
34 通常は臨床的に診断しており，絶対的な根拠となる指標はない。
35 アレルギーなどによる炎症もあり，必ずしも炎症イコール感染ではない。

表 5-6 咳のタイプとタイミング

咳	考えられる疾患
痰のない夜の咳	後鼻漏,喘息
運動すると出る咳	喘息
発作的な咳	百日咳,異物
哺乳時,哺乳後の咳	吸引
痰のある朝の咳	嚢胞性線維症,喘息
牛の声や,ラッパのような咳	気管炎
睡眠中はない	心因性咳

の乾性の咳は,上気道か気管支壁が,異物や外因性の物体(腺)によって刺激されて起こる。痰の性状や量は評価すべきであるが,5歳以下の子どもは痰を飲んでしまうことを忘れてはならない。きれいな粘液性の痰や,ベトベトした粘り強い痰は,喘息を示していることが多い。緑色,黄色,灰色("きたない")の痰は,通常は感染があることを示している【36】。喀血は現在では先進国の子どもにはまれな現象となったが,進行した嚢胞性線維症でみられることがある【37】。

咳を聴き,それを記載してみたまえ。次に,よくあるものをいくつか示す。

- クループ様の咳:喘鳴と嗄声を伴った犬吠様の咳
- 百日咳:吸気時に息切れし,長い苦しい咳があり,ヒューという音で終わり嘔吐を伴う【38】。
- "押し出すような(chesty)"咳:湿った,たっぷりした痰を伴った咳。

咳のタイプと起こるタイミング(表 5-6)は,基礎にある呼吸器の問題をつきとめるのに重要である。

---

36 この他,飲みこんだあとに鼻漏が「痰」となって排出されることもある。
37 両親が最も心配するのは結核であるが,現在の日本では喀血するような例はまずみられない。日本では,嚢胞性線維症もまずみられない。むしろ,肺ヘモジデローシスや肺ジストマのような寄生虫などを考えるべきであるが,いずれもまれである。
38 まことに典型的なもので,昼間より夜間に著しい。医師も母親も気づかないが,たまたま遊びに来た祖母が発見する症例がよくある。夜間の咳を録音して聴かせてもらうとよい。

G. 細菌性疾患か，ウイルス性疾患か？

　例外もあることを忘れなければ，細菌性かウイルス性かを判断するうえで，いくつかの一般原則が助けとなる。

1. ウイルスはいろいろな局所——のど，耳，皮膚に広がる傾向がある。典型例としては麻疹の広範な発赤がある。
2. 細菌は1か所に局在する傾向がある。肺葉，一つの関節，膿瘍などに。しかし，もちろん菌血症や敗血症も起こる。
3. 細菌は，例えば濾胞性扁桃炎のように膿をつくる傾向がある。しかし伝染性単核症[39]ではクリーム状の扁桃滲出物をみる。
4. 重症細菌感染症では，子どもは中毒性となりやすい傾向がある。例えばせん妄は，概して肺炎球菌性肺炎と関係している[40]。

肺炎球菌性肺炎の疑い
せん妄 胸膜痛 鉄さび色の痰 口唇ヘルペス

　次の疾患はウイルス性であるとほぼ確診できる[41]。
- 鼻炎
- 咽頭炎
- 喉頭気管気管支炎
- 細気管支炎
- 喘息様気管支炎

　全身性ウイルス血症の乳児や幼若幼児はみじめにみえ，うるんで腫れた目，流れる鼻汁，通常は発疹と，しばしば耳ざわりな咳をしている[42]。

39　EBウイルス感染によるが……。
40　超重症！　即刻治療！
41　細菌が関連している場合がないわけではないので注意。

II.
心血管系

　新生児100例あたりほぼ1例みられる先天性心疾患（congenital heart disorder：CHD）は，2番めによくみられる先天異常である。およそ半分の先天性心疾患が新生児期に発見されるが，残りはあとになるまでわからない——したがって，いろいろな年齢で一通りの診察をする必要性がある。先天性心疾患にはおよそ40種が記載されているが，そのうち約10種が頻度が高い。便宜上ここでは次のように分類しておく。

　チアノーゼ型CHD：大血管転位
　　　　　　　　　Fallot四徴症
　　　　　　　　　肺動脈閉鎖
　チアノーゼが起こりうるCHD
　（左-右シャント）：心房中隔欠損
　　　　　　　　　心室中隔欠損
　　　　　　　　　動脈管開存
　閉塞性CHD：大動脈縮窄
　　　　　　　肺動脈狭窄
　　　　　　　大動脈弁狭窄

乳児の先天性心疾患で，うっ血性心不全を示唆する症状・徴候には，
- 頻呼吸（安静時の呼吸数＞50〜60/分）
- 安静時または哺乳時の呼吸困難。呼吸困難のために1回の哺乳が完了できないのが，特徴的所見である。
- 発汗。乳児の頭のまわりのシーツの汗のしみの輪を"光輪徴候（halo sign）"と呼ぶ人もいる【43】。
- カロリー摂取量から考えられるよりも，異常に多い体重増加。体重増加は体液の貯留を意味する【44】。
- 心拍数増加（安静時の心拍数＞140〜160/分）
- 肝腫大

42　昔はカタル症状といった。"クシャクシャした"と表現された。
43　教訓：「頭にいやに汗をかき，乳を飲むと疲れる子は心臓が悪い」。
44　要するにむくんでいるのである。

- ギャロップリズム
- チアノーゼ，ことに中心性のもの。乳児を 100%酸素内においてみると，心臓性のチアノーゼと呼吸性のチアノーゼを区別できる。

肺の湿性ラ音や浮腫は，心不全では比較的後期の徴候であることに注意したまえ【45】。

体温と心拍数・呼吸数

1℃→心拍数増加：10/分
1℃→呼吸数増加：4/分

A．心血管系の診察へのアプローチ

末梢からはじめ，心臓に向かっていくようにしたまえ。チアノーゼ，ばち状指，呼吸困難，貧血，あるいは多血症などがないか調べたまえ。乳児は頸部が比較的短いので，頸静脈の脈拍や圧は調べにくい。

私たちは，John Apley 先生の心臓の診察法に賛成である。曰く，「耳を使う前に目と手を用いよ。心臓は最後にとっておけ。そして，いよいよ心臓にとりかかるときでも，聴診は最後にとっておく」【46】。

B．脈

脈は橈骨部，上腕部，大腿部の動脈で触れてみるのがよい。できるだけ親指以外の指の腹で触れ，それが難しいならば，好ましくはないが親指を使ってもよい。大腿動脈の脈拍は，触診しにくいことが多いが，必ず探してみなければならない。さもないと，大動脈縮窄を見逃してしまうであろう。大腿動脈の脈拍が弱いと思ったら，橈骨部と大腿部の脈の遅れがあるかどうか調べたまえ――この検査は，脈拍数が多いと難しい。足背動脈の脈拍の触診をすれば，乳児の大動脈縮窄があるかどうかがわかる。耳前部の脈拍は，乳児が寝ているときに触れれば，容易に触れることができる。

45　それが出ないうちに心不全を発見しなければならない。
46　心臓それ聴診，と短絡するなということ。まず見よ，次に触れよ。

表5-7 安静時の正常心拍数

年齢	平均	正常の上限
0〜6か月	140	160
6〜12か月	130	150
1〜2歳	110	130
2〜6歳	100	120
6〜10歳	95	110
10〜14歳	85	100

a．脈の大きさ(volume)

　脈が正常か，大きいか，小さいか。指の腹や指先で正常の脈の大きさがわかるようになるには，たくさんの脈を触診してみることである。脈圧が広い大きい脈は，橈骨動脈で最もよくわかる。新生児や乳児で足の脈拍がよく触れるのは，脈圧が上昇していることを示唆する。

　糸のように弱い小さい脈は，脈圧の減少を示している。これは乳児では，低血圧や切迫したショックがあるときに最もしばしば触れる。奇脈【47】は，呼吸に伴って脈の大きさがはっきりと変化する。

b．脈拍数

　脈拍数は，年齢や，苦痛，発熱，興奮，運動によって活動度が変われば違ってくる。リウマチ熱の最も早期の徴候は，(a)常在性の頻脈(睡眠中も覚醒時も変わらない)，(b)洞性不整脈がないことであるから，簡単ではあるが，注意深い脈圧の観察は欠かせない。

　体温が1℃上昇すると，脈拍数は約10/分増加する。安静時の正常心拍数を表5-7に示す。

c．正常な脈の変化

- 洞性不整脈——吸気時脈拍数が増加し，呼気時は減少する。小児

47　pulsus paradoxus. 吸気時に，収縮期圧が呼気時に比べて10 mmHg以上低下するものをいう。心タンポナーデの場合などに，心収縮があるのに脈が触れなくなることから命名された。

では非常によくみられる。
- 時々みられる異所性収縮——心配しなくてよい。
- 元気な小児や思春期での徐脈（脈拍数＜60/分）。ことに水泳選手に多い。
- 例えば，病院にきたり，入院したことによる興奮から生じた軽度の頻脈【48】。

d. 血 圧

　詳しくは後述する。小児では体位性低血圧は少ない。体位性低血圧（立位にさせると収縮期血圧が 20 mmHg 下がる）が認められれば，血液量減少の重要な徴候である【49】。

　先天性心疾患の小児では，血圧をルーチンに測定すべきである。それどころか，入院患児すべてに，外来患児にも，いやすべての病気の新生児や乳児について，血圧を測定することをすすめたい【50】。

e. 顔 色

　中心性チアノーゼは簡単にわかる。中心性チアノーゼが遷延すると，多血症によって"多血性顔貌"になる。重症のチアノーゼがある小児は，運動後にうずくまる姿勢（蹲踞）をとることがある。そうすることで末梢抵抗が増大し，肺静脈還流が増え，血液の左-右シャント量が増加するのである【51】。

　ばち状指については 96 ページに述べた。

C. 血 圧 (表 5-8, 表 5-9)

　小児の血圧に関して断言するならば，往々にして"測られていない"ということである【52】。全然測られていなかったり，十分に測られていなかったり，あるいはまじめに測られていなかったりしている。乳児や

48 　小さな子どもが，脈を診られて興奮しないことがあろうか。寝ている時以外は，正しく脈拍数を調べることはなかなか難しい。
49 　年長児や思春期では，いわゆる起立性調節障害という状態がある。
50 　日本の現状では，必ずしも一般に行われているとはいえない。
51 　このような子どもの"無酸素発作"のときには，この姿勢をとらせる。
52 　イギリスでも日本と同様らしい。

表 5-8 正常の収縮期血圧

年齢 (歳)	収縮期血圧 (mmHg)	標準偏差 (SD)	正常の上限 (+2 SD)
1 (新生児)	60〜70	10	90
1〜4 (年少幼児)	90	10	110
6	100	10	120
8	105	10	125
10	110	10	130
12	115	10	135
14	120	10	140

または,収縮期血圧は6歳で100 mmHgであり,以後毎年約2.5 mmHg上昇する。(Report of the task force on blood pressure control in children. Paediatrics 1977；59：803.)

覚えやすいように標準偏差や他の数値の端数は切捨てた。引用した数値はtask force値と有意の差はない。

表 5-9 正常の拡張期血圧

年齢 (歳)	拡張期血圧 (mmHg)	標準偏差 (SD)	正常の上限 (+2 SD)
2	62	8	78
4	64	8	80
6	66	8	82
8	70	8	86
10	72	8	88
12	74	8	90
14	76	8	92

または,年齢(歳)+60。

(Report of the task force on blood pressure control in children. Paediatrics 1977；59：803.)

覚えやすいように標準偏差や他の数値のわずかな端数は切捨てた。12歳までは男女間に有意差なし。

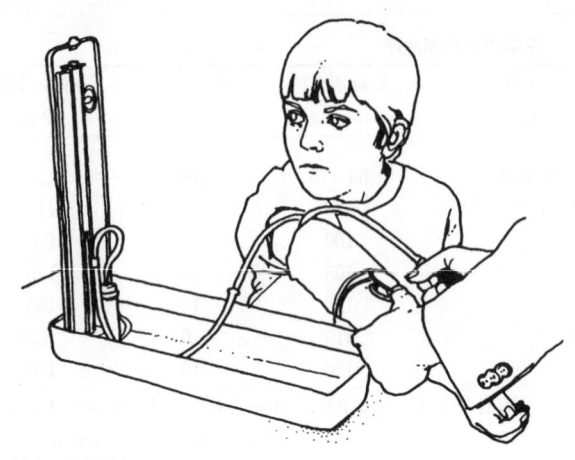

図5-10 小児の血圧測定

幼児に対する血圧測定は，困難かつ時間の無駄で，たいてい正常であるということが言われすぎている。小児の血圧測定で必要なのは，ただ忍耐と練習，そして，3〜13 cm 幅のマンシェットを選ぶことだけなのである。

a．テクニック
- 右腕で血圧を記録する。
- 小児は，できれば座るか立つかさせる。
- 小児をくつろがせる。泣いているときの血圧は信頼できない[53]。
- 上腕にうまく合った一番大きなマンシェットを用いる[54]。
- 内側の空気袋が腕を一周していることを確かめる。
- 新生児や乳児では Doppler 超音波法を用いる。
- 年長児では標準的な水銀血圧計を用いる。
- 腕と心臓と血圧計の位置が水平となるようにする。

拡張期圧は音が急に小さくなる点(第4相)で記録するのがよい。約

---

53 仮に測定した場合も，「泣いている」と記載しておく。
54 日本では，年齢によるマンシェットの幅の指針が示されている。1例を示せば次のとおりである。2か月〜3歳：5 cm，3〜6歳：7 cm，6〜9歳：9 cm，9〜16歳：12 cm。しかし腕の太さによって加減すること。

5%の子どもでこの減音点がはっきりしない。こういうときは，第5相を拡張期圧として記録する。

第4相(減音点)と第5相(消音点)が有意に異なるときは，両点を記録する。

よく用いられる血圧の表記記号の例．
　　♀　立位
　　♀　座位
　　o―<　臥位

どちらの腕をどのサイズのマンシェットで測定したか記載したまえ。

小児の血圧上昇の原因として最もよくあるのは，不安と測定のミスであることを忘れないようにしたまえ。1回測定して高かったとしても意味がない。何度か繰り返してみる。入院当初に測定された血圧はおよそ信用できないものだ。小児が不安がり，かつ肥満であるときは高い血圧を示すが，これもやはり誤りである。小児に，水銀が上がったり下がったりするのを見せておくと，気をそらすのに役立つこともある(図5-10)【55】。

新生児で，ことに病気の場合は，Doppler超音波法かオシロメータ法が，一番正確で再現性のある血圧測定法である。フラッシュ法は信頼できない。

乳児では，標準的な聴診法も忍耐と粘りがあれば可能である。年少幼児は血圧測定を好まないので，この年齢層ではよいデータがない。

5歳からは，血圧は容易に測定できるから，最近では毎年測定するとよいとすすめている人もいる——異常を調べるのでなく，正常を確かめるために。マンシェット幅は——7, 9, 11, 13 cmのものが必要である【56】。われわれは，腕のまわりにぴったりと巻ける一番大きなマンシェットを使う，という簡単な原則で行っている。小児の血圧記録に関しては，疑いをもってあたるべきであると考える。

55　初めてマンシェットを巻かれた幼児は，「いよいよ次は注射か」と恐れる。このように少し遊んでから測定したまえ。
56　脚注54をみよ。赤ちゃん用のは実にカワイイ！

血圧測定でしばしば起こる失敗
手技の失敗 小さすぎるマンシェット おびえて泣いている子ども 収縮期血圧周辺の振動——第1相か第5相が聞こえなかったら，空気をぬいてもう一度やり直す。 自動血圧計への過信【57】

D. 心　臓

　脈拍数，大きさ，血圧，顔色，呼吸数，努力呼吸などを調べてから，いよいよ心臓にとりかかる。ここでは古典的な視診，触診，打診，聴診の技術を応用する。小児に適用できる所見のみを述べてみよう。

a．視　診
　ここでは二つの重要な事項を検索する。
- 前胸部の膨隆
- 心室拍動が見られるか

　前胸部に膨隆があると，胸骨と肋骨が前方に曲がり，胸郭が過膨脹状態になる。右心室の拍動が，胸骨剣状突起下に見えることがある。左心室の拍動（または心尖拍動）は，やせた小児ではよく見られ，また，循環が強勢となっている小児（発熱や興奮によって）や，真性の左心室拡大の小児でも見られる。

b．触　診
　触診では，心尖拍動の位置，右あるいは左心室拡大の検索，あるいは触診できる雑音や心音の評価を行う。触診できる雑音のことを振戦（thrill）という。
　右心室拡大は，指先を胸骨左縁第2～3～4肋骨の間に当ててみるとよ

57　標準機器はあくまでも水銀血圧計である。

くわかる。右心室を診るときには,手の側面を用いるとよいという人もいる。右心室肥大での異常な触診は,ピクッと動く感じ(tap)あるいはぐっと持ち上がる感じ(lift)と呼ばれる。この感じは,やせた子どもでは胸壁を通じてわずかに感じられることがあるが,これは正常である。心尖拍動は,乳児や年少幼児では,鎖骨中央線(乳首の線)に沿って第4肋間で見つかる。丸々と太った健康な乳児や年少幼児では,探しにくいこともある。心尖拍動をどうしても見つけられなかったら,右胸心か心膜液貯留(いずれもまれ)を考えたまえ【58】。

学童では,心尖拍動は,鎖骨中央線上の第4～5左肋間腔にある。左心室肥大では,びまん性の,強い,正常とは位置の違っている心尖拍動を生じる。その感じは,むくっと盛り上がる感じ(heave)と記載される。

振戦の触診は常に重要である。胸骨上窩の振戦は,大動脈縮窄か大動脈弁狭窄を示唆している。心音が触診できるのは,それが増強されているためであるのが通例である(通常は肺動脈第2音である)。触診することで,心臓が活発か,あるいは高心拍出量状態であるのかがわかるのである。

c. 打診

小児では,心臓の打診はそれほど有用であるとは思われない。だが諸君は,試験で心臓の打診所見について聞かれることがあるかもしれない【59】。打診法は成人に対するのと同じである。

d. 聴診

前にも述べたように,聴診はいつも最後に行うべきである。それから古い金言を思い出すこと——「心音が先,雑音はその次」。学生諸君に関する限り,他に徴候がみられない限り雑音の大多数は収縮期のものであると考えてよい。心拍数の多い乳児で拡張期雑音がわかったら,聴診によく通じているといえる【60】。心臓聴診でのルーチンの方法は,どの年齢でも同じなので,ここで繰り返し述べない。

聴診するときは,

---

58 右胸心はまれだが,誤診すると恥をかくから用心したまえ。
59 そのとき文句をいってもわしゃ知らんぞ。
60 「おみごと!」あるいは「生意気な学生だ」といえる。

- 必ず子どもが泣いていないときにせよ【61】。
- 膜型とベル型の両方を用いよ（できれば小児用のものを）。
- 臥位と座位で聴診せよ。
- 呼吸による変化に注意せよ。

まず**心音**を。第1音はベル型を用いて心尖部で，第2音は膜型を用いて心基部で聴くと最もよく聞こえる。乳児では，第1音は第2音より大きいことがある。軟らかい第1音は，心炎の早期徴候である可能性がある。第1音は，正常でも分裂していることがある。

第2音は，小児では正常でも分裂している。この分裂は生理的なものであり，吸気で幅広くなる。小児では，第3音は正常所見のこともある。

次に**心雑音**を。学生諸君に関する限り，小児科の心雑音について達成すべき目標は次の二つである。

- しっかり聴くこと。
- 有害なものと無害なものとを区別すること。

心雑音を聴くときは，外部の雑音をすべて除いて，第1音と第2音との間を極力注意深く聴く。このとき膜型とベル型の両方を用い，心臓の全領域を聴くのである。記録のために，心雑音を任意にⅠ～Ⅵ度に分ける。次のような簡単な方法をすすめたい【62】。

心雑音記憶術

Ⅰ度：わずかに聞こえる。無害性。
Ⅱ度：軟らかく変わりやすい。通常無害性。
Ⅲ度：容易に聞こえる。中間。振戦なし。
Ⅳ度：大きい。誰にでも聞こえる。振戦あり。
Ⅴ度：列車のような音，きわめて病的，振戦あり。
Ⅵ度：ほとんど聴診器不要，振戦あり。

Ⅳ～Ⅵ度の心雑音は常に注意を要する。Ⅰ～Ⅱ度は通常は無害性であ

---

61 「心音は泣いていても聞こえる」というのは誤りである。泣けば循環動態も変わってくる。
62 「Levineの何度」という方法であり，Ⅱ/Ⅵなどと記す。

り，Ⅲ度はその中間である。心雑音の長さも重要で，全収縮期のものは重要であり，収縮期中期のものは無害性であることを示唆する。

無害性雑音(生理的，駆出性，流出性雑音ともいう)は，小児期にきわめて多い(50%に及ぶ小児で聞かれるという)。その特徴を以下に記す。

無害性雑音の特徴

収縮期中期にある。
強度が軟らかい(Ⅰ～Ⅲ度)。
局在性である。
伝達性に乏しい。
楽音様あるいは振動性である。
姿勢や呼吸で変化する。
他に心疾患の徴候がない。

有害性雑音の特徴

全収縮期にわたって聞かれる。
前胸部の全方向へ伝達する。
強度は，軟らかいものから大きいもの(Ⅳ～Ⅵ度)まである。
振戦を伴う。
他の徴候を伴う。例えば心室拡大。
拡張期雑音がある。

難しい無害性雑音の一つに静脈雑音(venous hum)がある。これは低音で連続性のゴロゴロいうような雑音で，右鎖骨下でよく聞こえる。普通は座ると大きくなり，臥位では弱まる。内頸静脈が閉塞するように圧迫を加えると消失する。

学生にとっての最初のハードルは，病的な雑音と無害性雑音とを鑑別することである【63】。すべての心雑音を正しく記載しなければならない——収縮期か拡張期か，大きさ，持続，最強点，伝達などである。小

---

63 判断に迷ったら一度は専門家を受診させてほしい，と専門家はいっている。こういう例のなかにも，けっこう CHD が含まれている。

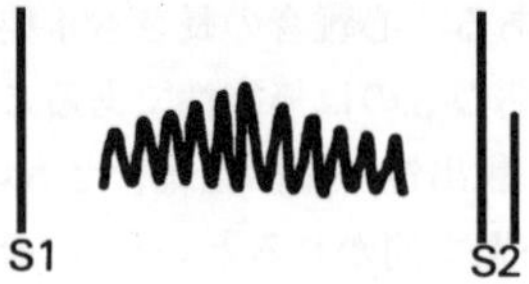

図 5-11　心雑音

児では，拡張期雑音は比較的低頻度であり，それを聴きとるには格別の注意を払って聴診を行う必要がある。学生がある心雑音を病的のものであると判断したなら，次のステップはその原因をつきとめることである。そのためには，顔色，脈，心室拍動，心音，心雑音の特徴などを検討しなければならない。医学部学生のレベルでは，心雑音を聴きとり，説明できればよいとする試験官が普通である【64】。もし診断まで進むとすれば，次の点が役立つ。

- チアノーゼと心雑音：通常は Fallot 四徴症
- チアノーゼと心雑音と手術：多分，Fallot 四徴症か大血管転位
- 肌がピンク色で大きな収縮期雑音：ほとんどは心室中隔欠損（単独の CHD としては最も多い）
- 肌がピンク色で心雑音と，大腿動脈の脈拍を触れず：ほとんどは大動脈縮窄
- 連続性で低音の心雑音：おそらく動脈管開存

心雑音の形状を描いてみるのはよい練習になる（図 5-11）。

III.
腹　部

ここでは，外陰部と直腸を含めた，腹部の一般的な診察について述べよう。"急性外科的腹症"の触診あるいは聴診については割愛する【65】。

64　日本ではそのような雑音は，どんな状態・疾患で主にみられるかを聞かれることも多いであろう。すなわち主な鑑別診断である。

65　小児を診察するうえでは，これも欠くことができない。本書のために惜しむ。後章で簡単に触れられているが，詳しくは小児外科書を併せて読んでほしい。

まず，嘔吐について少し述べる。

A. 嘔 吐

定義が必要である。量についていえば，母親や看護師は吐物の量を大げさにいうものだ，ということを覚えておきたまえ【66】。回数やタイミングはどうか。内容物は何か——未消化のミルク，血液，食物，胆汁があったか【67】。どっと吐いたか，だらだらと吐いたか。噴水状嘔吐と逆流とを区別したまえ。後者はだらだらした嘔吐のように見える。真の嘔吐と，少量を"ペッと吐く(spit)"のとを分けて考えたまえ。赤ちゃんは誰でも時々吐くものである。嘔吐は哺乳と関係しているか。哺乳量は適切か。赤ちゃんは吐いたあとでも空腹か。「嘔吐してもまだ空腹そうです」という訴えは，幽門狭窄にきわめて特徴的である。嘔吐が子どもを困らせているのか。嘔吐が母親を困らせているのか【68】。母親はそのために何をしたか。

B. 視 診

立位では，幼児の腹部は通常，前方へ突出している。ベテランの医師でも，"太鼓腹"を正常なものと病的なものとに区別することは難しい。強度の脊椎前彎によって立位での腹部突出が起こることも多い。

学齢期までは，呼吸は腹式であるのが正常である。小さな臍ヘルニアはしばしばみられる。腹直筋の軽度離開は正常である。拡張した静脈も見つかる。栄養不良の乳児では，時々，腸管のループが見えることがある。

成長ホルモン欠乏症の小児の腹部脂肪は，成人での脂肪沈着("セルライト")とよく似ている。

心窩部のヘルニアはまれである。一方で，鼠径ヘルニアはよくみられ，

---

66 「洗面器1杯分ぐらい吐いた」と言うので，よく見るとコップ1杯ぐらいのことがある。
67 一般に，無色の吐物→黄色い吐物(胆汁)→赤いまたはコーヒーかすのような吐物(血液)の順に重症度が増す。
68 授乳過多の嘔吐は，子どもは吐いてスッキリと機嫌がよいが，母親は汚されてカッカと怒っている。

ことに男児に多い。腹腔内の腫瘤が見えることがある。Wilms 腫瘍は，子どもを風呂に入れているときに，両親が腹部のふくらみに気づいて発見されることがある【69】。手術痕が見られたらすべて確認し分類すること。

腹部膨満はガスによるものが多い。打診してみれば，膨満の原因が固形のものか，囊腫状のものか，ガスであるかがすぐわかる。

腹部膨満の原因は【70】，
- 脂肪
- 液体
- 糞便
- ガス（おなら）
- 臓器の腫大【71】
- 筋緊張低下
- 強度の脊柱前彎

C. 触　診

腹部を触診しようとするときは，子どもをくつろがせることが第一に肝要である。これには，忍耐と腕と，気をそらせる技術が必要である。両手を温めねばならない。子どもを泣かせないようにしたまえ。時には，ハイハイしている乳児の腹部を触診せねばならぬこともある。年少幼児では，立っているときは腹部の触診をさせてくれるが，ひとたび横臥させると大声をあげて拒否されることもある【72】。

腹部触診の目的は，
- 正常の腹部構造であることを確かめる。
- 腹部臓器の拡大を調べる。
- 腹部の腫瘤あるいは液体を調べる【73】。

69　ふだんから「子どもを風呂へ入れて洗うとき，おなかをよくさわってみてください」と頼んでおくのがよい。「子どものおなかというものは大きいものだから，放っておいた」と母親が嘆いた，巨大な神経芽細胞腫を見たことがある。
70　子どもでは兼好法師とは違い，「物を言わなくても腹はふくれない」。
71　腹部腫瘍も含む。このほか思春期以後では妊娠も！
72　泣き出さぬうちにさっさとおなかを触診してしまうこと。

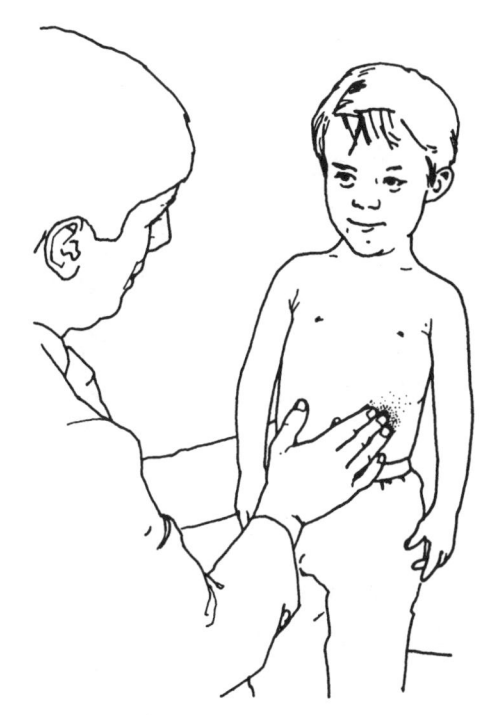

図5-12 診察台に立たせて腹部を触診する

a. 脾　臓

　脾臓は左上腹部にあり，乳児では左肋骨縁下に1～2cm触れるのが正常である。脾臓は軟らかく，吸気時に指先で軽く打つとよい。
　腫大した脾臓は呼吸で動き，打診すると濁音が聞かれ，切痕があり，上方はよくわからない。脾臓を突いてはいけない。右手をそっと腹部におき，左手で背側から脾臓を押して右手に触れるようにしたまえ。脾臓の大きさは，肋骨縁の下に何cm触れるかで記録すべきである【74】。触診はまず臍の下からはじめ，ゆっくりと上方に移るようにしないと，巨

73　いかなる主訴であっても（「かぜ」であろうが，「痙攣」であろうが）腹部の視診・触診をせよ。「のどが痛いのでかぜだと思う」といってきた幼児が，Wilms腫瘍だった例を経験している。
74　「何横指」という表現は適当でない。

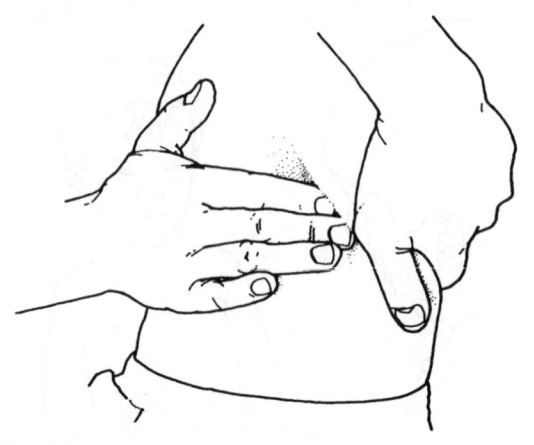

図 5-13 脾臓の触診

大な脾臓を見逃すことがある【75】。脾臓の切痕が見えることもある。慢性の腫大があると，脾臓は普通硬くなってくる。圧痛を感じることはまれである。脾臓は，臍に向かって腫大することもあれば，左腸骨窩へ向かって腫大することもある。乳児では，脾腫大は直接下方へ向かうことが多い。

b．肝　臓

　赤ちゃんでは，肝臓は比較的活発で大きい器管である。2～3歳までは，右肋骨縁下 1～2 cm の肝臓は正常と考えられている。小児では，肝腫大があれば容易に触診できる。辺縁は軟らかく，呼吸と一緒に下方へ動く。
　肝臓を触診するときは突いてはならない。腹筋が硬くなってしまうからである。指先か人差指の側面を使って，指をそっと腹部におき，呼吸運動によって肝臓が指に当たるようにする。これを右腸骨窩から試みたまえ【76】。
　肝臓の大きさを"横指"ではなく，センチメートルで測定したまえ。肝濁音界を打診して，肝臓全体の大きさをセンチメートルで表すと，肋

75　上方から脾臓を触れてしまったために，慢性骨髄性白血病の巨大な脾腫を見逃して大恥をかいたことがある。
76　またしても，なるべく下のほうから行いたまえ。

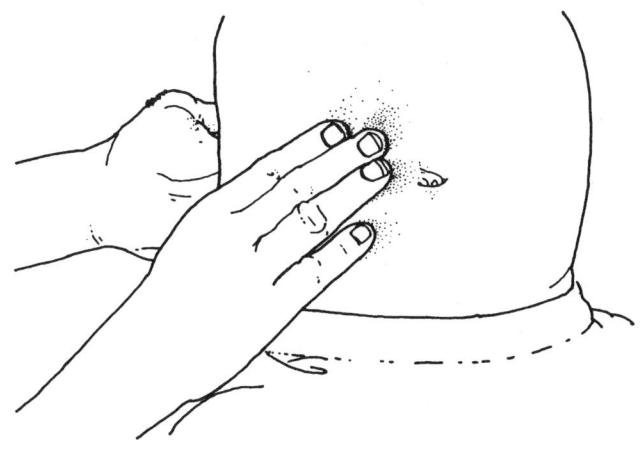

図 5-14　肝臓の触診

骨縁下の値で表現するより有用なことがある。しかし、上縁を決めるのは容易ではない。6〜12歳の小児の肝臓の長さは、6〜12 cm である。正常の大きさの肝臓であっても、細気管支炎のときのように、扁平になった横隔膜によって押し下げられることもある【77】。

肋骨縁下の肝臓の幅は、乳児のうっ血性心不全の大変よい指標となる。事実、肝腫大が潜在性の心不全の最初の徴候となることがある【78】。

肝臓の大きさを決めるのに、スクラッチテスト【79】が特に有用であるとは思われない。触診と打診で十分である。

蓄積症から腫瘍まで、小児に肝腫大を起こす原因は多い【80】。急性肝炎では、肝圧痛をみることがある。

まとめると、肝臓には下記の特徴がある。

- 右季肋部で辺縁を触れる。
- 呼吸とともに動く。

77　だから、肋骨縁下に多少肝臓を触れても、肝疾患とは限らない。
78　教訓:「心臓の悪い子は常に肝臓を調べよ」。
79　心臓の境界を調べる際などにも用いられる方法。聴診器を右肋骨縁下におき、下方(尾側)から肝臓に平行に皮膚をこすりながら聴診すると、肝臓の境界に達するとこする音の質が変わる。日常あまり行われない。
80　「肝・脾腫をきたす疾患をあげよ」というのは、タネに困ると教授がすぐ出す問題の一つである。

- 打診上，濁音を呈する。
- 腫脹の上部はよくわからない。

　肝臓の表面に結節を触れたり，血管雑音を聴くことは，小児科ではきわめてまれである。小児では肝臓の縮小（あるいは萎縮）を臨床的に指摘することが難しい。なぜならば，肝臓を触れないことそれ自体は異常とはいえないからである。

c. 腎　臓

　乳幼児では腎臓を触診することができる，と書いている者もいるが，実のところ容易ではない[81]。本当を言えば，慣れていない学生には——もし腎臓が触れたら，それは腫大しているといってよい，と言いたいぐらいである。

　筋緊張の低下している新生児では，腎臓（ことに下極）が触診でき，かつ浮球感がある。腎臓は呼吸とともに動き，なめらかな外形をしており，全体を確認することができる。腎臓は両手ではさむように触診するのが一番よい。私たちは，前方からの診察に両方の親指を使う方法がよいとは思っていない。新生児の腎臓の正常な胎児性分葉について臨床的に評価するのは容易でない。

　新生児の腎臓の腫大は，両側性であることも一側性であることもある。一側性であれば，先天性中腎腫または腎芽腫（Wilms 腫瘍），多発性囊胞性形成不全，水腎症，腎静脈血栓症（腎臓が著しく硬い）などを考えたまえ。両側性であれば，多発性囊胞腎，両側性閉塞性尿路障害（尿道弁に続発する），先天性ネフローゼ症候群などである[82]。

d. 膀　胱

　新生児や乳児では，膀胱が触診できる（腹部器官であるから）。そして充満していれば容易に打診できる。著しく充満した膀胱は，目で見てわかることもある。

81　訳者も実は自信がない。
82　超音波検査などの画像診断が有用である。

D. 外陰部

学生諸君は子どもたちが控えめで内気であり、また知らない人に外陰部を見られることは恥ずかしいことであると教えられている点に注意しなければならない。だから、学生諸君に必要なことは自分を紹介し、自分が何者であるか、何をしようとしているのか、なぜそんなことをするのかを説明することである【83】。

陰部を視診して診察することは、乳児・幼児・学童の日常診察の一部である。触診よりも視診でより多くのことが学べる【84】。

陰部の診察は**必ず**母親か看護師の立ち会いのもとで行うべきである【85】。

年少の少女では膣の診察は、いかなる場合でも監督下でなければ行ってはならない【86】。正常の膣の外見はビデオ下で学習できる。会陰の視診は女児の診察の一部である。しかし陰唇を広げたり、いかなる形の内診も必要ではない。陰唇を広げる必要があるときは、母親に頼むのが最もよい【87】。

男児では陰茎と精巣の視診は日常診察の一部である。男児では陰茎、陰嚢、精巣が正常か否か(正常とどれだけ、どんなふうに違うか)を調べる。学生諸君は陰茎が正常の大きさで尿道が適切に位置しているか、精巣が下がっているかをチェックする必要がある。"停留精巣"は、再検してみるとただ精巣が引っこんでいただけであることが多い。冷たい手でせっかちにさわると、挙睾筋反射を起こすのである。こんなふうに脅しながらお目にかかろうとすると、自尊心のある精巣君は"地下へ潜って"しまうのである。精巣を攻撃するなかれ【88】。時々包茎などを調べるために包皮を引込ませてみる必要がある場合もある。男児の外陰部の診察は視診のみで十分であることが多い。

尿道口が亀頭の先の正常の位置にあるか。もしそうでなければ、尿道上裂(背側部開口)か尿道下裂(腹側部開口)である。尿道下裂は、冠頭性

---

83 無神経に「パンツを脱いで!」などと言ってはいけない。
84 年長児では、さり気なく行わねばならない。
85 女の子はもちろん、男の子でも。
86 学生はもちろん、研修医も指導医のもとで行うこと。
87 学生諸君の実習や研修医の一般的診察の場合である。
88 教訓:「タマをタマゲさせるな」。タマが「こりゃタマらん」と逃げる。

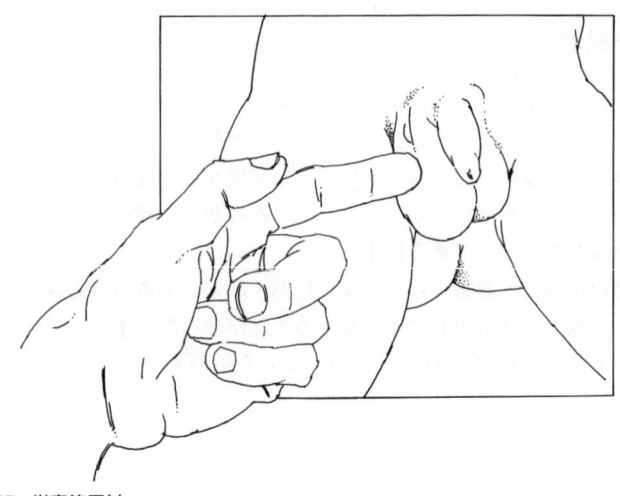

図5-15 挙睾筋反射

(よくある),陰茎性(まれ),会陰性(きわめてまれ)のいずれかである(66ページ参照)。

a. 男 児

　陰茎の肥大は,ある種の内分泌または神経疾患でみられる。先天性副腎過形成症では陰茎が大きいが,精巣の容積は正常であることに注意したまえ。陰茎の短小で一番よくあるのは,脂肪に埋まった正常の陰茎である。真性の陰茎短小症(陰茎の皮膚と尿道以外はほとんど触れないような)はまれである。正常の陰茎の太さ・長さについての論文もある【89】。
　陰嚢の視診では,しわが正常かどうか,精巣が見えるかどうかを確認すべきである。幼児以上では,精巣は立位が最も観察しやすい。次は診察台に横臥することであり,最後の手段は蹲踞の姿勢をとらせることである。蹲踞の姿勢だと挙睾筋反射(図5-15)が避けられるので,潜伏精巣では最も有効である(図5-16)。
　小さく扁平で,発達が悪い陰嚢は,真性の精巣下降障害であることがある。もし停留精巣かどうか確認できない場合は,何回も診察したまえ

89　いろんなことを研究している人がいるものである。君もやってみるかい。

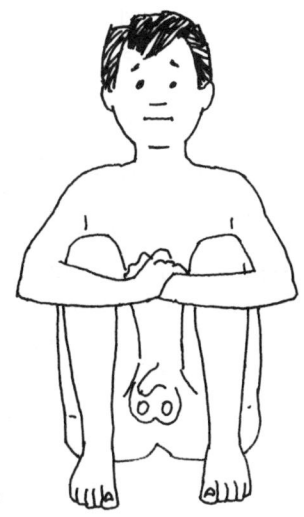

図 5-16 精巣を検査するための蹲踞の姿勢

【90】。停留精巣は早産児ではよくある所見である。

開業医は，正常の精巣の容積までは知らなくてよい。正常であることが判断できれば十分である。Prader（チューリッヒの）は，精巣の容積を測る精巣計測器（"精巣数珠"ともいう【91】）をつくった。例えば白血病の小児の評価（精巣に再発することがある）や，外科的に整復した精巣捻転の追跡（精巣が正常に発育しているか）などでは，精巣の容積は重要である【92】。

陰嚢の腫大は，精巣の腫大，陰嚢水腫（透光性あり），あるいは鼠径ヘルニアによって起こる。陰嚢水腫は新生児でよくみられる。

b．女 児

女児では外陰部を視診する。陰唇粘膜の癒着はまれではない。膣の触診は，異物や性的虐待の疑い，膣分泌物といった明らかな臨床的適応がない限り，通常は行わない【93】。

---

90 風呂に入ったとき調べてみるように，両親にも頼んでおく。
91 あまり見かけないが，なんとなく想像できる道具ではないか。
92 これは重要である。教訓：「タマにはタマをさわってみよ」。
93 日本でも然り。

早産児では陰核が突出している。出生後の血性の腟分泌物（"新生児月経"）は時々みられ，正常である。正常な乳幼児では，子宮や卵巣は触知できない。

術語集：腹部	
閉鎖 atresia	＝腔が閉じている
臍ヘルニア omphalocele, exomphalos	＝腹部内容の入った中心線上のヘルニア。囊あり
胃壁破裂 gastroschisis	＝正中傍部のヘルニア。囊なし
尿膜管 urachus	＝膀胱と臍をつなぐ胎児性連絡

E．腹水の診察

新生児の腹水は，
- 胎児水腫や心不全などでは漏出液
- 腹膜炎では滲出液
- 胆汁性（総胆管破裂）
- 尿性（膀胱の特発性あるいは外傷性の破裂）
- 乳糜性（リンパ管破裂）[94]

以上のうち，よくみられるのは漏出液だけである。腹水は，慢性肝疾患でもみられ，小児のネフローゼ症候群に合併していることがかなり多い。

試験では腹水についての問題がよく出される。腹水を正確に診察できる能力を身に付けることは，臨床上重要である[95]。

腹水が著明なときは，
- 視診でも明らかである。

---

94 これらの液の性状・定義を述べてみたまえ。
95 腹水がある症例なのに，それに言及しないと追試験になって「腹水で盆（実家）に帰れず」となる。

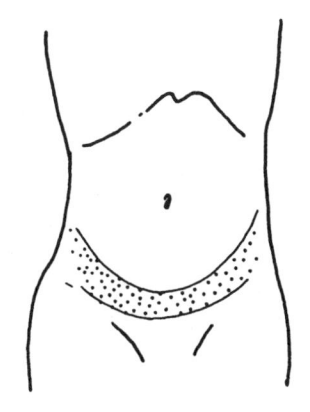

図5-17 腹水の分布

- 腹部は膨満している。
- 臍が裏返っている。
- 皮膚に明らかな圧迫痕がある。
- 脇腹が張っている。
- 皮膚が浮腫状である。
- 陰門や陰嚢が張っている。

"腹水の振動"は信頼性に欠ける徴候であり【96】,非常に肥った小児では,よく(誤って)そう判定してしまうことがある。もっと信頼できる徴候は,"濁音の移動"である。濁音を調べるためには,共鳴音(上方)から濁音(下方)へと打診してみるとよい。脇腹に明らかな濁音があれば,子どもに一側へ寝返りをうたせてみて,濁音が共鳴音に変化するのを打診で調べる──"濁音の移動"である。脇腹の濁音を診るとき,腸骨稜の上を打診しないように注意しなければならない。腹水の濁音の分布は"馬蹄状"である【97】。濁音をチェックする前に30～60秒間,子どもを側臥位で寝かせるようにする。腹水のある子どもでは"ゼリー腹",つまり腹部で液体が動くような感じがある。

---

96 よく内科診断書に書いてあるが……。
97 要するに腹水のあるところは濁音であり,腹水は「水」だから動くと覚えればよい。

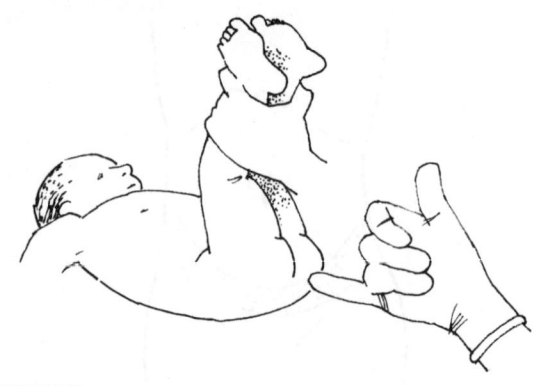

図 5-18　直腸の診察

F．直腸の中に指を入れる

　直腸診は，小児では日常必須とはいえない。行う前には必ず小児によく説明したまえ【98】。本当はやりたくないけど，やらなくてはいけない【99】と。潤滑剤を必ず用いること。子どもをできるだけくつろがせる。直腸診は急性腹症，慢性便秘，直腸出血の際に最も頻繁に行われる。新生児や乳児には小指を用い，年長児には人差指を用いたまえ。子どもを横向きに寝かせ，両脚を曲げさせる。指を入れる前に肛門周囲をよく視診し，下方から直腸に近づく。時に蟯虫や皮膚のひだや，下垂したポリープなどがみられることもある。小児では痔核はまれである。臀部を開くと，肛門裂が明らかになる。肛門裂は6時と12時の位置に最も多く，堆状部を伴っている(図5-19)。

　指を入れてみると，肛門の硬さがよくわかる。肛門が硬く，指に抵抗する場合は，肛門狭窄の可能性がある。緩く，開いている場合は，通常は脊髄髄膜瘤や脊髄正中離開など，下部脊髄病変の徴候である。

　直腸診ではまず下記に注意。
- 腫瘤(糞便，ポリープ，奇形腫)
- 局所的な腹部圧痛
- 手袋についた血液などの付着物

98　指しか使わないよ，痛くないよ，こわくないよ，すぐ終わるよ，など。
99　これは本心である……。

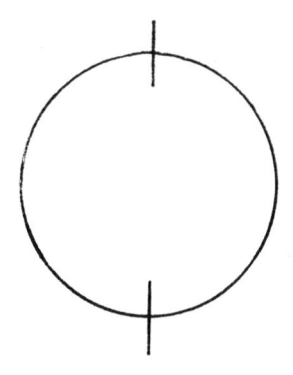

図5-19 肛門裂

　小児の"急性腹症，虫垂炎"での直腸診については，外科医の間で意見はまちまちである。私たちの考えでは，圧痛（盲腸後部虫垂で）や，時に虫垂で腫瘤が確認できることがあるので，有用な手技としてすすめたい【100】。

　直腸脱や直腸ポリープは，小児科ではまれな所見である。小児はすべての口に異物を入れるものであるとはいえ【101】，直腸異物というのはきわめてまれである。時々母親が，直腸から出た回虫や条虫を持ってくることがある。こういった場合は必ずとっておき確認すべきである【102】。

　糞便をくっつけたり，汚したりする子どもでは，下着や肛門周囲の視診が重要である。直腸診は，直腸が硬い糞便でいっぱいになっている溢流便失禁を伴う便秘（"擬似下痢"）と，直腸に軟らかい便がある心因性遺糞症とを区別するのに役立つ【103】。

　新生児では，肛門が開口していることを確かめるために，必ず視診し

---

100 「必須の手技」であるとする小児外科医が多い。ちなみに，小児の虫垂炎の診断は難しく，進行が早く，たいていは穿孔し，腹膜炎を起こしてから手術される。太っている子，年少な子ほど難しい。格言：「小児（10歳以下）の虫垂炎を的確に診断できれば名医なり」。
101 格言：「子どもの診察はアナを見よ」，「子どもは何でもアナへ入れる」。アナ恐ろし。
102 ただし，診察室の机の引出しに入れておいたりしてはいけない。翌朝，看護師が卒倒する。
103 「パンツを汚して困るんです」という訴えは時々ある。

なければならない。鎖肛は見逃されやすく、ことに胎便が膣瘻から出ている女児ではそうである【104】。Hirschsprung 病は、新生児の腸管閉塞を起こす疾患の一つであり、大量のガス放出が特徴的である。

"肛門のウインク"、つまり肛門皮膚反射とは、肛門周囲をこすると肛門が収縮することである。二分脊椎のある乳児では検査すべきである【105】。

G. 性的虐待

子どもの性的虐待の頻度に対する医師の認識はあいまいで、医師が、子どもの外陰部や肛門の正常の外観と、その多様性に詳しくないことがよくわかる。子どもの性的虐待について詳しく述べることは、本書の任ではない。正常あるいは異常所見は、スライドかビデオで学ぶのが最もよい、と言うにとどめよう。しかしながら、学生や医師が、女の子の膣口や処女膜の正常範囲のさまざまなタイプを知っておくことは重要である【106】。正常の肛門の外観はまことに多様である。便秘による症状を性器の挿入による性的虐待と区別する必要がある。反射性肛門拡張(臀部を開くと肛門が広がること)は、異常または病的とは限らない。

H. その他の腹部所見

1. **糞塊**は、腹部の四分円の中央あるいは左下腹部に触れる。時に"糞石"と言われることがあり、可動性で、押してへこますことができ、圧痛はない。動けない小児、ことに重症の脳性麻痺児は、しばしば便秘になることを覚えておきたまえ【107】。
2. **毛髪胃石**(trichobezoar)は、障害児の胃にまれにみられる所見

---

104 そんなバカな、などと言ってはいけない。実際に時々見逃され、大さわぎになる。直腸検温のときによく発見される。
105 日本ではあまり行われていないが、面白い方法である。
106 わが国でもこの教育はまったくなされていないが、今後は必要な知識となろう。しかし勝手に自習すると問題になるかも。
107 このような例では、並の浣腸ぐらいでは出てこない。用手排出、俗にいう「便掘り」をしなければならない。医師を志したのを悔みたくなる手技である。

である【108】。
3. **腫瘍**　大きい腫瘍塊には，腎芽腫，神経芽細胞腫，囊胞性奇形腫，肝芽腫，腸間膜囊胞などがある。乳児や年少幼児に多くみられる。
4. **卵巣**は，少女では通常は触れない。触知できる腫大した卵巣は，卵巣囊腫，奇形腫，腫瘍などでみられる。
5. **副腎**は決して触診できない。副腎が比較的大きい新生児期でも同様である。副腎の腫大は腫瘍の症状であり，通常は褐色細胞腫か神経芽細胞腫である。

IV.
リンパ腺

　小児はよく，頸部リンパ節が腫脹して医師のところに連れてこられる。頸部リンパ節がずっと腫れているのは親の心配の種だからである【109】。やせた小児では，頸部リンパ腺がはっきり見える。言うまでもなく，口には出さなくとも，白血病ではないかと心配して来院するのである【110】。たいていの場合，この"腫れたリンパ腺"は正常で，最近感染したためにみられるものであり，心配する必要はない。学齢以前の小児では，頸部・鼠径部の小さな，豆大の，癒着していない，圧痛のない，局所性のリンパ腺は正常である。鼠径リンパ腺は，時に新生児でも触れることがある。
　新生児にBCG接種をすると【111】，一側性に腋窩リンパ腺が腫大することが多い。これは，通常は局所注射部の炎症または感染によるものである。まれにBCG後に結核性腋窩リンパ節炎をみることもある【112】。
　リンパ細網系の診察は，小児の診察では必須である。リンパ節が触れ

108　髪の毛を抜いて口に入れるためである。
109　床屋へ行ったあとや，風呂へ一緒に入ったときなどによく気づかれる。
110　日本でも同じである。昔は「結核では？」と心配されたが，今は「癌か何かでは？」と心配される。
111　日本では一般に，新生児期にはBCGを行わないが，欧米では行われることがある。

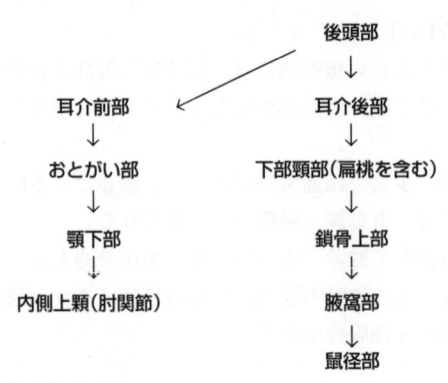

```
                        後頭部
                          ↓
   耳介前部  ←        耳介後部
      ↓                   ↓
   おとがい部         下部頸部(扁桃を含む)
      ↓                   ↓
    顎下部              鎖骨上部
      ↓                   ↓
  内側上顆(肘関節)        腋窩部
                          ↓
                        鼠径部
```

図5-20　リンパ節:頭から爪先まで

る場所を系統的に調べるか,個々の器官の診察の間にその都度調べるかするとよい。われわれは,リンパ節を"頭のてっぺんから足の爪先まで"方式で触診するのをすすめる――これにはたいして時間はかからないはずだ【113】。

　頸部リンパ腺は,子どもの前と後ろ両方から診察すべきである。リンパ節の位置,大きさ,硬さ,圧痛,可動性,癒着などを注意深く記録すべきである。単独で腫脹したリンパ節の直径を記す。たくさんのリンパ腺が腫大しているときは,必ず肝腫と脾腫を調べなければならない。

　頸部リンパ節の腫脹が続いていれば,通常は急性扁桃炎が考えられる。急性扁桃炎が速やかに治癒しても,所属リンパ節が治癒するにはさらに時間がかかる。アトピー性湿疹のある小児では,しばしば所属リンパ節の腫大がみられる【114】。全身的なリンパ節腫脹は,急性感染症,炎症,新生物など(下記参照)を考えねばならない。

112　免疫不全症候群(重症複合免疫不全症や慢性肉芽腫症など)では,さらにこれが全身に波及して重症となることがある。ただし,幸いこれらはまれである。
113　このように,リンパ節だけを系統的に診たほうが,見落としがない。
114　ほとんど常にみられる。湿疹がひどいのにリンパ節がまったく触れない場合は,かえって免疫不全症候群などを考えねばならぬ。

> **リンパ節腫脹**
>
> 頚部リンパ節腫脹
> 　扁桃炎，咽頭炎，副鼻腔炎
> 　慢性歯肉口内炎
> 　"腺熱"（伝染性単核球症またはサイトメガロウイルス）
> 　結核(先進国ではまれ)【115】
> 全身性リンパ節腫脹
> 　急性発疹症
> 　"腺熱"
> 　全身性若年性慢性関節炎(Still 病)【116】
> 　急性リンパ性白血病
> 　薬物反応
> 　急性熱性皮膚粘膜リンパ節症候群(川崎病)【117】

V.

免疫系

　今日では血清免疫グロブリン，白血球機能，リンパ球サブセットなどの一連の検査室パラメータで，免疫系を評価するのが普通である。しかしながら，身体診察からも，有用な臨床検査を収集することができる。

115　日本でも今やまれ。日本では川崎病もこの項に加えるべきであろう。
116　若年性関節リウマチ(juvenile rheumatoid arthritis：JRA)ともいう。最近は若年性特発性関節炎と呼ぶことが多い。脚注 262 をみよ。
117　川崎病は，むしろ頚部リンパ節炎の頻度が高い。

免疫系の臨床的評価

扁桃はちゃんとあるか？【118】
リンパ腺は触れるか？
BCG ワクチンがついたか？（リンパ球幼若化反応である）【119】
化膿性皮膚感染はあるか？【120】
アレルギー性発疹はあるか？【121】

VI.
耳，鼻，口，のど

A. 耳

　低位の耳（low-set）とは，耳輪（耳介の頂点）が水平面で眼瞼裂の隅部より下にある場合をいう。耳介を引っ張ると痛むのは，外耳道の癤がある可能性がある。母親の多くは，中耳炎の子どもが自分の耳を引っ張ると言ったり，中耳感染があると耳介が赤くなると言ったりする【122】。

　Treacher-Collins 症候群から Down 症候群にいたる多くの症候群で，耳介の異常が認められる。外耳の異常は腎臓の異常と関係するといわれているが，裏付けはなく，その関連性は薄い。突き出た耳（"こうもり耳"）のような，見かけ上の異常はよくみられる。大きな耳は脆弱 X 症候群でみられる【123】。

118　抗体産生系不全では発達しない（例えば，小児伴性型無ガンマグロブリン血症）。
119　リンパ球幼若化反応と同じ，というのには同意できないが，細胞性免疫不全では BCG がつかないことは本当である（例えば，毛細血管拡張性運動失調症）。
120　著明かつ難治の場合は，抗体不全か好中球機能異常を示唆する（例えば，慢性肉芽腫症）。
121　Wiskott-Aldrich 症候群や高 IgE 症候群。このほかにも免疫系の評価に役立つ特徴的症状は沢山ある。調べてみたまえ。
122　覚えておくと役に立つ。
123　「福耳だ」といって喜んでばかりはいられない。

a．鼓膜の診察

　学生諸君の多くは耳鏡を用いる診察が下手だ，と言わざるを得ない【124】。諸君はしゃにむに子どもを診察し，母親にうまく指示を出すことができず，小さすぎる耳鏡を使って時には子どもを傷つけてしまうことだってある。

　母親には，自分の胸に向けて子どもをやさしく，しかしししっかりと抱いてもらい，一方の手を額へ当て，他方の手を子の背中からまわして胸の前で子どもの両手を握ってもらう。必要ならば両脚を母親の大腿部ではさんでもらう【125】。

　乳児では外耳道が上方を向いているから，耳介を引き下げねばならない。年長児では耳介を上方に引き，鼓膜が耳鏡で見えるようにする。耳あかがたまっていてよく見えないこともよくある。これをとり除くべきか？　慣れない学生はやめたほうがよい【126】。

　合うなかで一番大きな耳鏡【127】をいつも用いるようにしたまえ。私たちはペン軸型の握りを好んで用いるが，これは子どもがどんな動きをしても，耳鏡をうまく動かせるからである。まずはじめに外耳道を視診する。

　子どもが耳鏡をこわがったら，まず母親の耳を診察してみせるとよい。乳児では 0.5 cm，年長児では 1 cm 以上耳鏡を押しこんではならない。外耳道に外耳炎や癤（ものすごく痛い）をみることがある。また，時には思いがけずビーズなどの異物にお目にかかることもある。

　正常の鼓膜は灰白色で，はっきりと光を反射し，透光性がある。最もよくみられる異常は発赤であり，膨隆を伴っていれば中耳の感染を意味している。

　鼓膜に発赤があるか，ピンク色かは容易に判断できる。泣いていると鼓膜が潮紅し，"炎症がある"という誤った印象を受けることを覚えてお

124　日本では，下手どころかやってみたことがない学生も多いであろう。まず学生諸君は，お互いで実習してみるとよい。
125　図 5-21 の姿勢を参考にしたまえ。
126　下手にとろうとすると，外耳道を傷つける。専門家に任せたほうがよい。
127　スペキュルム。外耳道にさしこむ内側に穴のあいた器具。いろいろな大きさがある。小さいものは外耳道につっこんで傷つけるおそれがあるので，適合するなかでなるべく大きいものを選ぶ。

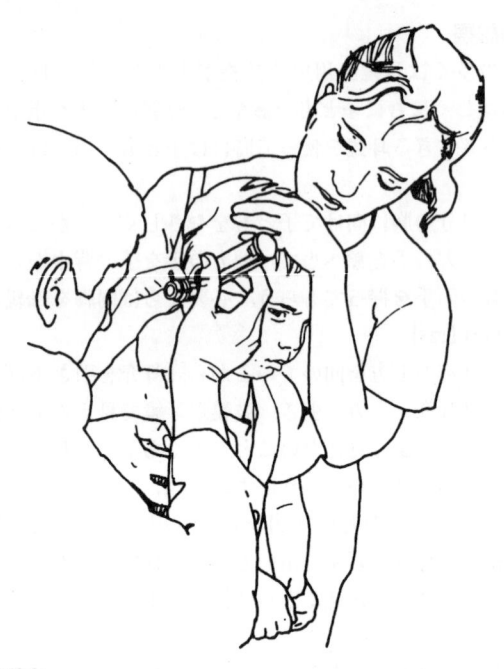

図 5-21　耳の診察

きたまえ。外耳道から膿が出ているときは，穿孔場所の判断が難しい。
　液体がたまり，陥凹あるいは膨満した鼓膜で，対光反射を失っているものは，滲出性中耳炎("にかわ耳"としてよく知られている)を示唆している。いくつか原因はあるが，この状態は，Eustachio管(耳管)の閉塞によっても起こる。
　乳様突起炎は，今やきわめてまれとなった。急性乳様突起炎は，耳介の突出，乳様突起部の潮紅と腫脹を伴うことがある。今日では，耳後部の腫脹と圧痛は，リンパ節の炎症で起こるほうがよほど多い。耳前部に溝や小穴がみられることがある。これは先天性のものであるが，感染を起こすこともある。
　慎しみ深く尊敬の念をもって耳を扱いたまえ。そうすれば，耳は，真実の発赤や陥凹や穿孔を諸君に鑑賞させて報いてくれるであろう【128】。

128　日本では，小児科の一般診察で耳を診ないことが多いが，諸君は今後は必ず診るようにすべきである。

B. 鼻

　新生児の呼吸は通常，鼻呼吸である。であるから，鼻閉ではかなりの呼吸困難をきたし，無呼吸を起こすことさえある【129】。各鼻孔からの気流は，指先で感じとったり，聴診器で聴いたり，鼻の前においた鏡のくもりを見れば調べられる。新生児で，鼻が開通しているかどうか疑わしいときは，カテーテルを通してみれば確認できる。一側性あるいは両側性の後鼻孔閉鎖はまれな所見である。

　鼻橋の扁平は通常は正常である。しかし，これは Down 症候群の顕著な特徴の一つでもあるので注意すること【130】。

　鼻には，よく異物（ビーズなど）がみられ，これが一側性の膿性鼻汁を生じることがある。鼻は鼻鏡を用いて，やさしくそっと診察する。鼻粘膜がびちゃびちゃしていれば，アレルギーかもしれない【131】。鼻ポリープは，喘息か，嚢胞性線維症【132】を示唆する。冬の間ずっと出る慢性の粘膿性の鼻汁は，寒い気候の地域でよくみられる所見である。

　いつも鼻水が出ている（"鼻たれ小僧"）というのは，よくある訴えである。鼻汁は，水様（ウイルス性あるいはアレルギー性鼻炎）か膿性（副鼻腔炎やアデノイドによる閉塞を示唆する）である【133】。血性の鼻分泌（鼻血）は，鼻ほじりによって起こることが多い。特発性の鼻出血は，通常は鼻粘膜（Little 部位）の小さな血管の奇形が原因である【134】。両親は，鼻出血による血液喪失を必要以上に心配する（もっともなことである）。

C. 口

　口腔は，純真なる小児科医，あるいは一般開業医にとって敵地であり，

129　赤ちゃんは口呼吸できないことを理解したまえ。
130　「鼻ペチャ」の西洋人は目立つが，われわれは……。
131　鼻アレルギーは年少児にもあるが，年齢が増すに従って増加する。
132　東洋人ではまれ。
133　日本では，以前は「鼻たれ小僧」の多くは副鼻腔炎であったが，最近はアレルギー性鼻炎の場合が多くなった。理由は不明である。
134　「よく出るが，すぐ止まる鼻血」のほとんどがこれである。Kiesselbach 部位ともいう。「一度出ると止まりにくい大量の鼻血」は，時に出血傾向を示唆するので注意が必要である。

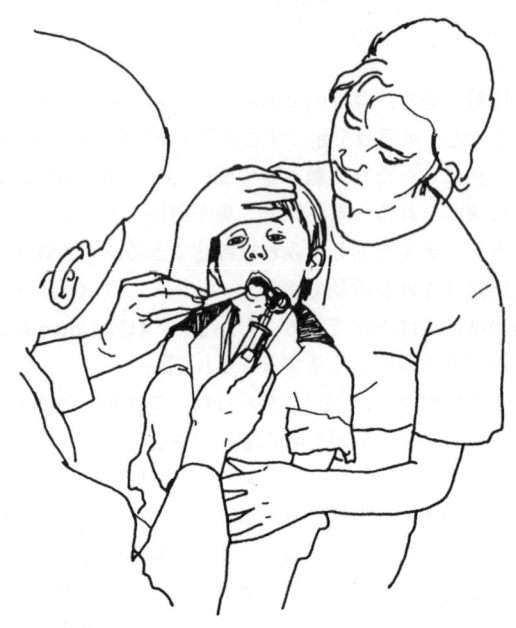

図 5-22 口とのどの診察

未踏の領域であることが多い。開くまいとする口，捕獲した舌圧子を離そうとしない噛んだ顎，診察している指をパクリとやろうと待ちかまえている歯，電光石火で一瞥できる扁桃とふるえる口蓋垂【135】。乳児や小さい幼児は，口やのどを診られるのを嫌う。であるから，この診察は最後にまわすべきである。舌圧子を使わないと約束しておくと，あくびをする鰐のように大きく口をあけてくれる子もいる【136】。なだめてやっとなんとか協力してくれる子もいる。時には，指で頬をつっつくと口を開くこともある。必要な場合は，子どもをしかるべく抑制することもある【137】（図 5-22）。

---

135 なるほど。そう言われてみると，これは危険がいっぱいの戦場である。ランボーにでも登場してもらわなくてはなるまいが，乱暴は禁物！
136 約束を破ろうものなら，この鰐もジョーズに変身するであろう。上手に診ることである。
137 抑制するのは最後の手段とすべきである。「のどを見よう」というと拒否する子どもも，「歯を見せて」とか，「ほっぺたに何かついているかな」とか言うと口を開いてくれることがある。

a. 扁　桃

　扁桃を適切に視診するためには，よい光源とよく開いた口と機敏な観察者が必要である。

　新生児や乳児では，舌が常に上にあるので，扁桃を見るのはまったくもって難しい。新生児では，やっかいなことに軟口蓋裂の見逃しが，驚くほど始終起こっている。時に二分口蓋垂がみられ，粘膜下の軟口蓋裂を伴っていることもある。

　口腔咽頭の発赤，分泌物，滲出物をちらりと見ることができる場合もある。典型的な連鎖球菌性扁桃炎では，一側性あるいは両側性の濾胞性滲出物を産生する。クリーム状の融合性の滲出物は，伝染性単核球症で典型的にみられる。この疾患でほかに注意すべき所見は，口蓋の小出血斑と口蓋垂の腫脹である。伝染性単核球症は年少児ではみられない，と書いてある教科書もあるが，私たちの経験ではこれは正しくない【138】。今ではまれとなったが，ジフテリアも忘れてはならない。ジフテリアでは，重症のリンパ節炎，"雄牛の頸"【139】，灰色の偽膜と著明な中毒症状がみられる【140】。思春期では，治療が困難な非定型的な感染として，淋菌性扁桃炎も考慮に入れるべきである。

　扁桃を診察する際には，学生諸君は口腔咽頭を調べ，咽頭炎のしるしや滲出物，後鼻漏なども見なければならない。後鼻漏は，子どもに「アー」と長く言うように頼めば，調べることができる。

　扁桃の大きさは，極端なもの以外は重要ではない。極端に大きな扁桃とは，中心線でくっついてしまう（"キスしている扁桃"）ほどのものを言う【141】。反復感染を受けている扁桃には，あばたのようなものがみられる。

138　伝染性単核球症は欧米では青年の病気であるが，日本では幼児に多くみられることに注意したまえ。発熱，リンパ節腫脹，肝脾腫を伴い，白色偽膜様のものが付着した扁桃炎をみるときは，これを考える。

139　bull neck. 訳者も見たことがない。

140　教科書どおりの症状を呈するジフテリアは，日本でもみられなくなった。しかし，ジフテリアは，海外ではまだあるから忘れてはならない。「はがそうとすると出血する灰色の偽膜」が有名である。

141　こういうのを日本では「Ⅲ度肥大」という。これは Mackenzie の分類といい，Ⅰ度とは扁桃が前・後口蓋弓の面よりわずかに突出しているもの，Ⅱ度とはⅠ度とⅢ度の中間である。

b．舌

大きく，突き出している舌は，先天性甲状腺機能低下症の症状の一つである。巨舌症は，局所性のリンパ管あるいは血管の異常でも起こる。Down症候群では，小さい口に不釣合なほど大きな舌がみられる。地図状舌は不規則な赤い線と灰色の部分がある舌である。これは特に問題ない。

舌が白く見えるのは，通常はつい今しがたミルクを飲んだためである。舌圧子でこすっても簡単にはとれない，点状の白い滲出物は，モニリア感染（鵞口瘡）の症状である【142】。ヘルペス性口内炎は，舌，粘膜，頰面を侵す。血管性で破れやすく触れると出血し，よだれが著しく多い。

c．頰粘膜

鵞口瘡は，粘膜上の匍行性の白色斑として出現する。Koplik斑は，赤い辺縁のある塩の粒のように見える【143】。これは，麻疹の前駆症状の期間に頰の溝に見つかる。耳下腺の炎症は，通常は急性ウイルス性耳下腺炎（ムンプス：おたふくかぜ）である。小児では，反復性化膿性耳下腺炎（結石を伴うものと伴わないものあり）はまれである【144】。

d．歯

歯科医は，一般医学についてほんの少しかじっただけである。医師は歯科医学に関しては，事実上ほとんどの医学教育カリキュラムにないので，最低限の知識しかもっていない【145】。とりわけ小児期早期は，医師にとって予防歯科学を実践する得難い機会である。子どもの口腔をちょっとのぞき，歯と歯肉をざっと見るだけでも有益な経験だといえよう。以下に記すのは，歯科診察の副産物である。

1．う歯は依然として広まっており，ことに裕福でない階層でそう

---

142 人工栄養で哺乳びんの乳首の手入れが悪いときなどに出やすい。81ページの脚注72をみよ。なお，極端に重症難治の鵞口瘡は，細胞性免疫不全を疑わせることも覚えておこう。
143 長らく小児科診断学の花形スターであった。今やなつメロスターのごとく，ふだんはほとんど見かけないが，忘れた頃に「私を知らないのはモグリよ」とばかりに突如登場してくるから注意したまえ。
144 ムンプスでない耳下腺炎も時にみられる。
145 日本でもご同様であろう。

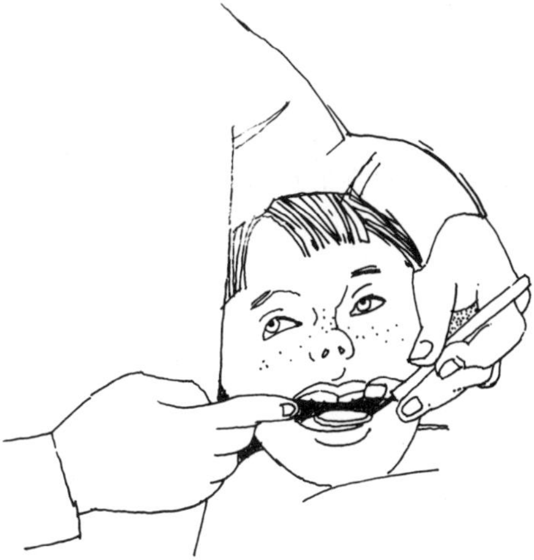

図5-23 歯の視診

である【146】。上門歯のう歯は，時に"哺乳びん虫歯"と呼ばれる【147】。
2．生歯不全，不正咬合，歯列不正の早期検索。
3．歯の着色も重要な診断要素である。歯のエナメル質の低形成は，新生児低カルシウム血症の後遺症とされてきた。褐色あるいは黄色の着色(Wood光の下で蛍光を発する)は，胎児期あるいは小児期早期に摂取したテトラサイクリンの副作用である。鉄の摂取によって黒く着色することもある。
4．扁平な歯は，正常児または障害児が自分の歯をすり砕く(歯軋りする)ためである。
5．歯の欠損は外胚葉形成不全症の症状である。
6．歯肉炎は，う歯が原因で起こることも多い。歯肉増殖は，歯肉炎を伴うこともあるが，フェニトインやシクロスポリンを長期間与えられている小児に発生する【148】。

146 お金がないので，子どもの歯はついあとまわしになる。そうでなくとも，う歯は最も頻度の高い慢性小児疾患であるといってよい。
147 哺乳びんをくわえたままで寝てしまうのが最もよくないらしい。
148 すなわち，痙攣性疾患などがあるしるしである。

> **術語集:口腔**
>
> ガマ腫 ranula　　　＝口の前床部の囊腫
> 扁桃膿瘍 quinsy　　＝扁桃周囲の膿瘍
> 舌沈下 glossoptosis ＝舌の後方への偏位
> 小顎症 micrognathia＝あごが小さい

VII.
皮膚, 毛髪, 爪

ここでは,正常な皮膚のさまざま型,皮膚・毛髪・爪にみられる臨床的ヒントについて述べ,皮膚の診察に成功する秘訣は,視診,触診,そして記載にあることを示していく。急性感染性発疹症については割愛する【149】。

A. 皮　膚

皮膚の色　人種による皮膚の色の違いについては,われわれのテーマ外である。学生諸君は,あらゆる色素をもつ人種間の交流の増加に気づかされるであろう【150】。

蒙古斑　中東,アフリカ,アジア出身の両親から生まれた乳児の仙骨部,臀部,時に脛部にみられる,黒色または青色斑である【151】。陰囊の着色を伴っていることもある。

皮膚色の欠失　白子症でみられる。白子症は,出生時に水晶体がピ

149　小児で,皮膚に発疹が出たときにまず考えるべきことは,「何か急性全身感染症ではないか」ということである。それを否定してから他の疾患を考える。教訓:「子どもの熱とブツブツは感染症。なんでもすぐ薬疹と言う医者はヤブ」。
150　オリンピック選手の皮膚の色を考えてみたまえ。
151　イヌイットやアンデス山中の原住民にもあるという。私たちのお仲間のしるしである。

ンク色であることに気づかれにくく，また大抵の乳児は皮膚の色素がうすいのでよく見逃がされる。皮膚の色調は乳児期を通じて強くなる。

雀卵斑　多発性の小さな着色した斑(そばかす)であり，かなりよくみられる。ことに色白の人に多い。

カフェオレ斑　直径 1.5 cm 以上の着色斑である。6個以上あると神経線維腫症の可能性がある。この疾患では，腋窩に斑が見られるのが特徴である。

額の小さな打撲傷　最近よちよち歩きを始めた年少幼児では正常所見である。同様の小さな打撲傷(20個ぐらい)は，学齢前幼児あるいは学童では膝や脛によくみられる所見である。非事故による負傷【152】を示唆するあざについては，他章で述べる(267〜268ページをみよ)。

カロチン血症　皮膚の黄変であり，にんじんやみかんを食べすぎた乳児や小児でみられる【153】。

白斑　脱色した皮膚で，結節性硬化症と自己免疫疾患でみられることがある【154】。

術語集：毛髪，皮膚

多毛症 hirsutism　　　＝毛髪の過多，hypertrichosis も同義
多汗症 hyperhidrosis　＝発汗の過多
黒子(ほくろ) lentigines ＝皮膚の褐色着色斑
白斑 vitiligo　　　　　＝斑状の脱色

硬皮症　低体温または血管性うっ滞が原因で起こる，皮膚の紅斑様の肥厚と硬化である。局所性の硬化症は，通常は手足にみられる。全身性の硬化症がある場合は，重症の全身性疾患の可能性がある。

浮腫　早産児では，皮膚の全身性浮腫は正常所見である。新生児浮腫は全身性の圧痕浮腫を伴う。新生児では下方うっ滞性浮腫は普通みら

152　被虐待児の意味。
153　きわめてよくみられる。みかんやオレンジジュースを多くとることによる。手掌や足蹠で見るとよくわかる。柑皮症という。
154　最も多いのは尋常性白斑(白なまず)である。

れないが，うっ血性心不全で支持位をとらされている乳児に生じることがある。

リンパ性浮腫(圧痕のない)　Milroy 症候群(先天性リンパ性浮腫)の下肢や，XO 症候群(Turner 症候群)の新生児で典型的にみられる。

結節性紅斑　脛部表面(向こうずね)の赤い，有痛性の隆起した腫脹である。大きさや数はいろいろであり，連鎖球菌感染，薬物，結核，炎症性腸疾患，サルコイドーシスなどで生じる。

B. 毛 髪

毛髪の色，濃さ，生え方は人種によって違う。早産児には軟らかいうぶ毛(lanugo)がみられる。出生時に毛髪がふさふさとしているのは正常の範囲内であるが，先天性甲状腺機能低下症を示唆することもある。眉毛がふさふさとしているのは，ムコ多糖類症や de Lange 症候群の症状である。睫毛が長いのは女児では正常(のちには憧れの的となる)【155】であるが，慢性衰弱性疾患の小児にも起こることがある【156】。

前腕部，うなじ，背部に目立つ黒毛は正常の範囲内である。頭髪中の白い斑点は，de Waardenburg 症候群にみられる症状である。ちぢれ毛は Menkes 症候群でみられる。長くつやのない，"生気のない"毛髪は，時にセリアック病でみられることもある【157】。

後頭部の毛髪がない，または短かいのは，発達遅延があったり，貧しくてあまり世話をされていない乳児にみられる症状である。これはあおむけで長時間寝かされたため，すり切れたのである。Down 症候群の小児は一般に直毛である。毛髪がまったくないのは外胚葉形成不全症(まれな状態)でみられ，また細胞毒性薬の副作用でもみられる【158】。

毛髪が局所的になくなっているのは，小児では脱毛症か脱毛癖(毛を引っ張って抜く)【159】である。脱毛症ではまったくのはげになってしまうことがあるが，脱毛癖では普通は短い毛根が残っている。

155　そうでない人はつけまつげを"はりこむ"。
156　日本でも俗に「まつげの長い子は体が弱い」という。少女マンガの薄幸のヒロインを想像したまえ。
157　coeliac disease. グルテン性腸症であり，イギリスでは時々あるが日本人ではほとんどみられない。
158　抗癌剤などによる脱毛はしばしばみられる。

しらみの卵(頭じらみ)は，最近よくみる所見である【160】。これは毛幹にくっついており，とり去るのが難しく，ふけと区別する必要がある。私たちの小児科の先輩の一人は，いつも頭じらみを"機械仕掛けのふけ"と呼んでいた。

　多毛(多毛症)は，フェニトイン，ジアゾキシド，ミノキシジル，シクロスポリン，コルチコステロイドなどの副作用であることもある。

C. 爪

　過期産児(出生予定日超過児)では爪が伸びていることが多い。爪の欠落は，外胚葉形成不全症の症状である。爪床の末梢性チアノーゼ(肢端チアノーゼ)は，新生児では正常の範囲内である。

　スプーン状の爪(さじ状爪)は，時に正常児でもみられることがある。しかし貧血が原因のことがある。爪に白線が入っているもの(爪甲白斑症)は，ネフローゼ症候群や肝疾患などの慢性低アルブミン血症の状態でみられる。爪に小さい白い点があっても，カルシウム欠乏症というわけではない【161】。

　真菌性疾患や乾癬では，爪がでこぼこになることがある。小児では，ストレスがあろうとなかろうと，爪を噛むのはよくみられる所見である【162】。

D. 皮膚で成功する秘訣

　うまく皮膚を診療する秘訣は，諸君の見たとおりを記載することである。一歩下がり，注意深く発疹を観察して，その色，形状，分布，感触

159　trichillomania：抜毛狂というのだそうだが，ちょっとかわいそうである。口に入れた毛が胃腸でかたまりになって，イレウスを起こすことだってある。
160　有機塩素剤であるDDT，BHCなどの強力殺虫剤がなくなってから，日本でも時々見かける。母親は「まさか！」と仰天するが，なかなか退治が難しい。
161　よくそういうことを言うが……。
162　「およしなさいな悪い癖。爪を噛むのはよくないわ」とペギー葉山がうたっているように，おとなでもやる人がいる。

などを的確に表現した言葉で記載したまえ。多くの学生諸君は,一目見ただけで診断にとびつきたがること,まるで鮭がハエをパクリとやるときの如くである【163】。とにかく,記載と触診の能力を発揮させるのが一番である。

ラテン語やギリシャ語を知っていると,皮膚を理解するうえで役に立つのだが,今日の学生諸君は,生かじりというほどの知識さえ欠いているので理解がままならない【164】。ラテン語をいささかでも知っている学生ならば,乾癬の均一な環状病変を"多形性紅斑"(erythema multiforme)などとは呼ばないであろう。混乱を避けるために,次頁に古典的術語のいくつかを示す。

次のような発疹を認めたら,ただちにかつ注意深くそれを記述することをすすめたい。
- 乾癬
- 体部白癬(タムシ)
- 結節性紅斑
- アナフィラキシー様紫斑病
- 伝染性軟属腫

赤い発疹,紫斑性の発疹,小水疱,大水疱などの臨床的鑑別をまとめるとよい。

発疹の診察
視診
触診
記載
分類

---

163 前にもこのたとえが出た。「オバサンが特売品に殺到するが如く」とでも言おうか。
164 あのイギリスでもそうなのか。諸君安心したまえ。

5 系統的診察 153

皮膚科学用語一覧

紅斑 erythema	＝発赤
多形性紅斑 erythema multiforme	＝いろいろな形をした発赤
輪状紅斑 erythema marginatum	＝赤い盛り上がった辺縁
環状紅斑 erythema annulare	＝赤い，環状の
アトピー性湿疹 atopic eczema	＝語源的には"場所のない吹き出もの"。"アトピー"は"topos(ギリシャ語で場所)"，"eczema"は"吹き出る"【165】
遠心性 centrifugal	＝中心から遠ざかって
求心性 centripetal	＝中心に向かって
麻疹様 morbilliform	＝麻疹のような
水痘様 varicelliform	＝水痘のような
魚鱗癬 ichthyosis	＝乾燥したうろこ状の皮膚，ichthus(ギリシャ語で魚)から

　発疹の特徴を述べるときは，あたかも盲人にそれを教えようとするかのように記述したまえ【166】——場所，大きさ，色，形，分布，触感。そして斑か，丘疹か，水疱か，痒みはあるか。湿性か乾性か。求心性か遠心性か。隆起しているか扁平か。さわるとどんな感じがするか。

術語集：発疹

斑 macule	＝扁平な病変
丘疹 papule	＝隆起した病変
小水疱 vesicle	＝液体に充ちた病変
大水疱 bulla	＝大きな水疱
膿疱 pustule	＝膿を含んだ水疱

165　すなわち「あてはめる場所のない吹出物」，要するに「けったいな吹出物」ちゅうこっちゃ。「アトピー」とは「アトピー性皮膚炎」の略語ではないぞ。

湿疹(アトピー性皮膚炎)は，小児の慢性発疹症のなかで最もよくみられるものである。湿疹は，結論に至るための記述の練習にうってつけの例である。湿疹のある皮膚は，

- 紅斑状である(赤い)。
- 乾燥している。
- 丘疹状である(さわると隆起している)。
- はがれている(魚鱗癬状である)。
- すりむけている(ひっかいてある)【167】。
- 肥厚している(苔癬化している)。
- じくじくしている(感染か？)。

小児に関する限り，湿疹の四つのI(刺激：irritation)は，

- 痒み itching
- 魚鱗癬 ichthyosis
- 感染 infection
- イメージ image(自分の)

発疹の触診は最も重要であるが，行われていないことが多い【168】。小児科領域の発疹で，有痛性のものはほとんどない。記録目的で病変部を測ってみたり，写真にとっておけば非常に役立つ【169】。

剥離性の発疹【170】　皮膚が剥がれたり皮むけしたりすることを剥離という。剥離はあまりみられないが，診断上注意すべきである。子どもの発疹で剥離がみられるものは，

- 川崎病(爪縁のまわり，手や足，おむつをあてた部分で典型的にみられる【171】)
- 猩紅熱
- 重症麻疹

166　目をつぶって記載を述べるのを聴いていて，眼前にその発疹がありありと浮かぶような発表が望ましい。次に目をあけて実物を見たとき，それとピッタリであればキミの成績は「超優」である。
167　かゆいので。かゆくないアトピー性皮膚炎はない。
168　感染に注意して行いたまえ。
169　ただし写真をとるときは親の許可を得ること。
170　発疹が出たあとで皮ムケする病気。おのおのムケ方に特徴があるから調べてみたまえ。
171　回復期の特徴的症状。手袋を脱ぐように手の皮が剥けた症例があった。おむつのまわりはあまり目立たないことが多い。

- ブドウ球菌熱傷様皮膚症候群（staphylococcal scalded skin syndrome：SSSS）

紫斑か，点状出血か？　紫色の発疹は小児科では重要である。紫斑 purpura と点状出血 petechiae の使い分けは紛らわしく，意味の重複もみられる。点状出血は通常直径 1 mm くらいの小さい，退色しない，触知できない紫色の点であるとされている。紫斑も紫色をした，2 mm 以上の退色しない点である。紫斑は触知できる。紫斑にはたくさんの原因が考えられる。しかし乳児に急速に広がる紫斑は敗血症を示唆する。発症の速さ，広がり，分布，そしてあざが，関連因子である。病気の程度（あるいは良好さ！）が重要である。"ぬれた"紫斑（粘膜上の）は"乾いた"紫斑（皮膚上の）より重症と考えるのが常である。紫斑のよくある原因は，

- 急性髄膜炎菌性敗血症。急激に元気がなくなった乳児または小児に，拡大する，紫色の点状斑が出現する。英国では，子どもたちの親に向けてテレビで紫斑のガラス試験について教えている（紫斑の上にガラスを押しつけても紫斑の色が消えない）【172】。
- 凝固障害。最も多いのは特発性血小板減少性紫斑病。子どもは通常元気であり，紫斑は斑状出血や打撲傷を伴っている【173】。
- 血管障害。最も多いのは Henoch-Schönlein 紫斑病。紫斑性発疹は，臀部，上肢，下肢（裏側）に最も著明である【174】。

紫斑の原因は沢山あり，臨床上検討すべき問題は子どもの年齢によって違う。新生児と思春期では鑑別が大きく異なる。

外胚葉形成不全症など何らかの先天異常を扱う場合は，皮膚，歯，毛髪，爪はすべて外胚葉の構造をしており，連続したものであることを忘れてはならない。毛髪と皮膚の状態が，子どもの栄養状態を臨床評価する上で役に立つこともある【175】。

172　わが国では比較的まれだが，欧米では重視されている。死亡することが多い緊急疾患である。
173　原因不明のこともあるが，ウイルス感染のあとに発症することも多い。急性のものと慢性のものがある。
174　発疹の出る前に，腹痛，関節痛を伴うことがあり，このような場合は診断が難しい。
175　栄養不良の状態の毛髪と皮膚を見ておくとよい。情けない有様である。

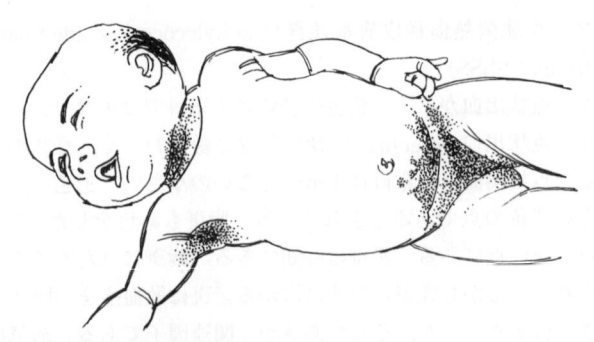

図 5-24 おむつかぶれ(脂漏性皮膚炎)

おむつかぶれ＝ACES

アンモニア ammonia
カンジダ感染 candida
湿疹 eczema
脂漏 seborrhoea

おむつ皮膚炎
- 脂漏性皮膚炎(頭,頸,腋窩にもみられる)
- アンモニア性刺激性皮膚炎(皮膚のひだにはみられない)
- カンジダ皮膚炎(鵞口瘡)(とびとびの病変が特徴的)
- 湿疹(他の部位でもよくみられる)
- 腸性肢端皮膚炎(亜鉛欠乏が原因でまれに起こる)
- びらん性あるいは潰瘍性のおむつ皮膚炎は,アンモニア性刺激性皮膚炎の重症型

おむつ皮膚炎はきわめて多い。視診し,できれば臨床的に上記のように分類する必要がある。主な原因は,脂漏,アンモニア,カンジダ感染,湿疹の四つである【176】。

しもやけ(凍傷)は,寒い家や寒い地域に住んでいる小児にみられるこ

---

176 少なくともカンジダ性のものを見分けて,ステロイド軟膏を使わないようにせよ。

とがある。手指, 足趾, 時には耳介にみられ【177】, 炎症性の火ぶくれのような病変で, 潰瘍化することもある。

術語集:皮膚感染症	
蜂巣炎 cellulitis	＝いろいろな部位に生じる表在性皮膚感染による発赤, 熱感, 腫脹
膿痂疹 impetigo	＝顔面や四肢の水疱を伴う痂皮のある茶色い皮膚病変
熱傷様皮膚 scalded skin	＝紅斑, 熱傷様で, 広がることがある

間擦疹(intertrigo)【178】は, 太り過ぎの乳児や小児にみられる。鼠径部, 腋窩, 時に頸部の, 皮膚と皮膚が接する溝にできる, 湿った, 赤い発疹である。

要するに発疹の診察に必須なのは,
- 視診
- 触診
- 上手な記載

術語集:皮膚(derm-)	
皮膚紋理 dermatoglyphics	＝指紋や掌紋線のパターン【179】
皮膚描画症 dermatographia	＝皮膚に線が書ける。皮膚をひっかくと生じる赤い縁のある白色線条
類皮腫 dermoid	＝皮膚構造をもつ奇形腫
Dermatophagoides pteronyssinus	＝家塵中のダニ【180】

---

177 時には鼻の頭にも。
178 股ずれである。乗馬をする人はたいてい悩まされる。
179 俗に手相という。染色体異常では重要である。
180 吸入性アレルゲンとなることの多い世界共通種のチリダニ, ヤケヒョウヒダニ。*Dermatophagoides farinae* (コナヒョウヒダニ) も有名である。小児のアトピー性気管支喘息では, 70〜80%が感作されている。最近では, アトピー性皮膚炎においても重要とされている。

VIII.
神経系

　私たちは神経系を余すところなく扱おうとは思ってはおらず，むしろ乳児，幼児の，成人とは異なる神経系とその診察について何点か述べようと思う。この年齢では，神経学的診察をいつもきちんと行えるとは限らない。

　一方，協力的な学童では，"標準的な"神経学的診察をすべて行うことができる。そのこつや方法については，諸君の持っている診察手技の教科書に詳しいであろうから，ここでは詳述はしない【181】。新生児の神経学的診察については第4章に述べた。乳児の神経系を理解するのに欠かせないのは，中枢神経系が成熟すると，年齢相応の能力を獲得するとともに原始反射は喪失するということである。言語，聴力，粗大・微細運動などの発達診断については，第8章で述べる。

　神経学的アプローチでは次のことをまとめて行う。
1. 出生，周生期の状況，発達歴，母親の心配事などの，注意深い病歴聴取。
2. 乳児では活動性，対称性，年少幼児では運動，遊び，社会性の観察。
3. 筋緊張，力，協同，反射，知覚のしかるべき診察。知覚を評価するのは乳児ではことに難しい。

A. 病　歴

　子宮内での運動【182】について尋ねる必要があろう。子宮内運動が正常であるかどうかについては，母親の直感はあてにならないから，思い出して述べてもらう際は，それをうのみにしてはならない。胎児の運動の減少は重要な徴候である場合がある【183】。

181　内科診断学の教科書を読みたまえ。
182　いわゆる胎動。母となった感激を最初に味わうという。
183　神経筋疾患など。経産婦では「前のお子さんのときと比べてどうでしたか」と聞くのもよい。

周生期の出来事は重要である【184】。出生直後1分と5分のApgarスコアが低値(5以下)であれば，それ自体は予後を決定する価値はないものの，注目に値する。

赤ちゃんの乳の飲みはどうであったか。よく動いたか。新生児の神経学的診察で問題なかったか。

赤ちゃんの発達について教えてください，正常のパターンをたどりましたか，意味のある笑いはいつありましたか，支えられずに座れたのはいつですか，など。最近の母親は，こうした発達歴を育児日記に書いていることもある【185】。そうであれば，見せてくれるように頼みたまえ【186】。

母親が，赤ちゃんが発達の点で，あるいは神経学的にみてなんだか問題があるような気がすると言ってきたら，第一原則を思い出したまえ。

- 母親は普通正しい。
- 母親の心配は，医師のところに来る前から始まっている。
- 母親の直感は，諸君の観察よりスルドイ【187】。

母親の警告

「この子はいつになくよい子なんですの」(これは赤ちゃんがあまり泣きも動きもせず，ただ寝たり食べたりしているだけだという意味)
「この子はいつも他の子と違うんです」
「この子は9か月まではなんでもなかったのですが，それから成長が止まってしまったようなんです」
「この子はもとの状態に戻っちゃったみたいです」

周生期になんらかの損傷があった乳児は，当初からその行動が異常で

---

184 母子健康手帳を調べたまえ。貴重な情報が山積されている。
185 母子健康手帳に詳しく書き入れている熱心なママもいる。
186 第1子の場合はよく書いてあるが，第2，第3子ともなると期待できないことも多い。記念写真も第1子が圧倒的にたくさん撮ってもらえるものだ。
187 十分調べもしないで「大丈夫です」などと言ってはならない。必ず失敗する。

ある傾向がある。例えば、神経変性疾患の赤ちゃんは、ある時期までは正常に発達するが、そこからは発達が止まったり、退行したりする。

神経内科医は、あらゆる専門家のなかでも、最も強くよい病歴を求めている。問題はいつ起こったか。それ以前にはその子はどんなであったか。本当のところ何が起こったのか。その後何が起こりどうなったのか。インターンが痙攣の病歴を神経内科医に述べるのは、法廷で短気な年配の弁護士から反対尋問を受けるのに似ている【188】。であるから、諸君は陳述する前に技術を学びたまえ。自信をもって、完全に、そして言葉を注意深く選びたまえ。言いかえれば、よい病歴をとりたまえ、さもないと"鉄槌が下る"であろう【189】。

B. 診察の技術

ここではいくつかのこつと、小児科特有の徴候を少しあげるだけにしよう。なぜならば、詳しい神経学的診察法は、諸君が持っている臨床症状をまとめた教科書に載っているはずだからである。

a. 腱反射

新生児では、膝蓋腱反射をみるのに指先を用いることがあるが、これはなかなかよい方法である。新生児期以降は、小さな反射用ハンマーを用いることをすすめる。ハンマーで腱を打つときには、突きさすようにではなく、振るようにして行うことだ。つまり、ハンマーが自然に流れるようにして打つのである【190】。膝蓋腱反射は、ハンマーをペンを握るように持ち、脚に平行にして打つと確認しやすい。

聴診器の膜型の側面を使って反射をみるのは、ずぼらなやり方で、すすめられない。

深部腱反射を記録する際は、次のように任意のランクづけを行う。

---

188 アメリカ映画やTV番組の法廷ものを見て、その緊迫感を味わいたまえ。
189 「有罪。留年2年」という判決を受けてしまうかも。
190 要するに、打ちすえるように打つのではなく、振っているうちにたまたま当たったというように打つ。

    0 = 消失
    1+ = 弱い反応
    2+ = 正常の反応
    3+ = 強い反応
    4+ = 非常に強い反応

強い反応は上位運動ニューロン(錐体路系)に病変がある特徴であり，減退した反応は筋力低下で起こる。反射消失がある場合は末梢神経障害(下位運動ニューロン)の可能性がある。

b．眼底検査

乳児と年少幼児では，眼底検査はヨブ(Job)の忍耐【191】と極上の技術を必要とする。眼底検査は，時には目の前をすっ飛んで行く列車の中の乗客を探すのにも似ている【192】。できるだけやってみたまえ。もし失敗しても落ちこむなかれ——われわれもみなそうなのである【193】(さらに詳しくは194ページにあり)。

C．新生児

新生児の神経学的診察については，第4章の新生児の項に詳しいので，ここでは少し触れておくだけにする。新生児や乳児がとっている姿勢を観察したまえ。四肢の運動を，ことにそれが対称的か否かを観察したまえ。健康な乳児の正常な屈曲位に注意したまえ。ぐにゃぐにゃ乳児【194】の"蛙姿勢"を見たまえ。"大脳刺激"や重症髄膜刺激症状のある乳児が，頸部を伸長しているのを見たまえ。自発運動や異常運動がないか探してみたまえ。

正常新生児の所見
- 振戦を起こしやすい
- いろいろな反応

---

191 旧約聖書(ヨブ記)にあるたとえ。ダルマのがまん。臥薪嘗胆。忍耐の極。
192 しかも，その列車は新幹線のぞみ号である。
193 訳者はいつも眼科の先生の技を神技に近いと驚嘆している。
194 変な術語であるが，floppy infant の定訳である。

- 足底伸展反射
- 非支持性足クローヌス
- Babinski 反応(伸展反射)は，8か月まで残っていることもある

D. 乳児

さわられた時に乳児がどのように反応するか。これは重要な観察である。さわられるのをひどくいやがるか(例えば髄膜刺激症状のある乳児のように)，ぐにゃぐにゃか——立位に支えたときに手からすべり落ちやすいか。硬いか——"一枚の板"みたいに動くか。筋緊張が低下しているか。

a．脳神経の診察

乳児や年少幼児では，完全な脳神経の診察は困難である。しかし，微笑，啼泣，吸啜，顔つき，反芻，吸引などの毎日の活動を観察することは，とても有益である。学齢前の子どもに第Ⅰ脳神経の診察をするのはほとんど不可能であるが，幸いにも神経障害で第Ⅰ脳神経が侵されることはまれである。表5-10に，正常な脳神経機能が必要な身体活動をあげた。

乳児の脳神経の問題で最も多いのは，斜視(麻痺性あるいは共同性)と顔面神経麻痺(先天性あるいは後天性)である。満期出生の子で吸啜がなかったり弱いのは，重大な神経学的徴候である。6週で社交的な笑い【195】が出現しない場合は，さらに注意深く観察すべきである。母親は赤ちゃんに常に寄り添い注意を傾けているため，普通は，見たり聴いたり笑ったり，喃語を発したりというような社交的反応に敏感に気づいている。これらの反応を引き出すのは，たいてい諸君より母親のほうがうまいものだが，諸君もやってみて，学びたまえ。乳児や年少幼児は，光やペン，おもちゃや動かない物よりも，親しげなほほえみをたたえた人の顔に一番反応する，ということを覚えてくれたまえ【196】。

神経学的検査を終えたときに，次のようなおおまかな結論が得られれ

---

195 social smile：母親や知っている人を見てほほえみかけること。彼女がキミを見て知らん顔をするのは，キミがフラレただけであるが。
196 笑顔がカワイイというのは，よい小児科医の素質である。

表5-10 正常な脳神経機能が必要な活動

活動	脳神経	備考
嗅覚	I	観察不能
視覚	II	見えるか？
眼球運動	III	上，中央，下，内
眼球運動	IV	下，外
吸引	V	または哺乳
眼球運動	VI	側方
啼泣・微笑	VII	顔の表情
聴覚	VIII	びっくり反射，正規の検査
吸啜	V, VII, IX	欠失すると重大
嚥下	IX, X, XI	協調性は？
発声	IX	または嘔吐反射
発声	X	口蓋運動の観察
頭部の回転	XI	
舌の呈出	XII	

ば，のちの診察や治療に有益であろう。

1．すべての点でまったく正常。
2．多分正常であるが，わずかに矛盾点がある。再度検討せよ。
3．多分異常。明らかに正常からの逸脱がある。例えば，社交的な笑いを欠く，吸啜が弱い，運動が減少しているなど。再度診察せよ。
4．決定的に異常。視線の固定の欠除，原始反射の持続，筋緊張の異常（通常は，ぐにゃぐにゃ乳児）などの確実な所見。

神経学的・発達学的診察は相互に深く関連しており，豊富な技術と経験が必要である。学生諸君は診察の目標をきっちり限定すべきである。すなわち，正常の提示と主な異常の検出である。両者の微妙な違いについては，卒業後の日々と実践で得られるであろう【197】。

乳児や年少幼児の感覚の診察は，医学部学生諸君には微妙かつ主観に頼るところが多すぎると思うので，これ以上は述べまい。痛みを引き出

---

197 中間の灰色ゾーンの検討は学生諸君には無理であろう。

表 5-11　原始反射：出現と消失

反射	出現	消失
歩行反射	新生児	2 か月
Moro 反射	出生時	3〜5 か月
手掌把握反射	出生時	2 か月
足蹠把握反射	出生時	8〜10 か月
非対称性緊張性頸反射	新生児	1〜6 か月

すのはたやすいが，われわれの基本原則——まず傷つけない(first do no harm)——が優先する【198】。幸いにも乳児と年少幼児では，神経学的障害は，感覚系よりも運動系を侵すことが多い。知覚の欠除は，脊髄髄膜瘤に伴う弛緩性下肢対麻痺や，上行性多発性神経炎(Guillain-Barré 症候群)で認められる。

　原始反射が消失し，陽性の技能が出現すること【199】は，発達過程の一部である(表 5-11)。原始反射の持続は，神経学的にみて望ましくない。

b．大泉門をさわる

　眼が心の窓であるならば，大泉門は乳児の脳の窓である【200】。

　大泉門の緊張度は，乳児に頭蓋内圧亢進があるか否か，あるいは脱水の有無と程度を判断するのに重要な徴候である。大泉門は，乳児が静かにしていて，まっすぐに座っているときに(そっと！)触診するのがよい【201】。大泉門が張っていたり，周囲の頭蓋よりも盛り上がっていたりしたら，頭蓋内圧亢進である。その原因は，通常は髄膜炎か水頭症である【202】。乳児が泣いている場合はなんとも判断できない。

　髄膜炎があると，大泉門の上で収縮期雑音が聞こえることが多い。こ

198　つねって泣かせてみるなどはカワイソウである。
199　ハイハイとかお座りとか，いろいろなことができるようになること。
200　名言である。覚えたまえ。
201　「いい子，いい子」と言いながら，そっと大泉門に触れてみたまえ。赤ちゃんはおとなしくなるし，お母さんはほほ笑む。乳児をみるときは常に触れてみて，正常の場合の感触(圧)を体得したまえ。

大泉門閉鎖の遅れ（18か月以後）

正常の範囲内
水頭症
Down症候群
甲状腺機能低下症
骨疾患
いくつかの症候群
脳動静脈奇形

れは通常2～3日で消失する。

　頭部の急速な拡大には，注意する必要がある。頭囲を何度も継続して測ることが重要である。大頭症が大泉門膨隆と縫合離開とを伴っていたら，おそらく頭蓋内圧亢進が原因であろう。

大頭症の原因

家族性大頭（両親の頭を測定せよ）
水頭症
頭蓋内占拠性病変（何か頭蓋内にある）
蓄積症
骨疾患
Sotos症候群

　頭の成長は，脳の成長を表している。しかし，極端な例を除いて，頭の大きさは知能とは関係ない[203]。小さい頭（3パーセンタイル[204]以

202　「何だか頭にコブができた」とお母さんが連れて来た乳児が髄膜炎であったことがある。母は正し！
203　よくある俗説。要は入れ物の大きさではなく，中味である。
204　percentile：パーセンタイル。簡単にいうと，同年齢の対象を集めたとき，小さいほうから順に並べて何パーセントめかということである。百分位という。

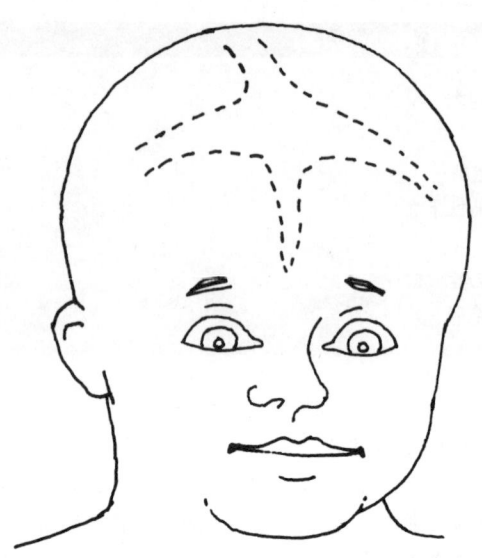

図 5-25 水頭症の徴候

小頭症の原因
正常の範囲内
周生期の低酸素症
子宮内感染
染色体異常
家族性
奇形症候群
重症代謝異常

下)は小頭症と呼ばれる。

　頭の拡大は止まることがあるが，発育の悪い頭は残念ながら通常はどうにもならない。

c．項部強直の評価

　髄膜刺激症状あるいは項部強直は，正確に評価すべき大変重要な徴候である。学生諸君は常に，受動的抵抗を検索する前に屈曲に対する能動

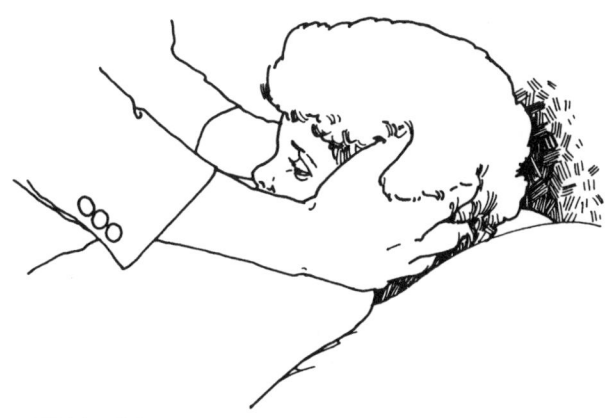

図5-26 項部強直の診察

的抵抗を丁寧に検索し，あの"恐るべき子ども"である気むずかしい年少幼児がみせる自発的抵抗に気をつける必要がある【205】。新生児や乳児では，よほど著明なものでない限り，項部強直は信頼できない徴候である，とはじめに断っておくことが重要であろう。

　まずはじめに，乳児が好んでとっている姿勢を観察したまえ。元気なくつろいだ小児は，丸くなって寝ている【206】。病気の乳児は体を伸展している。重度の髄膜刺激症状のある乳児は，**後弓反張**【207】すなわち頸と体幹を過伸展した姿勢をとることがある。

　幼児に目で光を追うように言いたまえ。そして，おとがいを胸につけるように曲げてごらん，と言う。膝にキスしてごらん，と言うのもよい【208】。幼児が座っているならば，天井をみてごらん，と言う【209】。これがすべてできたら，項部強直はまずないか，あってもほんの少しである。

　次に後頭部を支えながら頸をそっと曲げ，動きに対する抵抗を感じと

---

205 要するに，手技を加えて検索する前に，自然に示している抵抗を観察せよということである。
206 格言：「ネコと元気な赤ちゃんは丸くなって寝る」「つっぱった赤ちゃんは病気である」。
207 opisthotonus：そっくり返ってつっぱっている姿勢。フィギュアスケートのイナバウアーがまさにこれ。
208 「おへそを見てごらん」というのもよい。
209 「見上げてごらん，夜の星を」というほうがロマンチックだな。

る。重い髄膜刺激があると,子どもは体をまっすぐにしたまま"板のように"上がってくる。それほどひどくないときでは,曲げるとたじろいだり泣き出したりする。髄膜刺激症状を検査するときは,いつも表情を注意深く見たまえ。項部強直を評価するには,膝を伸ばしてきちんと座らせるのはうまい手技である。乳児では項部強直よりも頸部の伸縮アーチのほうが信頼できる徴候である。

d．Kernig 徴候(まっすぐ脚を上げることに抵抗する)

小児でも評価することができ,成人と同じ意味をもつ。しかし,3歳以下では信頼できない。Kernig 徴候を調べる際は,腰と膝を直角に屈曲させ,それからゆっくりと膝を伸ばして行う。明白な徴候が現れるのは,ギリギリまで伸ばして子どもが痛がるときである。この手技を行っている間は,膝の腱の硬さをさわって確認するとよい。子どもはさらに,下部脊柱を伸ばしきろうとして,それぞれ反対側の膝を屈曲する **Brudzinski 徴候**を示すことがある。

e．髄膜刺激症状

真性の髄膜刺激症状のある子どもの泣き声は,かん高く,高調性であることが多い。乳児は,ウトウトするかイライラし,哺乳を拒み,まるで一人にしてくれと訴えているかのようだ。髄膜刺激症状があっても,必ずしも髄膜炎であるわけではない。髄膜刺激症状は,上気道やその他の感染でもみられることを知っておきたまえ[210]。

髄膜刺激症状の原因
髄膜炎,脳炎
急性中耳炎
重症扁桃炎
頸部リンパ節炎
肺炎
咽頭後膿瘍

---

210 いずれにせよ,髄膜炎を否定しておくことは重要である。

5 系統的診察 169

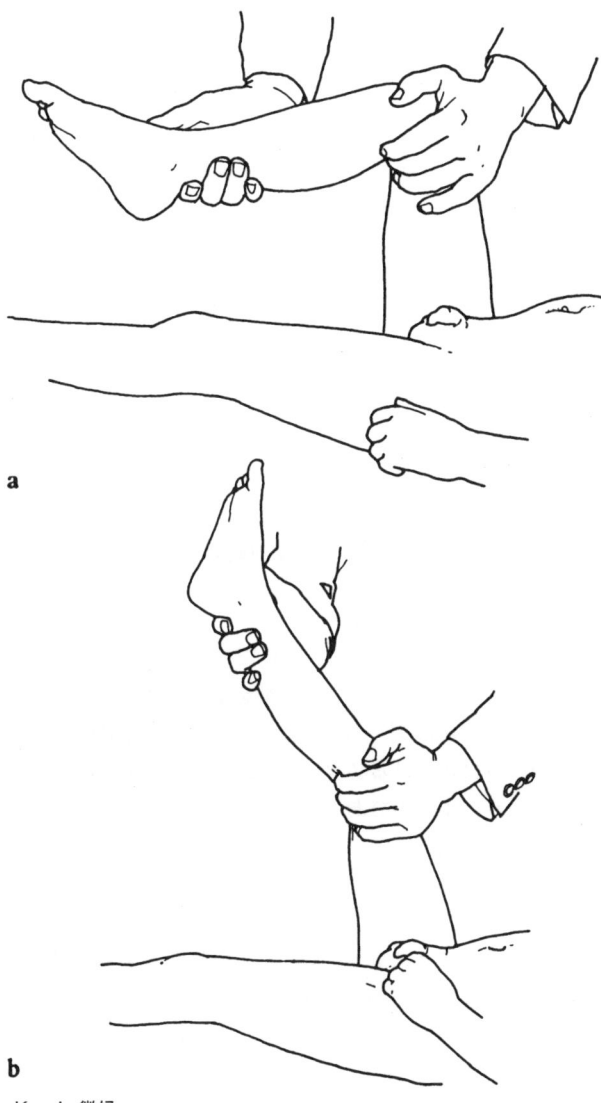

a

b

図 5-27　Kernig 徴候

E. 年少幼児

諸君のような素人神経学者は，動ける小児の筋緊張，筋力，協調性，運動などについては，形式ばった診察よりもうちとけた雰囲気のなかで子どもを観察すると多くを学べるはずだ。運動発達を評価するために観察すべきは，

- 歩き方
- 走り方
- 跳び方   　粗大運動能
- 蹴り方
- 打ち方
- 登り方

- 書きちらし方
- 運び方   微細運動能
- 物の拾い上げ方
- 積み木の積み上げ方

諸君は1歳半～4歳のおい，めい，親類の子でこれをやってみるとよい。この年齢の子どもたちは，わが力量を示すことを好む，最もやる気まんまんの役者である【211】。もう一度言うが，学生諸君はバリエーションの多さや微妙さにかまける必要はなく，正常と，正常からの主要な逸脱だけに集中すればよいのである。

これらすべての領域で"子どもができること"は，暦年齢と発達年齢によってはっきりと違う。これらのことを行う際の速さと器用さが，有用な所見である。床の上に座って子どもの遊びを観察できるようにしたまえ。幼児は，遊ぶことに全力を傾注して興味を示すものである【212】。神経内科医の同僚は，たいていの神経学的診察は床の上でできるといっている。病棟や病院の遊戯室で過ごすひとときは十分報われるだろう。諸君はそこで建設的能力，集中力，会話（小児は遊びながらよく独り言を

211　やりたがってムズムズしている。
212　「遊びをせんとや生まれけむ」と，平安時代末の『梁塵秘抄』もうたっているではないか。

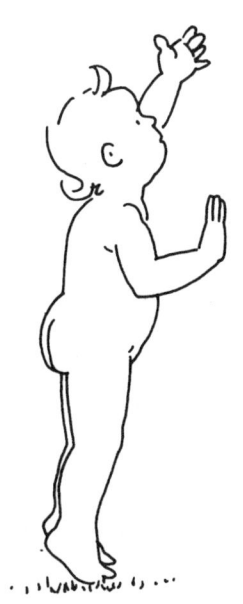

図 5-28　つま先立ちした年少幼児

いうものだ），協調性，好奇心などを観察することができる【213】。精神的障害のある子どもは，注意力の持続が短く，建設的能力に乏しく，集中力を欠き，他の子どもや周囲に興味を示さない。遊戯室でのてんやわんやのなかで，重要な業務が進行しつつあるのである。

まだベッドに寝ている乳児の観察では，積み木やレゴ【214】や簡単なおもちゃは，大変に貴重である。上手にとらえた母親の既往歴を参照しつつ，子どもの手先の器用さやおもちゃへの興味を観察すれば，諸君が神経学的な鋳型(基準)をつくり始めるのに役立つだろう【215】。

213　こう訳しちまうとミもフタもないが，原文では，constructiveness, concentration, conversation, coordination, curiosity と，ｃづくしでまとめている。凝ってるゥー。
214　解説を要すまいが，知らない人はデパートのおもちゃ売場で聞きたまえ。
215　まずは，親戚の幼児と遊びながら，その子の所見について記載してみたまえ。

すべての年齢で以下の観察は重要である。
- 元気さ(生き生きとした眼，朗らかなほほえみ，明るい顔)
- 活動性
- 社会的適応

幼児の歩行，手足の利き側(決められれば)を調べ，とりわけ運動の対称性を検査したまえ。片麻痺のある小児は，患側の手を用いようとしない。片麻痺では歩行開始が遅れ，脚のひきずり，つまり跛行がみられる。歩行は開始してからしばらくは不安定である。不安定さが続き，よく倒れたりものを落とすときは，失調がある可能性がある。遊びを観察することは，協調運動を判断するのに必要不可欠である。

神経学的異常が疑われる小児では，常に歩行を観察することが有用である。小児は通常10〜18か月で一人で歩けるようになる。はじめは大またに歩き不安定であるが，自信と協調性を獲得していく。一人歩きが18か月までにできない場合は理由があるはずで(家族性か，肥っているからか，お尻をつき手で這うからか)，正常性を確認したり原因を追求するための診察が必要である【216】。

特徴的な歩行がみられた場合は注意する必要がある。できればビデオにとっておくとよい【217】。

1. 筋異栄養症の歩行では，腰をふる動揺性歩行。
2. 失調性歩行では，通常は大またで不安定な，協調性の悪い歩行。
3. 片麻痺性歩行では，足をだらりと地面につけたまま脚をひきずりふりまわす歩行。
4. 下肢の筋力低下では，足をひきずり，ペタペタ歩く。
5. 爪先だちで歩くのは，それ自体は異常でない。早産児でみられる。
6. 跛行の原因については183〜184ページで述べる。遅発性の，あるいは新生児期に見逃された先天性股関節脱臼は，小児が歩き始めるまでわからない場合があることを忘れないこと。

---

216 要するに1歳半までは歩かなくとも心配ない(病的な所見が特になければである)。独立歩行は乳児の発達の最大のイベントである。

217 「歩き方がおかしい」という主訴の子どもの診察は，意外に難しい。診察室では，リラックスしたいつもの歩き方をしてくれないからである。家で撮ったいつもの歩き方のビデオがあればすばらしい。

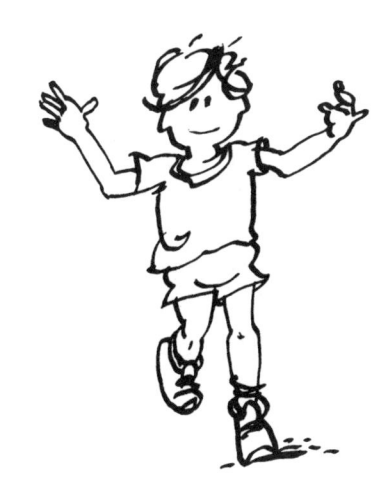

図 5-29　片足立ち

F. 学　童(5歳以上)

　協力的な学童なら，通常，諸君が思うとおりの完全かつ正規の神経学的診察を行うのを許してくれる。これについては，諸君の臨床検査法の教科書に書いてあるから，ここでは繰り返さない。いつも子どもの信頼と協力を得るように努め，子どもにしてもらいたいことをわかってもらうようにしなければならない。診察する人は忍耐強く，状況に合わせ，同じ診察を何度も繰り返し行う覚悟がなくてはならない。小児の知覚の検査は，そういつも必要となるわけではないが，行うときにはどういった返答をしてほしいのか，子どもにはっきり説明しなければいけない(小児は大変親切な生き物だから，諸君をがっかりさせないように気をつかって誤った答をすることもある！)【218】。

　以下は，学童での協調性をみるのに最もよい検査である。
- 片足立ち
- 蛙とび
- つま立ちで歩く
- 踵で歩く

218　痛覚を調べるときには「ちょっとでも痛かったら，イタイと言ってね。がまんしてはだめだよ」と教えておく。

5歳以上の子どもで蛙とびができれば，協調性はよいといえる。英国では，小さな女の子がジグやリール【219】を踊って器用さを披露することがよくある。こんなときには，直線上を歩く，脚をまっすぐにして踵で走るなどの正規の神経学的検査は，ばからしく余計である【220】。

さらに，子どもが書いているところ，ボールを蹴る，靴ひもを結ぶ，拍手をする，ボールを受けとる，蹴る，シャツのボタンをはめるところなどを観察するとよい。5歳までには利き手が決まってくる——右手右足右眼利きの子が多い。

神経学的診察は，次の項目を欠いては完全とはいえない。
- 視力
- 聴力
- 言語
- 知能

良性の振戦

家族性振戦
心配による振戦
カフェインによる振戦
薬物による振戦(例えば，サルブタモール，シクロスポリン)

これらはすべてが比較的よくみられ，はじめの三つは診察の場でもしばしば目撃される【221】。

---

219 ダンスの踊り方の種類。テンポが速い。
220 メジャーリーガーの松坂投手に，ボールを投げられるかどうか検査するようなもの。
221 日本の普通の小児科ではそれほど多くないと思う。

術語集：奇妙な運動	
ヒョレア chorea	＝粗い，不随意の目的のない運動
アテトーゼ athetosis	＝ゆっくりした，もだえるような，非協調性運動
チック tic	＝反復性の奇怪な運動，習慣性の痙攣
振戦 tremor	＝たえまなく続く小さな運動
線維束性収縮 fasciculation	＝筋線維の不規則な収縮
ミオクローヌス myoclonus	＝筋の突然起こる単発のショック状の収縮

a．筋緊張の診査

筋緊張は受動運動への抵抗を伴い，その評価法は年齢によって違う。新生児・乳児では，頸部牽引，腹位あるいは立位の懸垂，四肢関節の受動運動でみられるものが最もよい。筋緊張は，正常か，減退(緊張低下あるいはぐにゃぐにゃ)，あるいは亢進(緊張亢進，痙性)している。立位に支えたとき，手から"すべり落ちる"乳児(新生児期をすぎたもの)は低緊張性である。緊張低下は，筋力低下あるいは消耗(栄養不良，筋疾患，小脳病変，神経疾患などで)によって起こりうる。手関節や足関節は，はなはだぐにゃぐにゃしており，筋はさわってみるとたるんでいる。手関節や足関節をふってみるのは，乳児の筋緊張を診査するうえで有用である【222】。

痙縮の特徴は，筋緊張の増強と深部腱反射の亢進である。関節が罹患していると，屈曲および伸展させることが難しい。強直は，"鉛管様"(運動している間一定の抵抗がある)，"折りたたみナイフ様"【223】(はじめは硬いが，緩む)，あるいは"はめ歯歯車様"【224】(終始痙攣している)がある。

---

222 緊張低下ではブラブラしている。
223 clasp-knife：旅行用のナイフ。
224 cogwheel type：ギクシャクしている。

b．中枢神経系徴候

1. **破壺音**(cracked pot note)　頭蓋内圧亢進のある，大泉門が閉鎖した頭部を打診したときに感じる，うつろな破れたような音である【225】。診察する人は耳を直接子どもの頭部につけ，1本の指で打診する。年長児で頭蓋内に占拠性病変があり，縫合が離開している場合は"うつろな音(hollow note)"がすることもある。この音は，健康な頭蓋の固い音色とはまったく異なっている。頭蓋透光試験は，超音波検査にとって代わられた【226】。

2. **落陽現象**(setting sun sign)　眼球が下がり，強膜が虹彩の上方に見えることを言う。頭蓋内圧亢進のある水頭症でみられる。また，正常の"びっくり目玉の"(pop-eyed)乳児にもみられる。

3. **頭の傾き**(head tilt)　注意すべき重要な症状である。これは斜頸のある証拠でもあり，斜視や眼瞼下垂のある小児にもみられる。まれに，後頭部腫瘍の初期徴候である，と記載されていることもある。

4. **人形の目現象**(doll's eye reflex)　頭と反対の方向に眼が動くこと【227】。

G．脳性麻痺【228】

定義：乳児にみられる運動と姿勢の異常である。筋緊張低下，痙縮，失調，不随意運動のうち，一つまたはいくつかが合わさるのが特徴である【229】。

脳性麻痺のよくみる型は
- 片麻痺 hemiplegia
- 四肢麻痺 quadriplegia——痙性

225　ポコポコした音。
226　日本でも同じ。CTもある。
227　昔よくあった目の動く西洋人形を思い出したまえ。
228　cerebral palsy：定義に従って用いるべき学術用語であり，俗語としての脳性マヒとは区別したまえ。
229　新生児医療の進歩により，周生期トラブルによる脳性麻痺の症例は，日本では減少してきた。しかし，早産未熟児では依然として多発している。その多くが脳室周囲白質軟化症によるものだという。

- 両麻痺 diplegia
- 失調症 ataxia
- 異常運動 dyskinesis——ヒョレアアテトーゼ，筋緊張異常症

a．片麻痺（最も多い）

上肢は下肢と比べ障害されやすい。親指の著しい内転，握りこぶしをつくる，回内筋の緊張亢進がみられる。筋肉の拘縮が起こり，四肢の成長が遅れることがある。

b．四肢麻痺

四肢のすべてが障害され，ことに上肢で著しい。著明な所見は，手，肘，足，くるぶし，膝，腰などでみられる筋緊張亢進である。

c．両麻痺

下肢で重く，両側が対称的に障害される。体幹下部と腰の伸展が進行するとともに臨床所見がみられる。腕を曲げ，脚を伸ばし，引きずるように床の上を動くのが特徴である。腰と膝の伸展筋の痙性により，下肢の伸展とはさみ足といった古典的徴候を示す。

次のような変形が筋緊張の変化で起こる。
- 胸部脊柱の後彎
- 腰椎の前彎
- 股関節脱臼
- 内反尖足または外反足

d．失調症
- 両麻痺（上で述べた）
- 小脳性病変
- 原発性の筋緊張低下
- 企図振戦
- スタンプ歩行

e．異常運動

筋の一部あるいは全部の，不規則かつ不随意な運動をいう。これらの運動は持続的であったり，四肢を故意に動かすときにのみ出現したりす

る。異常運動の徴候として，筋緊張低下，緩慢で目的のない運動，四肢の遠位部の障害，随意運動の強調などがある。

f．脳性麻痺に合併する障害
- 患児の75％で知能障害(IQ＜70)【230】
- 視力――斜視，屈折異常
- 聴力――部分的聾
- 言語――感覚，知覚，言語発達の障害
- てんかん
- 情緒障害

身体的・神経学的診察の目的は，以下のことを判断することにある。
- 脳性麻痺の型
- 問題の重症度と分布
- 知的・身体的障害の性質と程度

IX.
筋-骨格系

　ここでは，四肢，筋肉，骨，関節などを任意にまとめて述べ，先天異常にも少し触れることとする。たくさんの興味深い小児科の症例が，整形外科病棟で見られるだろう。ここでは年齢順に――新生児，幼児，学童の，主要項目についていくつか示してみよう。

　詳細な診察とは，頭のてっぺんから足の爪先まで診ることである。学生諸君の多くは，系統的質問や系統的診察は完璧にできる。しかるになお，慣れない目では，問題となる小さな事柄を見逃しやすい――例えば，多指症，第2～3趾の部分的合指症(よくある)，第5指の彎指症などである。私たちは，はっきりした変形があるのに両親が気がつかなかったPoland症候群(大胸筋あるいは乳首の欠損がある)の学童をみたことがある【231】。脊柱側彎症は，そのつもりで診ないといかなる年齢において

230　脳性麻痺では必ずしも知能は侵されることはないことに注意せよ。

も見逃してしまうものである。
　乳児や小児に好きな姿勢をとらせて観察したまえ。動ける子なら，どのように動きまわるか注目したまえ。にじり動くか，這うか，お尻をつき手で這うか。歩行を観察したまえ。走れるか。運動の協調性，器用さ，対称性に注意したまえ。片足でケンケンできるか【232】(協調性と筋力を調べるよいテスト法である)。跳べるか。座位からどのようにして起立するか。跛行や動揺歩行，その他の異常な歩行はないか。四肢は対称的で，同一の長さか。両親は，医学的にみた子どもの姿勢の正常範囲について知りたがるものだ——足指の内側への曲がり(中足骨内反による)，O脚(内反膝)，腰椎前彎(腹部の突出をきたす)などについてである。
　つま先歩きは正常のこともあり，未熟児の乳児にみられる。また，アキレス腱が硬くなったことによる痙性両麻痺の早期徴候のこともありうる。

異常の型【233】

奇形 malformation ＝器官や領域の構造的欠陥
変形 deformation ＝圧縮による異常な形態あるいは位置
破壊 disruption ＝発達過程の破綻(他の点では正常)

　痛みのある，跛行している，整形外科的な症状のある，あるいは関節炎のある小児を扱う簡単な法則は次のごとくである。

整形外科の法則……OK？

何よりもまず，子どもを傷つけるな。
受動運動より先に，能動運動を【234】。
関節に力を加えるな——ことに先天性股関節脱臼を疑うとき。
疑わしきは行うな。

231　そうかと思うと，微細な変化も目ざとく見つけてくることもある。
232　片足跳びのことである。
233　用語を正しく用いることは，理解への第一歩である。

術語集：整形外科	
内反尖足 talipes equino varus	＝内反足
内反膝 genu varum	＝O 脚
外反膝 genu valgum	＝X 脚
反張膝 genu recurvation	＝後方へ曲がった膝
突背 gibbus	＝鋭い角度の脊柱後彎

A．新生児

　この年齢では，先天異常の検査が最大の関心の的となる。指は10本，趾も10本あるか【235】。水かき様のものはないか。四肢は対称的か。位置の変形はないか——例えば，足の位置の軽度の変形である内反足や外反足はよくみられる。そっと手で矯正すれば，正しい位置に戻る。

　内反尖足のような固定性の変形は，しばしば二分脊椎などに合併しており，用手矯正では治らない。

a．先天性股関節脱臼(66ページの股関節脱臼の項目をみよ)

　股関節の正しい診察が重要であり，"ベビー・ヒッピイ"【236】は役に立つ。新生児期に先天性股関節脱臼が発見できないと，完治が難しくなってしまう歩行期になるまでわからない，ということを忘れてはならない。股関節の診察は第1週では有用で，第6週では有用さが減り，6か月めとなるとあまり役に立たない。新生児期のあとでは，先天性股関節脱臼の主徴候は腰の外転の制限だけとなる。

234　諸君が何か行うより先に，子どもに行わせてみる。「膝を曲げて，伸ばしてごらん」と試みたあとで，そっと伸ばしてみるのである。
235　日本のたいていのお母さんは，出産直後まず，「指は10本ちゃんとありますか？」と産科医に尋ねるという。「Apgar スコアは何点でしたか？」と聞く人はまずいない。女医の諸君も自信がなかろう。
236　医学生実習用の人形の名。

> **術語集：指と趾**
>
> 合指(趾)症 syndactyly ＝指(趾)の癒着
> 彎指(趾)症 clinodactyly ＝指(趾)の彎曲
> 屈指(趾)症 camptodactyly ＝指(趾)の屈曲
> 多指(趾)症 polydactyly ＝指(趾)の数が正常より多いこと
> くも状指(趾) arachnodactyly ＝長い細い指(趾)

b．四肢の変形

　四肢の奇形(妊娠中のサリドマイド服用などでみられる)はまれであり，ここでは詳細は省く。非対称を疑う場合は，四肢の長さを正しく測定すること。正確な下肢長とは，前上腸骨棘と内果までをいうのである。半側肥大は，無虹彩症(虹彩の欠損)や Wilms 腫瘍などでの重大な合併症である。

> **術語集：四肢の変形**
>
> 無肢症 amelia ＝四肢の欠損
> 半肢症 hemimelia ＝四肢の遠位半分の欠損
> アザラシ状奇形 phocomelia【237】 ＝手足が直接体幹についている
> 関節拘縮症 arthrogryposis ＝彎曲した関節
> 骨形成不全症 osteogenesis imperfecta ＝骨脆弱症 fragilitas ossium

　神経管欠損は，ケルト人にことに多く，注意すべきである【238】。この欠陥は，通常は視診でわかり，合併する障害と変形は病変の部位と大きさによって異なる。病変の長さと幅を測定すべきである。神経管欠損の種類には，脳瘤，脊髄髄膜瘤，髄膜瘤，潜在性二分脊椎，癒合不全などがある。軽症の二分脊椎で下部の型では，臨床徴候がはっきりしないこ

237　サリドマイド禍で有名な奇形。
238　日本人ではそれほど多くない。

とがある——脊椎上の毛の密生や"脂肪腫様の"かたまりがみられたり，わずかに下肢が細かったり脱力しているぐらいである。神経管欠損と水頭症とは強い関連がある。

潜在性二分脊椎は X 線写真で脊椎弓の不完全癒合として示される。

術語集：神経管欠損	
二分脊椎 spina bifida	＝脊椎弓の癒合の不全(同義語＝脊椎破裂 rachischisis)
髄膜瘤 meningocele	＝髄液を含む囊がある脊椎弓の開放
脊髄髄膜瘤 myelomeningocele	＝神経組織が曝露している脊椎弓の不癒合
水無脳症 hydranencephaly	＝大脳半球のほぼ完全な欠失
無脳症 anencephaly	＝先天性の頭蓋冠の欠失
脳瘤 encephalocele	＝先天性の頭蓋欠損部を通る脳ヘルニア

c．頸　部

新生児では，頸部が短く見えることはよくある。赤ちゃんの頭を左右両側に 90°まわしてみれば，頸の正常運動がわかる。

胸鎖乳突筋に沿った線維性の硬結(胸鎖乳突部"腫瘤")は，新生児にしばしばみられる。これは通常は自然に消失する【239】。

新生児では甲状腺は見えず，触れることもできないのが普通である。明らかな甲状腺腫はなんらかの形の甲状腺機能低下症(甲状腺の酵素欠損症に続発する)か，一過性の甲状腺機能亢進症である【240】。

甲状舌囊胞は，まれにみられる正中部の病変で，舌の動きによって位置が変わる。

239　「筋性斜頸」といわれるものである。程度の強いものは，整形外科医に相談したほうがよい。
240　甲状腺機能亢進症の母親から出生した新生児でみられる。やはり目がギョロギョロしていることが多い。

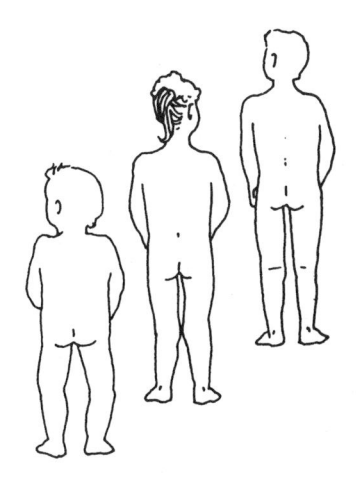

図5-30　正常の下肢

B. 幼　児

正常の年少幼児は，やや O 脚気味の歩行をすることが多い。これが就学前の幼児では，X 脚気味の姿勢に変わる。いずれも極端なものを除いて問題にしなくともよい。年少幼児の多くが扁平足である。趾の内側への曲がりはしばしばみられ，通常は中足骨内反や脛骨捻転による。

a．跛　行

跛行は，幼い小児ではよくある臨床上の問題であり，脊椎，腰，膝，足の注意深い診察が必要である。

跛行する小児に対するアプローチは，(a)病歴，(b)年齢，(c)臨床的診察に基づく。股関節障害の症状を時系列に沿って適切に記載すべきである。小児の姿勢，歩行，下肢の視診は必須である。次に股関節，膝関節，足関節の可動性を診察する。局所の熱感と圧痛，体に入りこんだ異物，必要ならば発疹や塊などについて注意深く調べる必要がある。小児の急性跛行の原因には次のようなものがある【241】。

- 腰痛

241　多くは歩くと痛いからである。

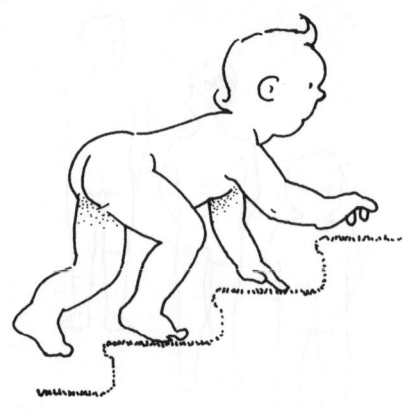

図 5-31　年少幼児の階段上り

- 一過性滑膜炎
- 化膿性関節炎
- 骨髄炎
- 椎間板炎
- 骨軟骨炎
- 足の刺傷，いぼ，異物
- 脛骨か腓骨の回転骨折
- リウマチ様関節炎
- 骨腫瘍
- 外傷
- Perthes 病
- 大腿骨骨端の滑脱
- アナフィラキシー様紫斑病
- リンパ性白血病
- 血液凝固障害
- 鼠径ヘルニア
- 精巣捻転

b．筋-骨格系

　orthopaedics（整形外科）という語の文字どおりの意味は，「まっすぐな子ども」である。paediatrics（小児科）という語は「子どもの医者」を意味

する。私たちは以前「整形外科学としての小児科学」と題した，言葉と概念をうまく結びつけた啓蒙的な講演を聴いた。子どもたちは，(可能ならば)その奇形を直してもらうために，(よくあることだが)その折れた骨をつないでもらうために，そして，その痛みを治してもらうために医師のところに連れてこられる。現在，子どもたちが病院に来たり入院する一番の理由は事故および負傷である【242】。その結果，病院中でいちばん忙しい科は整形外科である。上述の講演の題が暗示しているように，小児科医と整形外科医は密接に働くべきである，と固く信じる【243】。

いうまでもなく，筋と神経の診察は関連づけて行うべきである。同様に，筋と関節の診察も統合されねばならない。神経，筋，関節について各章に分けて述べることは，いささか不自然かつ独断的であり，連続体としてみることをよしとすべきである。筋も関節もそれ自身が一つの孤島であるものはなく，病変は孤立しているものより，むしろ多発的なものが多い。

c. 筋

子どもの筋疾患は，神経学的疾患を原因とするものか，あるいは筋自身の内因性疾患かである。神経学的疾患のほうが多い。神経筋異常の早期発見の糸口には，胎動の減少，出産後の呼吸障害，ぐにゃぐにゃ乳児，吸啜と嚥下の低下，発達過程の遅れなどがある。少し大きくなると，患児は歩くのが遅く，協調性が悪く無器用で，すぐ疲れて(どこへ行くにも「だっこ」という)，よく転ぶようになる。

筋の診察には，視診，触診，筋力検査，神経学的疾患の有無の確認などがある。

筋の視診　ここでは，大きさと対称性にまず注意する。症候群によって異なる筋の欠損や低形成がみられる——先天性心疾患では口角筋，Poland 症候群では大胸筋，プルーンベリー(prune belly)症候群では腹筋でみられる【244】。

242　日本では1歳以上のすべての子どもで，その死因の第1位は事故である。
243　わが国の現状では，その連携がうまくいっているとはいえないのが残念である。
244　この他の例も調べてみたまえ。

片側性の関節疾患(例えば膝の)により，片側性の筋衰弱(四頭筋の)をきたすことがある。骨折ギプスをつけていたために，長期間動かせなかったことによる子どもの四肢の筋衰弱の程度には，十分注意したまえ【245】。

筋群の肥大は，身体を使うことで起こる(水泳をする人は肩の筋肉が強い)【246】。短縮型の骨疾患は，きわだって筋性にみえる。軟骨低形成症や軟骨無形成症の子どもの脚は，"筋性"にみえることがある。Duchenne型筋異栄養症では，ふくらはぎの筋が大きくみえるが，触れるとゴムのように感じられる【247】。

筋の触診 筋の圧痛は筋炎を示す。急性ウイルス性筋炎では，歩くのをいやがり，ふくらはぎの筋に圧痛があるが，他にあまり異常はみられない。普通これは5～10歳の小児にみられる。インフルエンザウイルスやコクサッキーウイルスの感染は筋痛を起こすが，筋炎は通常みられない。子どもの上行性多発性神経炎(Guillain-Barré症候群)では，筋痛と圧痛があることがよく知られている。圧痛は皮膚筋炎でもみられるが，子どもにはまれである。私たちは一度だけ，内臓幼虫移行症(visceral larva migrans)の虫状の塊を触れたことがあるが，発展途上国ではもっと多いだろう【248】。筋の腫瘍(筋肉腫など)あるいは骨腫瘍(骨肉腫や軟骨肉腫など)は小児ではまれであるが，筋に付着したり，筋内に塊としてみられることがある。

筋力 学齢前の子どもでは測定し難いが，学童期に入れば容易に評価できる。学生諸君には，年齢に応じたさまざまな筋の，相対的な筋力を知ることまでは期待しない。筋力を段階分けする方法の一例を表5-12に示す。

実を言うと，私たちの多くは筋力についてはからきしダメであり，小児科医は，筋力の正確な程度や基準については，理学療法士や神経学者の助けを必要としている【249】。

いくつかの簡単なスクリーニングテストは，役に立ち例証となる。諸

---

245 しばしば起こるので重要である。
246 ボディビルを思い出せばすぐわかる。
247 仮性肥大という。
248 イヌやネコの回虫が肝臓や脳に迷入して重大な事態を起こす。わが国でもあるから注意。子どもを不潔な砂場で遊ばせないこと。
249 何を隠そう，日本でも普通の小児科の教官は詳しくない。

表5-12 筋力を段階分けする方法

程度	大ざっぱな評価	弱さの程度
0	なし	動かず
1	最低	ピクピクと動く
2	不良	重力による動きのみ
3	やや良	重力に抵抗して動く
4	良	やや弱い
5	正常	正常

君自身のことを考えてみたまえ——諸君のふくらはぎの筋(つま先立つ?)や二頭筋(1リットルのビール瓶を持ち上げる?)や,腹筋(腹筋運動をする?)などの筋力を調べるようにいわれたら,諸君はどんな運動をするだろうか。諸君の常識を小さな子どもたちに応用せよ。

- 幼児の腕の下に手をいれて持ち上げよ——上肢の近位筋のテスト。
- 指先で幼児を支えよ——腕の遠位筋のテスト。
- 階段を這い上がるよう幼児に頼め——下肢の近位および遠位の筋のテスト。
- 座位から立ち上がるように子どもに頼め。これはふくらはぎの筋のテスト。Gowers徴候(子どもが自分の下肢を「よじ登る」)は,筋異栄養症の古典的徴候であるが,他の筋衰弱でもみられることがある【250】。
- 諸君の2本の指をギュッと握るように子どもに頼め【251】——「君にできるなら僕を痛めつけてごらん」。子どもは普通これを面白がる。握力のテスト。
- 諸君の髪をひっぱってみる(指だけで)ように子どもに頼め【252】——連中はこれを実に楽しむ! 小さい手の筋のテスト。

この他にもいろいろあるが,諸君はすでに教訓を得たものと信じる。

---

250 両手を自分の両脚に突いて「ヨッコラショ」と立ち上がる。一度見ると忘れられない。
251 子どもが空手でも習っているようなときはよしたまえ。
252 もちろん,私のように髪が心細い人には禁忌の手技である!

ゲームをせよ。けんかのまねをして遊べ。諸君の力と連中の力を競争させる。励まし，積極的に行いたまえ。

「君がどんなに強いかみてみよう」

「さあ来い！ 君はもっとすごいだろう」

多くの少年はこのような運動を楽しむものだし，現代では少女もまた然りであろう【253】。

c. 学童

ここでは，(a)関節の診察，(b)関節炎の診察，(c)脊柱側彎の診察についてのみ触れることとする。

学童に対する筋，関節，骨の診察は，成人の場合と同じである。四肢痛や関節痛はよくみられ，きちんとした検索が必要である。"arthralgia"という語は関節痛を意味している。四肢痛を訴える小児の両親からは，痛みの周期，痛みを悪化・寛解させる出来事，そして最も重要なのは，罹患部に腫脹または発赤があるのに気づいたかどうかを確認することである【254】。

学生諸君はみな，すべての関節を診察できなければならないが，ことに(a)手関節，(b)股関節，(c)膝関節は重要である。関節炎がよく起こるところであるから。

a. 関 節

関節炎つまり関節の炎症は，小児科ではよくみられる現象である。これは，風疹(ことに膝を侵す)，伝染性単核球症，Henoch-Schönlein 症候群(大関節を侵す)【255】，そして一過性にリウマチ熱(リウマチ熱は"関節をなめ，心臓に食いつく")で起こる。全身性エリテマトーデス(systemic lupus erythematosus：SLE)のような膠原血管病，また小児期の慢性関節炎などで起こることもある。

関節炎は，炎症の古典的徴候があることによって明らかとなる。

- 発赤(rubor)

---

253 意外と怪力の少女がいて，キミがハリ倒されても私は知らんぞ。
254 炎症の有無である。
255 アナフィラクトイド紫斑病。

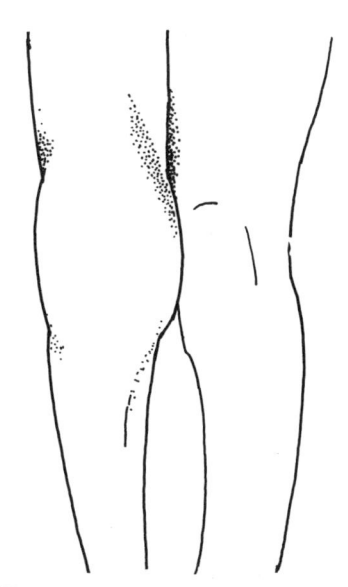

図 5-32　膝関節炎の腫脹

- 発熱(calor)
- 疼痛(dolor)
- 腫脹(tumour)，そして
- 機能の喪失(functiolasia)【256】

　関節は，感染によっても侵される。敗血症性関節炎は腰と膝を侵す。結核性関節炎は普通，腰と脊椎を侵すものだが，もはや西洋では少なくなった【257】。髄膜炎菌血症は，関節の感染を起こすことがある。

　多発性関節拘縮症，および今日では股関節脱臼との関係がよく指摘されている寛骨臼低形成症などの先天奇形によって，関節は損傷され，その機能が障害される。

　関節炎の初発症状は疼痛である。子どもたちが医師のところに連れて来られるのは，(a)痛みをとるため，(b)炎症や感染を抑えるため，(c)関節の位置や機能を維持するため，(d)変形を防ぐためである。関節の診察における第一目標は，適切な処置をするための解剖学的，病理学的，

256　病理学総論で学んだであろう。
257　わが国でもまれとなった。昔，正岡子規が苦しんだことが有名である。

機能的診断をすることである。もっと簡単にいえば、どの関節がやられているか、どのくらい悪いのか、そして原因は何かということを追求するのである。

さらに、関節痛と関節炎は、外傷、出血性障害（第Ⅷ、第Ⅸ因子欠損症）、Osgood-Schlatter 病（骨軟骨炎を表す人名を冠した用語の一つ）などでもみられる。物言う前の乳児や年少幼児では、四肢の一つを動かさないことや、入浴や着替えのときに泣くことが関節痛の徴候である。最近、Still 病の乳児の母親が、「泣かさずにさわることができないんです」と言っていた。

関節の正しい診察は，
- 視診と正確な所見の記載
- 熱感，圧痛，腫脹，捻髪音の触診
- 可動域の検査

診察の基本原則は、まず見ること、傷つけないでそっとさわること、そして常に、受動運動より先に能動運動を行わせることである。歩行は日常的に調べるべきものである。"成長痛"というのは誤った命名である――肉体の成長は別に痛くはない。しかし「精神の成長は地獄の苦しみを味わうこともある」【258】。

関節の視診は、関節の腫脹、通常の骨性の目じるし【259】および関節の輪郭の消失、合併する筋衰弱などを探しながら行う。関節の腫脹は、滑膜の肥厚か関節浸出液、またはその両者によって起こる。膝関節、手関節、指節間関節などでは、腫脹が明らかである。Henoch-Schönlein 症候群の紫斑様発疹は、踵と膝に明らかな関節炎を伴うため、この場合の診断は簡単である。指節間関節の腫脹は、指の紡錘状変形をきたす。手関節の腫脹は、"フォーク"状の変形をきたす。肩関節および腰関節の腫脹は通常は見ることができない。

関節の触診では、手掌あるいは手背の好みの側を用いて、熱感も調べる。関節の発熱は、対側や周囲の構造物とも比較しなければならない。明らかな関節の熱感がみられる場合は、炎症性関節炎である可能性が強い。関節の圧痛は、そっと触れてみたり、押してみたり、握ってみたりして確認する。滑膜の肥厚による関節腫脹は、手首が最も調べやすく、

---

258 悩みも苦しみもなく成人すると，バカ殿になりやすい。
259 外から見える骨の隆起である。

表 5-13　正常な関節の可動域

関節	運動	正常範囲
手首	屈曲	90°
	伸展	90°
肘	屈曲	0〜15°
	伸展	0〜15°
膝	屈曲	30°
	過伸展	0〜5°
足関節	背屈	30°
	底屈	30°

肥厚した滑膜を触れることができる。関節液は膝関節が最も調べやすい。膝の関節液が少量だと，複数の嚢の間で液をよせ集め膨らますことができる。関節液が多量だと膝蓋骨の浮動感がある。

関節の運動を検査するには，その関節の正常の可動域(例えば，手関節は約 180°，膝関節は 140°)の知識が必要である。年齢別にさまざまな関節の，屈曲や伸展，回旋や外転の範囲を述べるのは，他書に譲りたい。乳児は足趾を口へ入れることさえできる。多くの成人には，よほど訓練するか拷問にでもかけられるのでなければこんなことはできなかろう【260】。諸君は膝，腰，手首，肘，肩，頸の関節，そして足関節の正常範囲を知るべきである(表 5-13 をみよ)。

終わりに注意の言葉。常に受動運動の前に能動運動をさせよ。さもないと子どもを傷つけることがある。もし諸君が診察中に子どもを傷つけて，子どもが泣いたら——診察はおしまい，ひっくり返る子ども，怒り狂う母親，しくじった学生？【261】

若年性特発性関節炎(JIA)という語が，現在いろいろな小児の慢性関節炎を記載するのに用いられている。Frederick Still 卿は，幼い子どもの関節のみならず皮膚，リンパ腺，脾臓，肝臓，骨髄を侵す全身の症状に着目し，これら一連の状態を見事に報告した。

---

260 「よくあんなことができるな」と，おとなは"指をくわえて"見るばかりである。
261 そして恐い顔でキミの成績を「不可」にする教授。

b．JIA(juvenile idiopathic arthritis)の分類【262】

JIA の定義：他の原因を認めずに 6 週間以上持続する関節炎
亜型：
1．少関節型：病発 6 か月間に 5 関節未満が侵されるもの
 持続性：4 関節未満がフォローアップ期間中に侵されるもの
 拡大性：4 関節以上がフォローアップ期間中に侵されるもの
2．多関節初発 JIA：5 関節以上が病初 6 か月間に侵され，通常左右対称に小関節が侵されるもの

リウマトイド因子陰性・陽性
3．全身型(以前は Still 病で知られた)：弛張する高熱，一過性紅斑様発疹，リンパ節腫脹，肝脾腫などの全身症状と関連する慢性関節炎
4．乾癬性関節炎：通常は非対称的な大小関節障害，および乾癬の発生か乾癬傾向を示す他の証拠(家族歴，爪甲点状凹窩)を伴う慢性関節炎
5．付着部炎関連関節炎：以前は若年性脊椎関節症として知られていた。腱付着部炎(骨に付着している腱，靱帯，筋膜の炎症)か，または下部脊椎骨の障害を伴う慢性関節炎。HLA-B27 関連性関節症。成人では仙腸骨炎をきたす患者はかなり多いが，小児期では背部と仙腸関節の障害はまれ
6．分類不明：特発性慢性関節炎(idiopathic chronic arthritis：ICA)のいくつかは上述のカテゴリーに適合しない

術語集：痛みを表す語

筋痛 myalgia　　　＝筋肉の痛み
関節痛 arthralgia　＝関節の痛み
神経痛 neuralgia　＝神経の痛み
直腸痛 proctalgia　＝直腸の痛み
片(偏)頭痛 migraine＝一側性の頭痛(hemi-crania＝頭部の半分)

---

[262] わが国でも最近はこの分類を用いる専門家が多く，若年性関節リウマチ(JRA)という語は用いられなくなった。

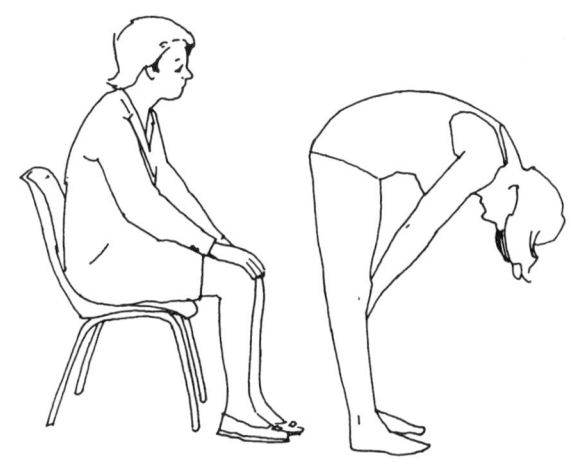

図5-33 脊柱側彎症の視診

c. 脊柱側彎症

脊椎側彎の視診は，ことに思春期の女児では，日常的に行うべきである。側彎症は次のようにして検索する。

1. 立位にして後方から視診する。一側の肩が挙上し，腰椎または胸椎が明らかに彎曲している。通常，脊柱が曲がっている方向（左また右）と，その曲がり具合について記録する。
2. 子どもに足趾に触れるように言う。検者は子どもの後方に座り，眼の位置は曲げられた児の背部と水平にする。こぶができれば固定した側彎であることがわかる。姿勢性の側彎は矯正可能である。

腰年齢	
出生時	CHD または DDH【263】
1〜3歳	一過性滑膜炎
5歳	Perthes病
10歳	骨端滑り症
すべての年齢	炎症性関節炎

X.
眼

「眼は心の窓である」

眼は，私たちすべてについて多くのことを物語る【264】。人相学（顔から性格を推定する）にふけるときにも，まず眼を見るのである。小児科でも同じことである。脱水のときの鈍い落ちくぼんだ眼。栄養失調のときの悲しい落ちこんだ眼。黄疸の黄色い強膜。白子症のピンクの虹彩。はしゃぎ健康なときの輝いている眼【265】。

眼の診察では次のことを行う。
- 眼，瞳孔，虹彩，強膜の一般的視診
- 対称性，その他の眼球運動の評価
- 必要なら，瞳孔反応，角膜反射
- 赤色反射
- 眼底検査（検眼鏡を使用）
- 視力検査

A. 眼底検査

よい眼底検査は，年齢に関係なくあらゆる小児の診察で重要である。新生児では，頭部を正しくまっすぐに保つのに助けが必要である。眼瞼をそっと開ける。両眼から20 cmの距離で赤色反射を引き出す。角膜が澄んでいることを視診し，水晶体のくもりを調べ，眼底での出血，網膜疾患，視神経乳頭の状況を調べる。

幼児では眼底検査はきわめて困難である。子どもに好きな姿勢をとらせたまえ——横になるか，母親の膝の上に座るか，一人で座るか。必要ならば部屋を暗くする。検眼鏡の光の強さを弱くする。散瞳剤は用いてはならない（許可なしでは）。気はひくが，気は散らさせないものに注目させたまえ【266】。強引に眼を開けさせてはいけない——こうするとた

263　66ページの脚注31をみよ。
264　「眼は口ほどにものを言い」と，日本でもいうではないか。
265　卒業試験の口頭試問でつまったときの，諸君の哀願するような眼。

いてい抵抗と拒否にあってしまう。忍耐強く，ゆっくりと遠くのほうからアプローチせよ。忍耐とねばりが，同定可能な網膜病変の発見によって報われることがあろう（例えば，それまで障害の原因がわからなかった小児が，風疹やサイトメガロウイルスやトキソプラズマによる網膜症であることがわかったりする）。

その他のまれな所見としては，未熟網膜症（"水晶体後線維増殖症"），高血圧性網膜症，脈絡膜結核，トキソカラ症（眼性幼虫移行症）などがある【267】。大泉門や縫合が開いている場合は，乳頭浮腫はきわめてまれである【268】。

a．眼底所見
- 風疹網膜症＝網膜の"塩とこしょう【269】"状所見（まれ）
- トキソプラズマ症＝単発性あるいは多発性の着色，あるいは萎縮性の瘢痕（まれ）
- チェリーレッド斑＝さまざまな遺伝性疾患でみられる【270】（まれ）

小児では常に，まず母親に尋ねたまえ。「あなたのお子さんはよく見えていますか」。もし「はい」と答えたら，その理由を尋ねるのである。母親は普通正しい【271】。母親が，「どうもよく見えていないようです」と言ったら，原因を探りたまえ。母親が正しいか間違っているのか，決める責任が医師にはあるのだ【272】。

b．時々みられるが心配いらない眼の所見
1. 偽性斜視（pseudostrabismus）は，鼻梁が広かったり，蒙古ひだ【273】の隆起により，斜視と紛わしい。

---

266 子どもの注意を引く必要はあるが，そちらのほうへ行ってしまったのでは困る。例えば動物の絵，人形など。
267 一般診察では，まずお目にかからない。
268 これも忘れてはならない知識である。
269 pepper and salt：焼く寸前のステーキの肉を思い出したまえ。
270 Tay-Sachs病をはじめとするガングリオシド蓄積症，Gaucher病，Niemann-Pick病などでみられる。変性疾患を疑われる乳児では詳細に調べること。
271 例によって。ただし「常に」ではない。
272 だが，母親の思い違いを非難する権利はない。
273 epicanthus．内眼角贅皮という。

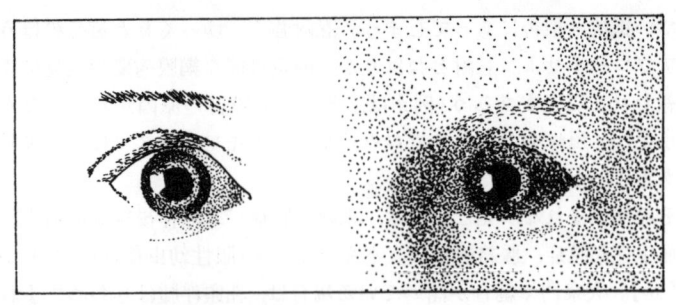

図 5-34　対光反射は全年齢で役に立つ

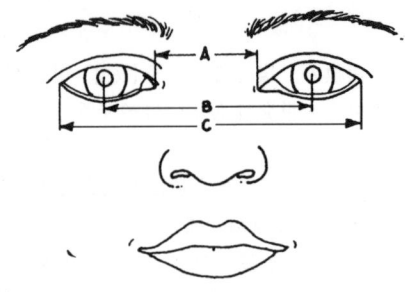

図 5-35　眼の計測点
A＝内眼角間距離, B＝瞳孔間距離, C＝外眼角間距離

2. **青色強膜**(blue sclerae)が乳児でみられても通常は正常である。著明な青色強膜は，骨形成不全症，遺伝性結合組織疾患，時に鉄欠乏貧血でみられる。
3. **まばたき**(blinking)は，学童では単なるくせやチックの一型であることが多い。気にしないのが最もよい【274】。
4. **対光反射**はすべての年齢で有用である。遠方の光源(窓，電球，たいまつ)からの光を，眼球運動のすべての範囲から瞳孔や虹彩に対称的に当てる。

　眼のいろいろな計測点の正常値(図5-35)は，専門の教科書にある。両眼の間が広く離れているのを眼間開離(hypertelorism)という。

　"蒙古様眼裂(mongoloid slant)"という語は，眼の傾斜が上方外方に向

274　彼女が2, 3回，片目でまばたきするのはどうしても気になるが……。

かっている(つり上がっている)状態をいう【275】。反対に"反蒙古様眼裂(anti-mongoloid slant)"とは下方外方に向かっている("つり下がって"いる)ものをいう【276】。

B. 観察的眼科学

私たちは，この本のいたるところで，注意深い観察によって得られるほうびについて強調してきた。眼をよく見ると，
1. **白内障**があることがある。白内障は先天性風疹症候群とガラクトース血症に合併する【277】。
2. **角膜混濁**ははっきりと見えることが多い。ムコ多糖類症の可能性がある。
3. **眼振**(nystagmus)【278】に気づくことがある。
4. 眼をキョロキョロする，すなわち視線が定まらない目的のない眼球運動は，視力障害児の特徴である。
5. **眼瞼下垂**もよくわかる。
6. 脆弱X症候群の男児では，冷たい(しばしば青色の)鋭い目をしている。
7. 凍りついた注意深さ(frozen watchfulness)が，虐待された小児では観察される。このような小児の視線は計算ずくで，諸君を見透しているように思われる【279】。
8. **白色瞳孔**＝赤色反射の欠如。これは網膜芽腫，白内障，未熟児網膜症を示す。

---

275 日本人は大なり小なりこれである。欧米人からみると特徴的にみえるらしい。日本人を漫画にかくと，これが誇張されて画かれる。
276 先天異常(奇形症候群)のなかに，これを特徴としているものがある(21qモノソミーなど)。
277 この他にももちろんあるが，まずこの二つを除外したまえ。
278 どんなときみられるか調べたまえ。
279 「斜にかまえたような」と日本で言う，子どもらしくない冷たい視線。

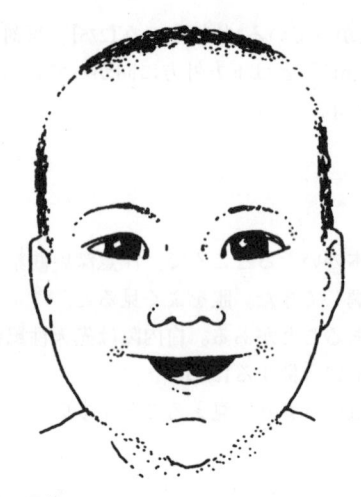

図 5-36　よく反応している笑い

術語集：眼

弱視 amblyopia　　　＝"怠け"眼：視力の部分的欠損
無虹彩症 aniridia　　＝虹彩の先天性欠損
無眼球症 anophthalmia ＝眼球(眼窩)の先天性欠損
無水晶体症 aphakia　 ＝水晶体の先天性欠損

眼を診察する際に忘れてはならないこと
- 小児は眼を開けられるのを嫌う
- 学童前の小児では反応が強い
- 瞳孔の不同は時に正常所見である
- 運動，色，反応の対称性を検証するのが重要である

C．各年齢での眼の診察

a．新生児

　新生児は強い光を嫌う。しかし，光のほうを向くかどうかは，1か月までの有用な臨床検査である。30〜50 cm の距離で視野のなかに赤い物

体(ボール)をもってくると，一時的な視線の固定が起こる【280】。

　新生児の眼は，立位にして，必要なら哺乳させながら診ると最もよく診察できる。この姿勢では通常は眼を開いている。忍耐強く行うと協力的な赤ちゃんでは，その眼が母親に"釘づけ"されるのが見られる【281】。

　出生時には，主として大きな異常がないか，外傷や先天性あるいは後天性の感染症の証拠がないかを調べることが，診察の目的である。この時期での眼球運動は，前庭眼反射によって調べる。すなわち，前後左右上下に赤ちゃんを回転させ，全方向での眼球運動を引き出すのである。

　第1週から第2週では非共同運動がみられるが，第4週までにはなくなる。眼の大きさが，大きすぎないか(緑内障)，小さすぎないか(小眼球症)調べる。生後1～2日のうちに角膜は完全に澄んでいなければならない。瞳孔は，両眼とも同じ大きさで，反応性がなければならない。この時期では常に眼の色調の異常がないか疑ってみたまえ。

　軸線調節の検査は，検眼鏡を用いて約50cmの距離で行うのが最もよい。この距離からだと，検者は両方の瞳孔を同時に観察して，赤色反射の赤さと輝きを比較できる。赤さに不同一性がみられるときは，斜視か眼の不透明の可能性を考えるべきである。この時期の眼底検査では，ことに乳頭部周辺と眼底後極部に出血を認めることがある。出血が著しい場合は，眼科学専門医の意見を求めるべきである。時に出生後数日間は眼瞼に浮腫があって，必要な検査のために眼を開くのが困難なことがあるが，このような場合には，赤ちゃんをうつぶせに寝かせると眼を開きやすくなる。

b．6～8週

　乳児は輻輳と追視は断続的であるが，動くものには反応する。検者は，この頃になると，30cmくらいの距離で乳児の注意を引くことができるようになり，"意味のある"微笑を引き出すことができる。12週までに頭と眼の運動は180°できるようになる。この時期では，涙腺が情緒反応を示すようにもなる【282】。

280　赤いボールは新生児診察に必須の道具。キミが喜んで遊んではダメ！
281　お母さんの顔を見つめるのである。お母さんはたまらなく嬉しい。「カワイイ‼」
282　悲しくなくても泣くことがあるのは，タマネギを盛大に切ってみればすぐわかる。

c．16〜20 週

　自分の手を注視するようになり，2.5 cm（1 インチ）の積み木を見せると 1 m の距離でただちに視線が固定する。20〜28 週で色の好みが発達し【283】，積み木や紙を用いて，手と眼の協調（手掌把握）が起こせるようになる。視力は 9〜12 か月で劇的に高められ，ごく小さなものでも見えて，親指と人差指でつまみ上げることができるようになる。水平面，垂直面とも眼球運動は円滑になる。1 歳で角膜の直径は成人と同じ大きさ（12 mm）となる。両眼視は 18 か月で完成する。4 歳までに視力は 20/20【284】くらいになる。

　眼の診察は年齢によらず，どの患者においても実施すべきである。検眼鏡を上手に使う技術は，臨床研修の早期に習得したいものである。眼の検査は新生児期，年少幼児期（2〜3 歳），5 歳（学童前）で行うとよい。これに続けて，10 歳代後半まで 2〜3 年ごとに検査を行うのがよい。

D．斜　視（strabismus）

　しばしば両親は「この子は斜視ではありませんか」と聞いてくる。斜視は，子どもが疲れたときのほうがはっきりわかる。親戚や友人が両親に子どもの斜視を指摘することがある。学生諸君は常に，斜視についての両親の意見を受け入れ，児の眼を適切に検査したまえ。新生児の斜視は網膜芽腫が否定できれば，さほど重大なものではない【285】。

　斜視には次のようにアプローチしたまえ。
1．あらゆる運動を通じて対光反射を調べよ。
2．あらゆる方向への眼球運動・眼筋について調べよ。
　　眼球運動のすべてを簡単に調べる方法は，子どもに「私の指を追って見てごらん」といって，空中にユニオン・ジャックを描い

283　キミはこの頃からピンクが好きだったに違いない。
284　イギリスでの視力検査の表現。3 歳頃になると，ランドルト環の切れている方向を指で示させる方法で，視力測定が可能である。ほとんどの正常小児の視力が 1.0 以上になるのは 6 歳頃という。
285　網膜芽腫は小児の眼科学的疾患のうち，ほとんど唯一の「死ぬ病気」であり，早期発見，早期治療が必須である。その主訴として第一は白色瞳孔（光る目）であるが，第二に斜視があることを忘れてはならない。教訓：「乳児に明らかな斜視を認めたら，ただちに眼科医へ送れ」。

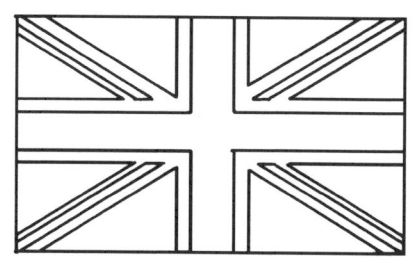

図5-37 ユニオン・ジャック

てみることである【286】。
3．次の簡単な質問に答えてみよ。「この斜視は交代性（共同性）か，麻痺性か」
4．角膜の混濁と，白内障を探せ。
5．被覆試験を行え。小児の注意を引く面白いもの（おもちゃ）を用いよ。片眼で見させるためにもう片方の眼を視軸上で覆う。子どもが今覆ったほうの眼で固定視していたのならば，他眼は斜視があると固定視を続けるであろう【287】。

斜視が生後5～6か月以上続いている場合は，ただちに眼科医へ紹介すべきである。偽斜視はよくあるちょっとした変化である。麻痺性斜視はまれであるが，交代性斜視より大きな問題があることが多い。

術語集：眼の腫れ物

霰粒腫 chalazion ＝眼瞼の小さな封入体性嚢腫
麦粒腫 hordeolum ＝ものもらい（膿疱）
類皮腫 dermoid ＝眼の外角の類皮腫
瞼裂斑 pinguecula ＝角膜近くの黄色の小斑

---

286 さすが大英帝国！「日の丸」でも少しは役立つかも。
287 すなわち，開いている眼がおもちゃを見るために動く。

E. 赤色反射(red reflex)

0.5 m の距離から両眼に光を当てる。正常なら対称的な赤色反射が生じるはずである。白色の瞳孔反射は白内障,網膜芽腫,未熟網膜症によって起こる。赤色反射の欠落は白色瞳孔(leukocoria)と呼ばれる【288】。

F. 時々みられる眼の所見

1. 眼球結膜の血管の拡張がある場合は,毛細血管拡張性運動失調症の可能性がある【289】。
2. Brushfield 点(虹彩外側周囲の白点)は,Down 症候群にみられるが,正常小児でもみられる。
3. Morgan-Dennie ひだは,眼の下の二重のひだである。これは,湿疹のあるアレルギー性の小児でみられる【290】。

眼の神経学的診察とその解釈は,小児と成人とで違いはない。瞳孔は正常では左右対称で,正中にあり,円形で,光に反応して調節が起こる。眼球運動は全方向にみられなければならない。極端に偏視させたときの細かい眼球振盪は,正常所見である【291】。角膜反射は不愉快なものであり,必要な場合はごくまれである【292】。ここでは,各年齢ごとの詳細な視力検査については省略する。Mary Sheridan の著書(1997),あるいは

乳児早期における弱視の危険信号

キョロキョロとさまよう眼球運動
手をずっと凝視している
顔に向かって素速く手を突き出しても,まばたきしない("びっくりさせてもパチクリしない")
眼球振盪

---

288 白色瞳孔をみたら,まず網膜芽腫を除外したまえ。急げ!
289 原発性免疫不全症候群の一種。このような眼球結膜の症状は,乳児期には認められず,幼児期以後で次第に明らかになる。
290 あまり知られていない。「眼の下の隈どり」のほうがしばしばみられる。
291 「電車に乗って外の景色を見ている人の眼の動き」と教わったであろう。

眼科学の教科書を参照したまえ【293】。協力的な小児では，対面試験で視野もざっと調べることができる。

早期に発見し治療することで，弱視を防げる。視力の低下を早期発見することで，適切な治療ができる。

診察を受けにきたら，母親にこう尋ねたまえ。

「あなたの赤ちゃんはよく見えていますか」

「どうしてそう思うのか教えてください」

もし母親が，自分の赤ちゃんの視覚について心配しているならば，話を聴き，それに基づいて診察したまえ。お母さんの直感はたいてい正しいのである！ 乳児はいつもお母さんの目をじっと見ていて，ペンや聴診器，その他のぶら下げられた物よりも，親しげにほほ笑んでいる人間の顔のほうが好きだということを覚えておきたまえ。人形やおもちゃは，諸君のほほえみを補うものでしかないのだ！【294】

XI.
外科手術

ここでは，緊急または後で外科的処置を要する状況での観察と診察について述べる。

1. **鼠径ヘルニア** 最初の3か月間で，ことに早産児に多くみられる。ほとんどは男児に生じるが，ごくまれに女児でも起こりうる。嵌頓することが実際とても多く，早産児は手術するまで家に帰してはいけない【295】。ヘルニアの診察と関連して精巣があるか，またその位置を診ておくことを忘れないこと。冷たい手と泣いている乳児はこの評価を難しくさせ，あいまいな診

---

292 死亡の判定とか……。
293 小児眼科学の教科書か，新小児医学大系「小児眼科学」などをみたまえ。
294 コワイ顔のキミは，鏡の前でやさしい笑顔の研究をしなければならない。乳幼児を診察するときは，いつもまず，ほほえみかけて反応を確かめること。
295 年齢が高くなると嵌頓はそれほど多くはないが油断ならない。嵌頓ヘルニアは緊急手術が必要である。

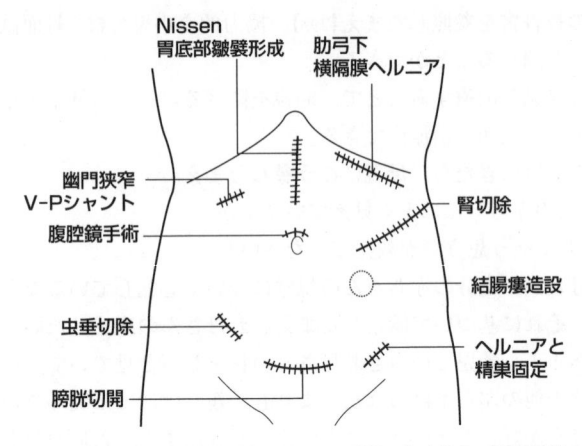

図5-38 子どもにみられる腹部手術創。こうした手術の多くは今では腹腔鏡で行われることに注意したまえ。

　　　断となってしまう。温かい手となだめるもの(乳首)がとても有用である。
2. **臍ヘルニア**【296】　乳児によくあり,ことに早産児ではしばしばみられる。一般に手術は不要で,2歳以内に問題は解決する。時に修復が必要となるが,ことに臍傍ヘルニアだとそうである。臍ヘルニアが救急疾患となることはまずない。
3. **精巣軸捻転**(一側または両側)　この状況はまれであり,通常は出生に先立って起こる。発症48時間以内に診察すると,大きな硬い変色した精巣をみるが,その後数週間で崩壊して消失してしまう。一側のみの場合は,残りの精巣を早く固定するための緊急手術を要する【297】。
4. **耳の診察**　まれに起こる鼓膜の膨隆を伴う急性中耳感染は,耳鼻科医に相談する。さらにまれなものには急性乳様突起炎がある。中耳感染の証拠がみられたら,必ず乳様突起部の圧痛を触診すること。
5. **扁桃**　扁桃が急性に腫大して耳鼻科医の関与が必要となることがごくまれにある。しかし膿で覆われ感染したようにみえる

296　出べそのこと。「臍帯ヘルニア」は全く別の重症疾患である。
297　放っておくと「お家の大事」になるぞ。

扁桃の多くは，腺熱によるものであり良性である【298】。

6. **足趾の爪の陥入** 新生児と乳児の大部分は足趾の爪が陥入しているようにみえる。ブドウ球菌感染は爪甲周囲炎を起こすことがある。局所療法で解決するので，手術が必要となるのはまれである。

7. **急性骨髄炎** これはよくみられる状況であり，急性の痛みと圧痛のある部位の丁寧な診察が不可欠である。現在では幸いにも手術はごくまれな場合にのみ必要である【299】。

8. **急性虫垂炎** 年少児では診断するのは非常に難しい【300】。乳児でもまれにみることがあるが，年長学童に多い。腹部を診察し，局所痛を注意深くみていかねばならない。やさしくそっと行うこと。温かい手で行うのが基本である。できれば子どもをリラックスさせ，なだめるために親にいてもらうのがよい。不安に思ったら，先輩に助けを借りることである。穿孔が考えられたら，直腸診と腹部スキャンが診断を確定するのに有用である。

9. **眼窩周囲の感染** 眼窩周囲の皮膚と皮下組織に炎症および浮腫がみられることがある。これは救急処置を必要とする事態であり，直ちに眼科医に相談すべきである。

10. **幽門狭窄** 胃に蠕動不穏を認め，幽門部に腫瘍や腫瘤を触れることがある。幽門部の腫瘤は，右上腹部にみられ，オリーブ様もしくは鼻の先端に触れているように感じられる。"試し哺乳"の一環として触れるとよいが，触診はなかなか難しい【301】。

---

298 EBウイルス感染症のことが多い。時に重症となるので油断しないこと。
299 しかし直ちに入院させ，適切な抗菌療法を行うことが必須。
300 脚注100をみよ。乳児でも虫垂炎があることを忘れないこと。
301 腫瘤を触れにくい場合もあり，「噴水状嘔吐」などの臨床症状と画像診断が重要である。多くの場合手術が必要となる。

6 発育の測定

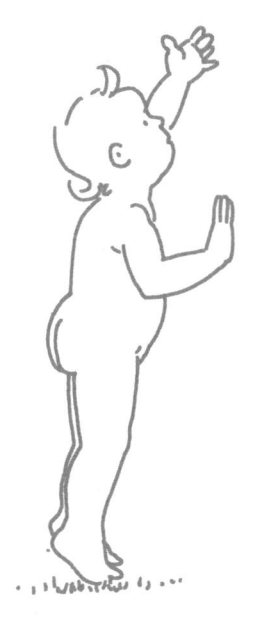

小児科医は測定医である。

Apley

Chesterton は，自分を最もよく知っている人は仕立て屋だ，なぜならば会うたびに自分の寸法を測るからである，と述べている。同じことが小児の医師にも言えよう。小児科医は，乳幼児すべてについて，身長，体重，頭囲を日常いつも測定しなければならないのである【1】。さらに，上腕囲，皮膚の厚さ，血圧，躯幹/四肢の比などを正しく測定しなければならない。

乳児は寝かせて身長を測定する。大抵は頭頂から踵までの長さを巻尺でざっと測っている。さらに正確な方法は，水平身長計か"ペドベビー"測定器である【2】。立位の身長は，壁に取り付けた簡単な表とか【3】，垂直物差しとか，身長計とかで測定できる（図6-1）。Tanner のグループが

---

1 小児科では，X線撮影装置はなくとも，巻尺と体重計は不可欠の商売道具である。
2 乳児用の身長計は小児科の外来に必ずある。見学したまえ。
3 日本の伝統では「柱のきずはおととしの……」とうたいながら測る。優雅だ！

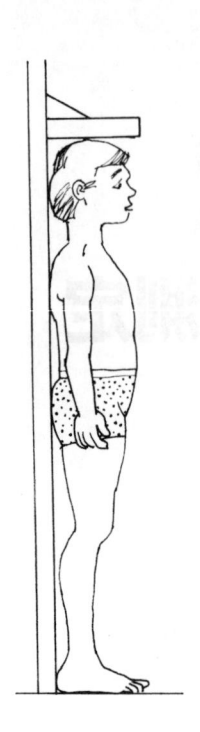

図6-1　身長計で身長を測る

確立した方法が最も正確である。身長は，性，年齢，人種別にそれぞれ適した標準発育曲線の図に記入すべきである。幼い頃(7歳まで)は，性差はほとんどない。国際的な図表も出版されている。幸福度の指標としては，おそらく身長の増加のほうが体重の増加よりも適している【4】。

　子どもの身長を評価する尺度として，いくつかの簡便な年齢がある(次頁のカコミを見よ)。

　発育と発達を評価するときの手助けとして，
- 親が持っていたら子どもの健康記録を見せてもらう【5】。
- 家族で撮った写真を見て親族の体重や身長を推し量る。

4　社会的・経済的レベルが高いほど，身長の増加が多い傾向がある，と本書の著者は言っている。

- 家族の特徴を尋ねる【6】。
  彼の父親は思春期に入るのが遅かったか？
  彼女の母親の初潮はいつだったか？

身長を評価するための簡便な年齢

暦年齢（実際の年齢）：例えば「男児，6.0歳，測定100 cm」
身長年齢＝4歳。いいかえれば「この子は4歳児平均値相当の身長である」ということ
骨年齢はX線で測定する。「この子の骨年齢はバリエーションを考えて4歳と評価」
衣服年齢。「4歳用と書いてある洋服を買ったと母親が報告」【7】

身長評価の基準【8】

出生時	50 cm
1歳	75 cm
4歳	100 cm
12〜13歳	150 cm

聖書には，適切な**体重**は神の喜びであり，太りすぎややせすぎは嫌悪されるところであると書かれているが，小児科にとってもまた然りである。すべての乳幼児は，定期的に体重測定を受けるべきである。薬物用量や水分必要量は，体重によって変わる。最初の1年間で，体重は3倍になり，身長は50％，頭囲はおよそ1/3増加する。

---

5 わが国では，乳幼児はすべての子どもが持っている世界に冠たる母子健康手帳を，学童以上は学校の保健記録を見る。
6 発育と発達にはある程度遺伝的傾向がみられる。
7 服についている「何歳用」というラベルのこと。日本ではしばしばあてにならない。ワザと小さめに作って親心をシゲキする業者が多いから。

頭囲，もっと正しくいうと最大後頭前頭径も，伸びたりしない信頼できる巻尺で測定すべきである（図6-2）【9】。頭囲は脳の発育の指標である（知能の指標ではない）。異常に早く，あるいは異常にゆっくりと発育する頭に注意せよ。日常診療では，上下3パーセンタイル（±2SDにほぼ相当する）を"正常"の限界と定義するのが普通である【10】（図6-3）。上下3パーセンタイルを除いた範囲内であれば異常とはとらなくてよい。これらの多くは「小さい正常」である。

頭囲の平均値	
出生時	35 cm
1歳	47 cm
2歳	49 cm
4歳	50 cm
8歳	52 cm
15歳	55 cm

例えば，身長と頭囲の大きさは家族に似るものである。低身長の評価をするときは，両親の身長を知る必要がある【11】。子どもの身長を両親の身長の中間値と一致させるための表があるので，参照するとよい。家族性大頭症は，よく知られた概念である——異常に大きな頭の子どもを評価をする際は，必ず親の頭囲測定をしたまえ【12】。

その他の有用な測定として，次のようなものがある。

8　日本の子どもも大きくなったので，大体この基準でよかろう。
9　100円ショップで買ってきたやつで間に合わせるな。
10　大ざっぱにいうと，100人のなかで上位3人と下位3人が異常で，中の94人が正常ということである。良すぎても異常である。例えばキミの学力のように（お世辞）。
11　脚注6をみよ。特に大きかったり，小さかったりするときには必ず両親と比べる。この場合，両親の小児期からの発育曲線も重要である。
12　「帽子屋泣かせ」の家族というのがいるものである。

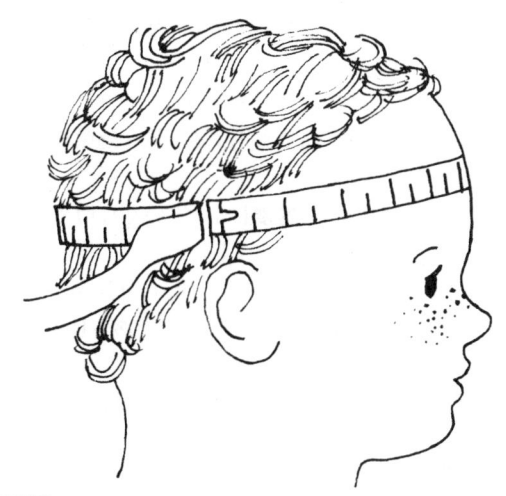

図6-2 頭囲の測定

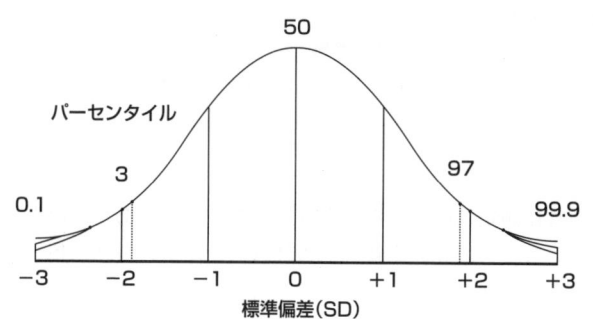

図6-3 パーセンタイルと標準偏差の関係

1. **腕の長さ**　片側の指尖から肩をこえてもう片側の指尖まで【13】。3〜4歳では，ほぼ身長と一致する。身長より短ければ短肢症が考えられる。
2. **躯幹/四肢の比**　恥骨から頭頂までと，恥骨から地上までを測る。学童ではこの比はほぼ1：1であり，新生児では1.7：1である。

13　日本でいうヒロ(尋)に近い。

3. **上腕囲** 肩と肘の中間点で測る。発展途上国では，これは栄養の有用な指標である。
4. **皮下脂肪厚** 適当なノギスで測る。通常は，左の上腕三頭筋中央部と左の肩甲下部で測定する。低・過栄養を測るのに用いる【14】。
5. 身長(あるいは体重)の**速度**【15】 いくら増えたかという増加幅ではなく，増加率を測定する。
6. body mass index(BMI) 体重(kg)/身長(m)^{2}で算出し，正常は18〜25。小児の肥満の有用な指標である【16】。

成長の追いつき(catch-up)・8歳の男児

暦年齢　＝8歳
身長年齢＝4歳
骨年齢　＝4歳
衣服年齢＝4〜5歳
　8歳のときセリアック病と診断。
　その後，無グルテン食により成長が追いついた。

小児の身体測定に関して考えられそうなことは，あらかたもう誰かが測定している——瞳孔間距離，引き伸ばした陰茎の長さ，精巣容積，腎臓の大きさ，心胸郭比——これらの正常値は，専門書をみれば書いてある【17】。身長に関しては，

- 標準発育曲線図に記入せよ。
- 1度だけ測るのではなく，続けて測定するのが重要である。
- 発育異常のパターンはよく知られている。
- 小児には，正常範囲からはずれまいとする傾向がある【18】。

14　87ページの脚注96をみよ。
15　velocityの訳。発育曲線を描くとよくわかる。
16　今や知らない人はいない指標であろう。年長児・成人では18未満はやせ，25を超えると肥満とすることが多い。乳児ではKaup指数を用いることも周知であろう。その標準値は年齢によって異なる。
17　いまさら学位のテーマにするのはやめておけ。

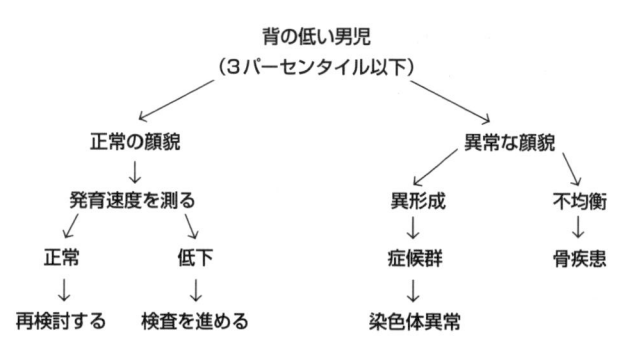

```
                背の低い男児
              （3パーセンタイル以下）
               ↙         ↘
          正常の顔貌        異常な顔貌
             ↓            ↙    ↘
         発育速度を測る    異形成   不均衡
          ↙    ↘         ↓      ↓
        正常    低下      症候群   骨疾患
         ↓      ↓        ↓
      再検討する 検査を進める 染色体異常
```

図6-4 3パーセンタイル内の男児へのアプローチ法

　異常に背が低かったり高かったりする小児にアプローチする際は，簡単な質問をし，正確な測定を行い，パーセンタイル比較と成長の速度を正しく記入をすることが，無駄な時間をかけず不要な検査を省くのに役立つことも多い【19】。背の低い小児にアプローチするための典型的な法則は，図6-4のごとくである。

　背の低い小児で以前の測定結果がないときは，母親に靴のサイズ【20】，服のサイズと年齢（たいてい大きな店では服に年齢別のラベルをつけている【21】）を尋ね，家族の写真を見せてくれるように頼むのがよい。医師が子どもが小さいことを問題視しても，母親は「うちの家族はみんな大きくなるのが遅かったんですけど」といって戸惑うことがある【22】。

　小児，ことに男子は自分の身長を気にかけており，友達に負けたくないと心底思っている【23】。私たちは次の小さな詩の「底意」に完全には賛成しかねる。

18　標準発育曲線の正常範囲に入ろうとする。
19　発育曲線を書いて考えることがまず必要である。いきなり採血して成長ホルモンを測ったりするのは正しくない。
20　身長とある程度相関する。往年の名レスラー，ジャイアント馬場の16文キックは有名であった。
21　脚注7をみよ。
22　slow starter.「のんびり屋さん」である。
23　身長の低い男の子は「大きくなりたい」と，身長の高い女の子は「小さくなりたい」と思っている。そしてある限度を超えると主訴として来院する。

私は以前，小さな妖精に会った
ゆりの咲いているところだった
どうしてそんなに小さいの
どうして大きくならなかったのと私は訊いた
ちょっと眉をひそめて両方の眼で
私をじろじろ見て彼は言った
"私は私の割にはかなり大きいのだ
君が君の割には大きいようにね"【24】

John K. Bangs

最後に要点をいくつか。
- 標準発育曲線図は実際に測定した数値をもとにつくられており，こうあるべきであるという数値を表したものではない【25】。
- 社会の上層と下層では身長に有意の差があるが，体重は必ずしもそうではない【26】。
- たいていの背の低い小児は，"小さな正常の範囲"の小児であり，背の低い家系の両親から生まれたか，社会的に恵まれない集団の出身であるか（あるいはその両方）である【27】。
- 6～12か月以上観察して正常の発育速度を示した小さい小児（3パーセンタイル以下）には，おそらく悪いところはない【28】。
- 身長や体重が増えないのは小児では普通でなく，病気の徴候の可能性がある【29】。
- 標準発育曲線の正常範囲を横切って下がっていくのは，異常である。

---

24 どうもうまく訳せないが，意味はわかるであろう。
25 現状の統計を示しているのであって，理想像を示しているのではないということである。言いかえれば，その子どもなりの適切な発育があればよいのであって，「標準」でなければ異常であるとあせる必要はない。
26 このあたり，いかにもイギリスらしい。日本では「一億みな中流」であるから，このような点は明らかではない。脚注4をみよ。
27 これも，後半は日本ではあてはまらない。
28 その子なりに発育している正常児なのである。
29 内分泌疾患だけではない。全身的に検討したまえ。

術語集：低身長

変形性小人症 diastrophic dwarfism ＝屈曲した小人症
致死性小人症 thanatophoric dwarfism ＝致死的な小人症【30】
軟骨無形成症 achondroplasia ＝短肢小人症の一型
骨化石症 osteopetrosis ＝大理石骨病

　私たちは，学生諸君が，まれな，めったにない症例にあまり多くの時間を費やす必要はないと信じている。ただし，興味があれば別である。諸君が，どこが違っているかを判断する能力を高めることができ，見たことを説明でき，さらに詳しく知りたければどこを調べればよいかを知ることができれば，それで十分である【31】。

　奇形学では，認識と記載，そして計測が大切である。適当な教科書か，しかるべくプログラミングされたコンピュータで調べることもできよう。
　奇形学で用いられる計測は，次のようなものである。
- 身長
- 腕の長さ（ひとひろの長さ）
- 躯幹/四肢の比
- 手の長さ
- 中手骨の長さ
- 耳の長さ
- 瞳孔間距離
- 前腕運搬角度【32】
- 内眼角間距離
- 骨年齢

　思春期前および思春期の子どもでは，性的成熟度の評価が有用な場合がある。性的成熟度の評価方法は，Tanner-Whitehouse（英国発育基準）

30　Majewski症候群などのいくつかのまれな症候群がある。
31　これが大切なこと。「症候群博士」になる必要はないが，「このテの病気はあの本を読めば（あの人に聞けば）わかる」というオリエンテーションは必要である。
32　腕を下げてものを運ぶとき，上腕と前腕が肘でつくる角度のことである。

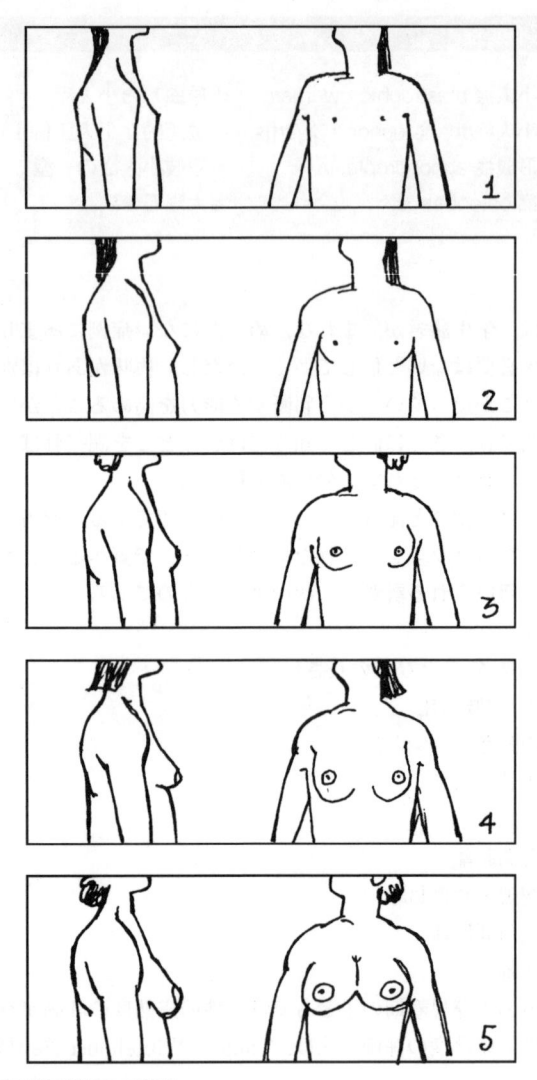

図6-5 女子の乳房発達の5段階

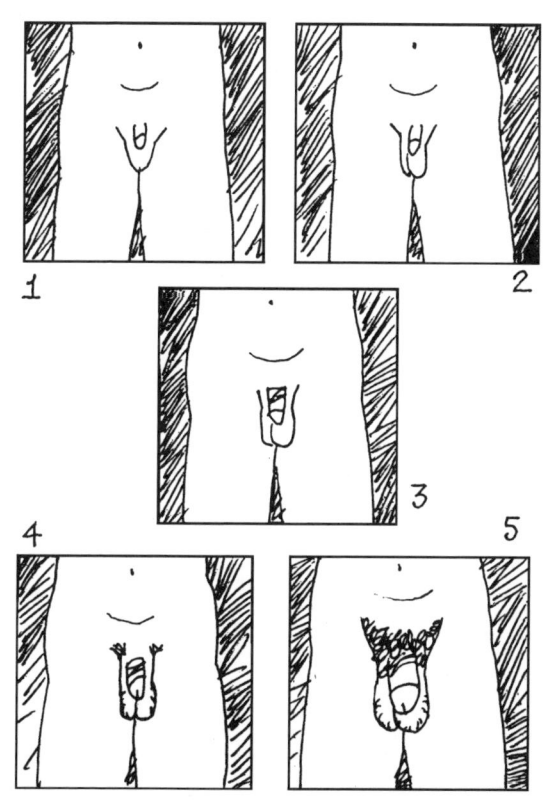

図6-6 男子の外陰部・陰毛発達の5段階

で知ることができる。これは，乳房や外陰部と陰毛の発育に基づいたものである【33】。

---

33 日本でも通常この評価法を用いている。

7 水分と栄養

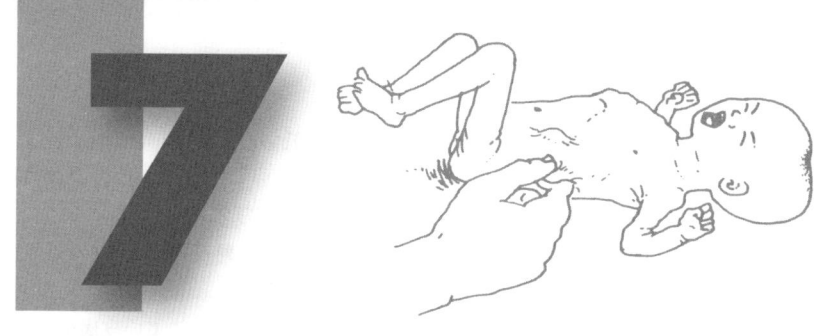

I. 脱水の検査と診断

　正常な水分を維持するためには，保護者（母親，看護師など）は乳児に十分な水分を与えなければならない。生理的および実際上のさまざまな理由によって，乳児では簡単にすぐ脱水が起こる。したがって，脱水の早期の発見と診断が非常に重要である。

A．なぜ乳児では脱水がよく起こるのか[1]

1. 乳児は，身体の組成が成人と異なる——成人では水分は体の60％であるのに対し，乳児では70〜80％を占める。
2. 水分をたくさんとる——成人では30〜40 mL/kg/日であるのに150 mL/kg/日もとる[2]。
3. 1日の水の出入が体重の10〜15％もある。成人では3〜5％。

1　試験に頻出の問題である。よく理解したまえ。
2　いくらキミがビールが好きでも7〜8 Lは飲めないだろう。

4．尿を濃縮する腎臓の能力が比較的低い。
  5．皮膚や気道を通しての不感蒸散が多い。これは，体表面積/質量の比が大きいからである。比は大人の2〜3倍。
  6．基礎代謝率が高く，かつ感染に対する発熱反応が大きい。
  7．乳児は水分摂取の調節がほとんどできない。

水分補給が正常であることは，輝いた眼，湿った舌，よい皮膚のツルゴール【3】からわかる。太った乳児(皮膚のツルゴールを調べにくい)，ことに高張性脱水症では，脱水がわからないことがある。正常の皮膚のツルゴールまたは弾力性は，たくさんの乳児を診察することでわかってくる【4】。

B．脱水の徴候

乳児の脱水では次のような徴候を呈する。
  1．陥没した大泉門
  2．眼球のツルゴールが減退した，鈍く乾いた眼(正常乳児では私たちはたいてい眼球のツルゴールは診ないので，この徴候ははっきりしないこともある)【5】
  3．乾いた舌と口【6】
  4．皮膚のツルゴールや弾力性の減退。いちばんわかりやすいのは腹部や大腿部の皮膚をつまみ上げてみることである(図7-1)
  5．嗜眠と弱い泣き声【7】
  6．脈圧の減少
  7．尿量の減少(おむつが濡れないほど)【8】

---

3 皮膚緊満度。皮膚の"張り"である。日本でも小児科では日常的にツルゴールと呼ぶ。
4 つまんだ感触で調べる。つまんでできた皮膚のしわが戻らず，そのままになっているようであれば重症の脱水である(図7-1をみよ)。
5 日本でもあまりこれは言わない。それよりも「泣いても涙が出ない」という徴候のほうが大切である。
6 脱水の徴候としていちばんよくわかる。声も涸れてくる。「涙も声も涸れはてて??」は失恋のときだけではない。
7 亢じれば昏睡にいたる。「ウトウトしている」「寝てばかりいる」というのは要注意。
8 よく訴えられる所見，「今日は朝からちっともおしっこが出ません」。

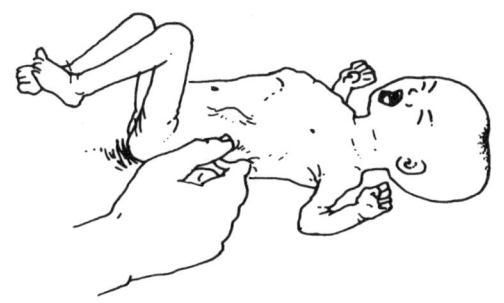

図7-1 正常な皮膚ツルゴールを喪失した乳児

　8．血圧の低下

　脱水の早期の徴候は間質液の喪失によって起こり，後期の徴候（上記6〜8）は血管内体液量の喪失によって起こることを覚えておくこと。先進国の乳児はたいていの場合，脱水が軽度ないし中等度のうちに医学的な手当てを受けるが，発展途上国では重症の脱水症がよくみられる【9】。普通の等張性または低張性の脱水症の乳児であれば，通常は嗜眠状態であるか"ペッタリ"している【10】。反対に，高張性または高ナトリウム血症性の脱水では，脳の成分が病的となるため，乳児が被刺激性であったり，怒りっぽかったりするときにこれが疑われる【11】。

　ごく重症の脱水症では，代謝性アシドーシス（深いため息のような呼吸）やショック（乳児は青ざめ，冷たく，静かである）を合併することがある【12】。

　表7-1の数値は，新生児・乳児・成人それぞれの体液バランスには重要な差異があることをはっきり示している。ただし，これは"典型的な"値であり，変動も大きいことを忘れないこと。

9　日本でも50年前まではそうであった。多くの母親は，「下痢をすると水を与えてはいけない」と考えて，子どもを干乾しにしていた。
10　ウトウトしている。グンニャリしている。
11　きわめて大ざっぱにいうと，ウトウト，フニャフニャしているのは低張性ないし等張性脱水症。キャアキャア，ワァワァいっているのは高張性脱水症と覚えたまえ。ただし，あてはまらないことも多い。
12　意識障害をきたした脱水症を「中毒性」といい，即刻，輸液療法などの処置を施さないと死亡することがある。急げ！

脱水の型		
等張性	70%	ペッタリ,ウトウト
低張性	20〜30%	
高張性	2〜5%	イライラ,"こねたパン生地のような"皮膚,痙攣

表7-1 体液の諸数値

	1週	1歳	20歳
体重(kg)	3.0	10.0	70.0
身長(cm)	50	75	175
頭囲(cm)	35	47	55
体表面積(m^2)	0.25	0.5	1.73
血圧(mmHg)	70/40	90/50	120/80
水分摂取量(L/日)	0.45	1.0	2.5
水分摂取量(%体重)	15	10	3.5
水分摂取量(mL/kg/日)	150	100	35
血液量(mL)	250	750	5,000

　脱水の型を臨床的に判断するのは難しい。高張性脱水症は,痙攣を起こして脳損傷をきたすことがあるため,注意して発見するように努めることが重要である【13】。

　体液を理解するのに「体のスペース【14】」の概念が有用であることを提

脱水の程度	
軽症(0〜5%の体重減)	=臨床徴候はほとんどない。舌乾燥,大泉門平坦化がみられることもある。
中等症(5〜10%の体重減)	=間質内体液の喪失を示す明らかな臨床徴候——大泉門陥没,舌乾燥,皮膚ツルゴール減退
重症(10〜15%の体重減)	=重態。血管内体液の喪失を示す徴候——弱く速い脈拍,血圧低下,乏尿——加えて早期徴候

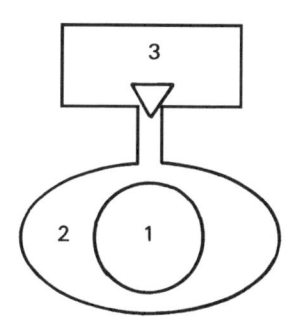

図7-2 3つの体液空間

案したい。体液空間は三つあり，第1，第2，第3である。「第1」「第2」世界が確かでなければ，「第3世界」を定義することは大変難しいのである。

第3の空間の体液の喪失を示す徴候はこれといってないため，気づかれないこともある。

> 第1の空間＝血管内の空間
> 第2の空間＝間質の空間
> 第3の空間＝胸腔，腹腔，胃腸管などにある液体

> 軽症～中等症脱水＝↓間質内体液量
> 重症脱水　　　　＝↓血管内体液量

水分過剰は，小児ではそれほどよくみられるものではないが，心不全，腎不全，静脈内輸液過剰などで起こることがある。臨床的に水分過剰の

13　ロタウイルスによる下痢症（白色便性下痢症）で，以前は高張性脱水症がよくみられた。冬の風物詩でもあったが最近は季節性が薄れた。
14　body space. 体内の間隙，空間。

程度(乾燥体重がわかっていれば,それと比較した体重増加)を判断し,水の制限,利尿薬,透析などの適切な方法による水バランスの修正を行う。主な臨床徴候は浮腫である【15】。

II.
栄 養

栄養の臨床的評価は比較的単純である。現代の西欧の乳児栄養不良とは,間違った食物の与え方(炭水化物過剰)や過剰なカロリー摂取による肥満を指す【16】。発展途上国では,蛋白,カロリー,ビタミン,ミネラルの欠乏がよくみられる【17】。世界のどこであれ,栄養不良の共通の原因は不適切な食物摂取である。

A. 栄養の評価

- 見よ。
- 体重,身長などを測って標準発育曲線図に記入せよ。
- 何が欠乏しているか診察せよ。

a. 観 察

健康な乳児は頬がふっくらとしており,臀部は硬く丸みがあり,筋の緊張は良好で,よい顔色をしている。乳児の臀部はラクダのこぶのようである——いざというときのための脂肪と筋肉の貯蔵庫である。乳児の急性栄養不良では,体重が減少し,皮下脂肪を失い,ぐったりしている。慢性栄養不良では,青白く,やせており,骨がとび出して見え,腹部は

---

15 健康な小児では,水分過剰はほとんど問題にならない。本当に子どもはよく水を飲むものである。しかし,病的状態のときには注意が必要となる。ことに輸液には注意したまえ。
16 バランスが悪いのであり,量が不足しているのではない。日本でも同様である。
17 全地球的にみると,満腹な小児はほんの一部分であり,大多数の小児は飢えている。餓鬼というのは本当にいる。

突出しており，筋緊張低下があり，臀部がぺちゃんこでみじめである。皮膚は薄くててかてかしており，頭髪は色がくすんでつやがなく，爪は割れやすい【18】。

b．測　定

これについては第6章で述べた。標準発育曲線図は実際に測定した数値をもとにつくられており，こうあるべきであるという数値を示しているのではないことを忘れないように。これは一般人口の正常小児のデータからつくられたものである。西洋人の"正常"上限域にいる小児の多くは太っているように見え——実際太っているのである。

標準発育曲線を横切って下っていく小児には，十分注意したまえ。

"正常の"やせた小児は，両親も同じようにやせており，活発で元気であり，身長と体重のつりあいがとれている【19】。

幸福度の指標としては，おそらく身長のほうが体重よりも適している。多くの国で，社会の上層と下層では身長にかなり差があるが，体重の差はそれほどはっきりしない【20】。

c．欠乏成分についての診察

鉄欠乏が最もよくみられる。

貧血：眼球結膜，口腔粘膜，手掌線，耳介，爪床の赤味や蒼白を視診したまえ。諸君自身の手掌を対照に使う（諸君が貧血でなければの話だが）【21】。鉄欠乏の小児は，不幸かつみじめに見えることが多い【22】。白人の小児では，蒼白の顔色は，貧血よりも皮膚の色の問題か，日照不足によることが多い【23】。しかし，健康な赤ちゃんはきれいなピンクの顔色をしている。貧血の臨床的評価は頼りにできないが，やってみるに値

18　諸君にはなじみがなかろうが，60年前には，上野にも新宿にもたくさんいた。浮浪児の多くがこうであった。
19　上述のような栄養不足時代の恐怖から，太っていることが善であると考えた時代もあった。これが誤りであることは明らかであろう。
20　208ページの脚注4をみよ。
21　そのために「手のひらにはいつも太陽を」。
22　元気がない。疲れやすい。げっそりしている。
23　「白人の顔の蒼白，というのはどういうのだろう」とわれわれは考えるが，連中は「日本人の黄疸というのはどういうのだろう」と考えている。お互いさまである。

する。貧血の臨床徴候は，おそらくヘモグロビン値が 10 g/dL 未満となるまではわからないだろう。ヘモグロビン値が 7 g/dL 以下になると，はっきりとした臨床徴候がわかるようになる。青色強膜は鉄欠乏性貧血の徴候といわれている【24】。

くる病はビタミン D 欠乏によって起こり，四肢痛，手根骨の幅広，X 脚，"くる病ロザリオ"【25】などを症状とする。"くる病ロザリオ"は，肋骨軟骨接合部の拡張で起こるが，実際は学生諸君が思っているよりもっと外側にみられるものである。

くる病の臨床徴候は，
- 大泉門閉鎖の遅延
- 自立歩行開始の遅延
- がに股歩行，ふらふらした歩行
- X 脚
- 痛みのある幅広の手根部
- 触知可能な肋骨軟骨接合部のくる病ロザリオ
- みじめな様子
- 比較的不良な発育
- 重症例では筋緊張低下

くる病は，温帯の有色人種の乳児では食事性のビタミン D 欠乏症と日照不足によって最もしばしば起こる。貧血（通常は鉄欠乏性）の徴候を伴っているのが普通である【26】。

蛋白：重症の蛋白欠乏がクワシオルコル（kwashiorkor）でみられる【27】。罹患した小児は無欲状であり，はがれやすい皮膚，赤い薄い毛髪，顔や下肢の浮腫などを認める。

葉酸，ビタミン B_{12}，ビタミン C の欠乏は，西欧ではまれである【28】。しかし，厳格な菜食主義の食事をさせられている小児には，壊血病やそ

---

24 日常あまり気づかれない。
25 rickety rosary として有名であるが，そうみられるものではない。
26 現在わが国では，例外を除きまずお目にかからない。
27 発展途上国や戦乱の際などにみるが，幸い日本にはない。以前「日本のクワシオルコルを研究したい」といって張り切って来日したアメリカの学者がいたが，「お生憎さま」と言ってすぐ帰ってもらった。痛快であった。
28 特殊な状況下を除いては，日本でもまずみられない。

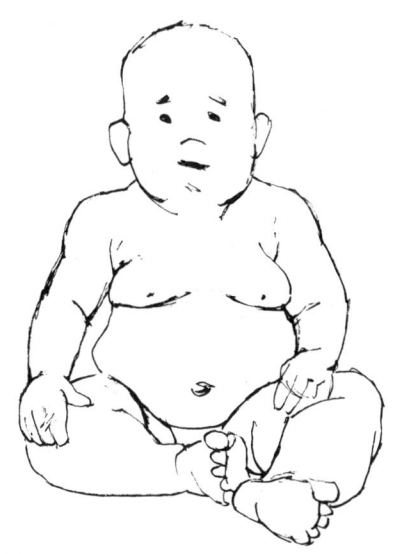

図 7-3　丸々とした赤ちゃん

の他のビタミン欠乏症がみられることがある【29】。

　肥満は，ことに西欧の子どもたちでは重大な臨床上の問題である【30】。多くの場合，この肥満は食事性/環境性/家族性の因子によって起こる。内分泌学的肥満（甲状腺機能低下症，Cushing 症候群などに続発する）は，比較的少数である。食事性肥満はよくみられ，ふつうは早期成長の促進を伴っている。思春期前の子どもで急速な体重増加があると，線条がみられることがある（思春期前の"犬ころ太り"）【31】。内分泌性や症候群の肥満は，通常は低身長を伴っている。肥満の程度は，体重の発育曲線が身長の発育曲線からどれくらい逸脱しているかで測ることができる。身長と体重のパーセンタイルは，正常ではかなり接近しているものである。

　食事性肥満は全身性である（顔，腕，脚，体幹，臀部）。急に体重が増

29　なんでも物事には限度がある。小児が親の主義や趣味の犠牲になっているのを見ると，ふだんはおとなしい小児科医が怒り心頭に発してラジカルとなる。許せぬ！
30　日本においても然り。
31　puppy fat：ずんぐりころころ太っていることをいうのだろう。

えた思春期前あるいは思春期の子どもでは,肩や腰に線条がしばしばみられる【32】。body mass index(BMI)が増加し,皮下脂肪の厚みが増し,血圧がしばしば正常上限に達する。

神経性食欲不振症は,思春期の女子に最も多い。顔はやせ,BMIは低下し,皮下脂肪はどこにもみあたらず,腕,大腿,臀部はやせて,大腿は合わなくなり【33】,腰と背骨は突出する。さらに重症では皮膚は乾燥し,末梢は冷たく,脈拍は比較的緩徐で,脈圧が低下する。顔面や背部に細いうぶ毛をみることもある。自分で嘔吐を誘発しているため歯が着色している【34】。

---

32 急に太って皮膚が切れちまうのである。
33 やせ細って左右の大腿がピッタリ合わなくなる。
34 極度の栄養不良のみじめな有様だが,そのわりには元気なことがこの病気の特徴である。

8 発達の評価

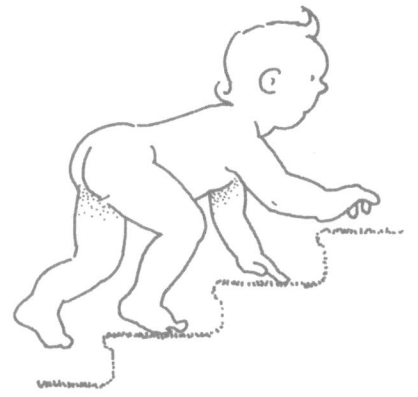

子どもはいろいろだということを忘れないこと。

作者不詳

　発達の評価は小児科学に必須の部分であり，正常の発達をよく理解することが肝要である。一般に，評価は思春期までずっと続けるが，より重要なのは学齢まで，すなわち0～5歳である。

　発達に問題がある可能性がある場合は，周生期歴，家族歴，環境歴の詳細が必要である。子どもの発達歴を評価するのは難しく，手間もかかるが，非常に報われるところが大きくかつ不可欠である。

　頭のてっぺんからつま先までの診察が基本であり，ことに小さな異常の探索や頭の大きさや形，身長や体重に注意することが大切である。発達に影響するような身体的な障害がないと確認されたならば，以下の点に基づいて評価の診定を行う[1]。

- 粗大運動の状態
- 視覚と微細運動
- 聴覚と言語

1　発達の評価は常にこの4項目について行わねばならないことを銘記せよ。

●社会的行動

これらの各項は，相互に依存し，かつ相補的である。一般に，子どもの注意力の持続と周囲への興味は，粗大運動の発達よりも重要である。ことに，粗大運動の発達が肥満や身体的な障害の影響を受けている際はそうである。

発達評価をまず行う週齢は，6〜8週であり，詳細については第4章で述べた。

発達評価の診察の際はいつでも，母親と赤ちゃんに気楽にくつろいでいてもらわなければならないことに留意する。はじめに，これまでの病歴と最近の子どもの全般的な行動について質問をする。母親に向かって赤ちゃんを褒めるのもよい。どんな場合にも，最初から身体診察を行おうとしてはならない。まず，座り，注目し，諸君の患者を観察したまえ。ことに体の大きさ，性質，外見，全体の振舞いなどを。

I.
3か月

粗大運動：首がすわり，30°までは傾けても安定していられる。腹臥位に支えた状態で頭を長い間持ち上げる。うつ伏せに寝かせた状態で肩をテーブルから上げていられる。

視覚と微細運動：敏捷で，すぐ物を追う。手を見つめるようになる。この段階では手掌は開いており，把握反射はなくなっている。

聴覚と言語：物音によく反応するようになり，音がした方を向くこともある。ふつう喃語[2]がみられる。

2　ブーブー，アーアーなど，わけのわからない音を発すること。

II.
4～5か月

　粗大運動：首のすわりがさらに確実となり，背中がまっすぐになる。
　視覚と微細運動：ぶら下がっている物に注目し，追う。両手でとろうとする。遊びで布を顔からとる。斜視を調べねばならない。両眼視がある。
　聴覚：音のした方を向くことがあり，とてもよく声を出す。

III.
6～8か月：きわめて重要な検査

　この時期の正常な粗大運動能の発達としては，支えがなくても座れる（図8-1），寝返りができる，腹臥位で腕を伸ばし胸を持ち上げられる，などがある。側方立直りやパラシュート反射【3】がみられ，動きが洗練されてくる。
　視力は，現在では Sheridan(1997) が記載した方法を用いて，合理的に測定できるようになった。3mの距離で直径2cm以上の白い球を追視できるようになる。眼球運動についても同様に評価できる。斜視はこの時期にはっきりしてくる。視力の発達に伴い，眼と手の協調性もかなり発達し，診察用の小さな器具（積み木）に手を伸ばし，手掌で握り，とり戻し，他の手に持ち替えて，しまいには口に運ぶことができるようになる。この時期には，通常はまだ利き手は明らかでない。
　この時期の乳児は，耳から水平に0.5mの距離の音に対してふり向く。5～6か月の頃は，一方の耳が他方よりも反応がよいといわれている。この増強反応は，普通は授乳中の母親が話しかけるほう，つまり母親の顔のほうに向いている耳で生じる。刺激として用いる音は，会話の周波数

3　子どもを抱えて，テーブルに向かって上体を倒しかけると，両腕をさし出して上体を支えようとする反射。6～8か月で出現するが，片麻痺のある側ではみられない。

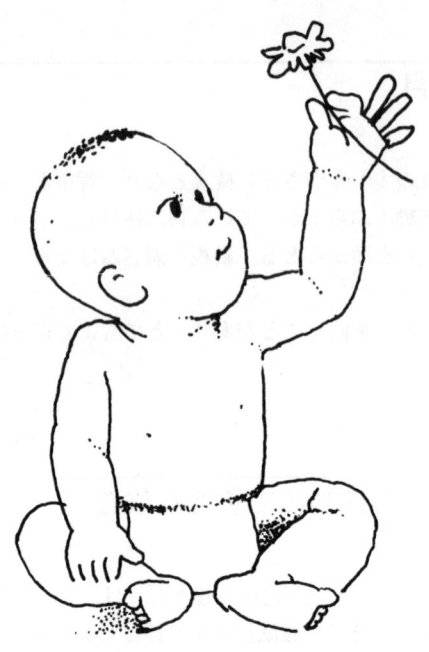

図8-1　6〜8か月までに乳児は独り座りができなければならない

(500〜2,000ヘルツ)である紙をクシャクシャにする音【4】，ガラガラ，カップとスプーンなどがよい．社会性では，乳児は普通お客さんに喜び，すぐ笑い，話しかけると反応し，よりはっきりと喃語をしゃべり，「ダーダー」とか「バーバー」とかいうようになる．

運　動
- 首のすわりが良好
- 寝返り
- 一瞬座れる
- 背部がまっすぐ

視覚と微細運動
- 敏捷
- 全方向の眼球運動

4　紙をガサガサいわせると喜ぶこと妙である．やってごらん．

- 小さな物体に固定——20 cm
- 握り，持ち替える

聴覚と言語
- 0.5 m 離れた音にふり向く
- 母親の声を聞き分ける
- 発音——カー，ダー

社会性
- なんでも口へ持っていく
- 哺乳びんを持とうとする
- ガラガラの音と雑音とが区別できる
- くすぐると笑う

注　意
- 母親の心配【5】
- 頭囲が3パーセンタイル値未満
- 筋緊張低下——首のすわりが不良
- 筋緊張亢進——反射の亢進とクローヌス
- 敏捷でない——固定視の不全か斜視
- 音にふり向かない(片側反応に注意)
- 原始反射が残っている

IV.
9～10か月

運　動
- ひとりで座り，見ようとしてふり向く
- 床の上を動ける——転がり，のたうち【6】，這う
- 立位にすると体重を支えようとし，多分その姿勢を保持できる
- 座位から背臥位にされるのを嫌う

5　母親が心配して訴えることを注意して聞き，検討せよという意味である。以下も同様。
6　尺取虫のような動き方。

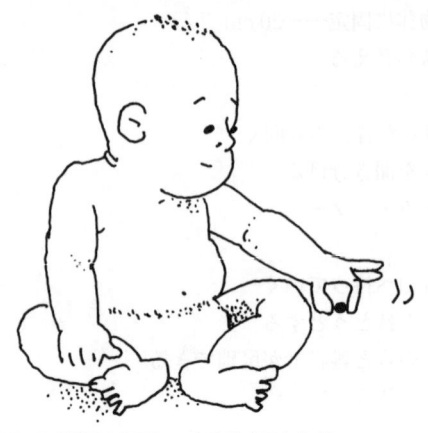

図 8-2　9〜10 か月までに乳児は上手につまめるようになる

- 防衛反射が確立する

視覚と微細運動
- とても目ざとい
- 鋏つかみ【7】が上手にできる（図 8-2）
- 落ちたおもちゃを探す
- 3 m 離れた小さい物体が見える

聴覚と言語
- 名前を覚え，呼ぶとふり向く
- 1 m 離れた音が聞こえる
- たえまなく大声で喃語をしゃべる

社会性
- ビスケットを持ち，かじり，噛みくだく
- 哺乳時にびんを握る
- 人見知りがはじまる

注　意
- 母親の心配
- 頭囲が 3 パーセンタイル値未満

7　pincer grasp：ピンセットでつまむようなつかみ方。

- 座らない
- 防御反射が不良
- 筋緊張の非対称性
- 反射の亢進またはクローヌス
- 発語が乏しい
- 音への反応が悪い
- 噛めない

V.
12か月

　12か月では，ことに粗大運動の発達状況の変動がはげしい。この時期には，乳児は座ることができ，容易にふり向くことができなければならない。多くの子は這うが，ごろごろ転がったり，手をついて座ったまま移動したり，片手でこいで動いたり，熊歩き(膝を伸ばす)するなど，いろいろなバリエーションをとることもある【8】。一人で，あるいは支えられて起立ができなければならない。支えられて，あるいは自力で歩ける子もいる。たいていの場合は，もし1歳ちょうどの乳児が診察室に歩いて入ってきたら，もうそこで回れ右をして，そのまま歩いて出て行ってもらってもいいぐらいである【9】。

　視力はさらによくなり，直径1cmの球を3mの距離で追うことができる。親指と人差指で，あるいは鋏つかみで，さらに上手に物をつまみ上げることができる。物をさらに注意深く受取って調べるが，まだ口へ入れようとする【10】。見えなくなった物を探そうとする。5か月時に用いた音源は，耳から1mの距離で聞こえるし，左右それぞれ180°の角度

8　原文は，crawling, rolling, bottom-shuffling, side-stroking, bear walk。日本ではせいぜい「はいはい」「いざり」ぐらいにしか表現しない。熊歩きは高這いともいう。

9　面白い表現である。確かにちょうど1歳の子が歩いて入ってきたら，発達の検査はいらないだろう。診察も簡単で助かる。好きだぜ，ベイビイ。

10　味を確かめているのだそうである。ことにタバコに注意。

の範囲で聞こえるようになる。言葉が，発音の点でも発する語数の点(2〜3語)でも向上する【11】。簡単な命令を理解する——バイバイと手をふったり，拍手をしたりする【12】。社会性では，人見知りをし【13】，恥ずかしがって母親にべったりとくっつく。しかし，自分の名前には反応し，目的をもっておもちゃで遊ぶ。

この年齢での主な発達遅延としては，脳発達の不良，粗大運動の遅延，視覚と聴覚の異常，ことに痙性脳性小児麻痺がある。このような幼い年齢でも，予後を推定することが可能である。

VI.

18か月【14】

運　動
- 歩く
- 走れることもある——まっすぐに
- 階段を後向きに這っておりる
- 落とさずにおもちゃを床からつまみ上げる

視覚と微細運動
- 積み木を2〜3個積む
- 遠くの物体を指さす(戸外で)
- 利き手がはっきりする
- 人の顔にとりわけ興味を示す

聴覚と言語
- よどみなく発声する
- 言葉を20語は話せる

11　日本の子どもは大抵まず「ママ」あるいは「マンマ」「バアバ」という。はじめの言葉が「父上」とか「パパ」「ジイジ」である例のないのがくやしい。
12　面白がってあまりやらせると，あとで応援団長になったりする。
13　人見知りの程度はいろいろで，いやに人なつっこい子もあり，父親は「この子は将来，外交官にでも」などと考えるが，大抵親バカである。
14　わが国では母子保健法により，すべての18か月児は公費で健康診査を受けられ，発育・発達もチェックされる。進んでるゥー！

- 簡単な命令に速やかに反応する

社会性
- こぼさずに飲む
- おとなにカップを手渡しして返す
- おもちゃを口へ入れなくなる【15】

注　意
- 母親の心配
- 立たない
- 歩かない
- 集中力に乏しい

　発達の評価は，来診時にはいつも欠かせない。正確に発達を診察して，問題が早期発見できることが望ましい。早期の注意信号について述べてきたが，そのどれもが専門家への照会が必要な項目である。さらに年長での追跡診察については専門書を参照してほしい。

まとめ

　発達の速度は子どもによって異なるが，発達の順序は大きく異なることはない【16】。いろいろな能力を獲得するのと平行して，原始反射は消失する。

発達の判定

正常
おそらく正常──もう一度見よ
疑わしい──早くもう一度見よ
異常──診断と治療にうつれ

　学者のなかには，発達の"踏み石(stepping stones)"という言葉を，発達の"里程標(milestones)"という言葉より好んで用いる人がいる【17】。

15　ただし，1歳台は誤飲のゴールデン・エイジである。タバコ，ピーナッツ，ビーズに注意。直径3.2 cm以下のものを部屋に置かないこと。

16　エジソンもアインシュタインもキムタクも荒川静香も，みんなお座りができてから次に歩いたのである。その逆はいない。

どんな言葉を用いようとも，発達は進歩と変化である，ということを忘れないようにしたまえ．次に正常の範囲がわかるように，いろいろある移動法のうち，いくつかを示してみよう．

- 全然ハイハイをしない子もいる．でもいきなり立って歩く
- ごく普通の，膝を曲げたハイハイをする子もいる．なかには横泳ぎスタイルで這う子もいる
- 熊歩き(膝を伸ばしてハイハイ)する子もいる
- A 地点からB 地点へと転がる子もいる
- お尻で床の上をはねまわる子もいる
- 手ではなく肘で這う——匍匐前進をする子もいる[18]

VII.

3 歳[19]

　一歩一歩足をそろえながら階段を上ることができ，いちばん下の段から飛び降りることができる．ちょっとの間なら片足で立て，三輪車に乗れる．
　積み木で塔をつくり，衣服を全部ではなくても着ることができ，お手本をまねて丸を描くことができる．1, 2 種類の色を知っていることもある．3〜5 語からなる文を話し[20]，10 まで数えられる．多分自分の名字と名前をきちんと知っていて，スプーンやフォークが使える．

17　日本ではよい用語がない．「一里塚」というのがそれにあたるが，なんだか元日の一休和尚を思い出して感じが悪い．
18　兵士が敵に迫るときにやるやつである．
19　日本のことわざ：「三つ児の魂百まで」．母子保健法の健康診査は 3 歳児にも行われている．
20　これは英語のこと．I love you., It is mine. なんてのが多かろう．日本では 3 歳では従属文も話せて，「なぜ？」「これなに？」などと親を悩ませるようになる．

VIII.
4歳

　この年齢の子どもの評価は，ことに入学という出来事があるのできわめて重要である。この年齢では幅広い眼科学的評価もしておくべきである。もう一度，家族，同胞，環境，社会因子に関する背景の情報を，注意深く検討分析すべきである。

　粗大運動能はさらにいっそう洗練され，片足で立ってぴょんぴょん飛んだり，おとなと同じように片足ずつで階段を降りたり，ボールを捕ったり，たいして手伝ってもらわなくても衣服を着たり脱いだりできるようになる。丸や四角，人などを描くために鉛筆を使うときに，右左の利き手がはっきりする。3, 4種類の色を知っている。トイレの躾がうまくいく【21】。言語はさらに洗練され，たくさん話し，質問を発し，物語をする【22】。

21　おもらししないようになる。おねしょも減る。4歳までの夜尿はあまり心配ないとされる。
22　この頃から，おしゃべりの子とムッツリの子がある。キミはどっちだったか，母上にきいてみたまえ。

9 排泄物の診察

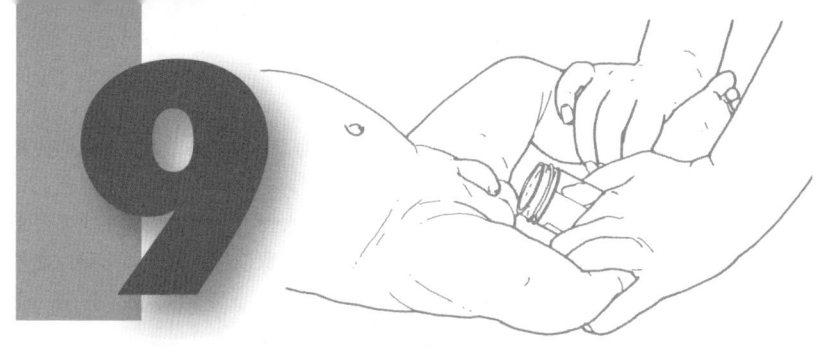

1. 大便の医学的視診

　小児科病棟の看護師は，研修医や学生諸君が大便に興味を示さないと言ってこぼすが，これはまことにもっともな意見である【1】。何が正常であるかをほとんど知らないのであるから，大便が異常であるとはどんなものか，いったいどのようにして医師が知りうるであろうか。しかるべく透明なフィルムに包まれ，香りをうまくつけてあっても，大便というものはいやいや診察したり，嫌悪と憎悪とをもって観察されるものである【2】。

　正常の大便の回数，固さ，色，臭いとはどのようなものか。これは食事の内容とパターンによって決まる。ベテランの小児科病棟の看護師はもちろん，大便を一目見れば子どもの食事内容や病気などがわかること

1　かといって，大便にばかり興味を示すと「変な人」と思われてウンのつきとなる。
2　眉をピクリとも動かさずに，赤ちゃんの大便を間近で観察できるようになれば，キミも一人前である。私も別に好きじゃない。

を知っている。以下に述べるのは，"古典的な"例であるが，乳児の排便の状況と，大便の外観に認められるパターンをみることにより，正しい診断ができることもあるのである。小児の大便の医学的視診をするにあたっては，母親の言うことと病棟看護師の解釈に注意深く耳を傾けたまえ。また，セリアック病や嚢胞性線維症【3】であっても，大便は一見"正常"のこともあるということを覚えておきたまえ。

母乳栄養の便　　軟らかい明るい黄色（かき卵【4】のごとし）で芳香性のある酸性の臭いがする。回数は1日3〜6回といろいろ。人工栄養より量は少ないのが普通【5】。

人工栄養の便　　通常は母乳栄養より有形性で，茶色から黄色気味ないし抹茶色。調製乳の種類によっては，特徴的な大便となる【6】。

飢餓便　　西欧では今ではそれほど多くない。過去の資料には，ホウレンソウ様で緑色でゆるい便と書かれている【7】。

セリアック病【8】　　典型的な大便は，長い，白っぽい，大きい不快な便である。正常な便のパターンや便秘であるからといって，セリアック病でないとは限らない。

嚢胞性線維症【9】　　大きい，ベタベタした，特異な不快な便がみられる。しかし，大便というものはそもそも不快なものではなかろうか。まったくである。最近，嚢胞性線維症と診断されたある子の母親は，私たちに「おむつを替えるときにガスマスクが入用ですわ」と言った。

幼児下痢症（乳児の過敏性腸症）　　便通が頻回（1日3〜5回）で，きたない（「先生，脚をつたって垂れてくるのですよ」），茶色の，粘液の混じったもので，野菜のかすがまじっている（ことに豆，にんじん，とうもろこし，トマトなど）。アメリカ人はこれを，"豆とにんじん症候群"（peas and carrots syndrome）とうまいことをいっている【10】。

3　大便の特徴が有名だが，いずれも日本ではまれ。
4　scrambled eggs：知らないとホテルに泊ったとき困るぞ。
5　有形性でないものが多い。緑色調をおびるものが多い。多少ブツブツが入っていても問題はない（母親がよく心配するが）。
6　調製粉乳でも，メーカーによって多少便性が変わることがある。
7　日本でも特殊な状況下以外はみられない。
8　イギリスでは時々みられるが日本人では知られていない。150ページの脚注157をみよ。
9　東洋人にはまれ。西洋人では小児科の花形疾患の一つである。

二糖類不耐症　頻回の水様で酸性の（"お尻がやけどしそうな"）便で，しばしばおならを伴う【11】。

急性胃腸炎　水様で緑色の，頻回で不快な，あまり形をなさない便がみられる。血便がある場合は，**大腸菌**や**サルモネラ**か**赤痢菌**の感染の可能性がある【12】。ロタウイルス胃腸炎の大便は刈りたての干草のような匂いがするといわれている。また種子のような物が入っていることもある。

肝疾患　便が白っぽくなることがある【13】。

腸重積　過去の資料には，便は「アカスグリのゼリーみたい」だと書いてある【14】。これは腸重積の後期に起こり，重要な早期の症状は疼痛，蒼白，ショック様状態である。

鉄　便を黒っぽくする。

リファンピシン【15】　便をオレンジ色にする。

寄生虫　線虫，回虫，条虫類，鞭虫などが，新しい大便中にみられることがある【16】。

要するに，便を検討することは，小児の急性・慢性の下痢疾患の原因を判断するうえで重要である。小児胃腸病学は，大便の診察をすることから始まるのである【17】。

10　アメリカ人は豆とにんじんを煮たのが好物だから，こういう発想が出たのだろう。日本ではあまり問題になっていない。
11　諸君のなかにも，牛乳を飲んだときなどにこういう経験をする人がいるであろう。
12　最近の日本では赤痢は減少した。代わって小児の血便を伴う胃腸炎としては，O157などの大腸菌やカンピロバクターが注目されている。
13　ことに，新生児ないし1～2か月の乳児の灰白色の便（無胆汁性便）は，先天性胆道閉鎖症の重大な徴候である。教訓：「1か月健診の際に大便を見よ」。
14　浣腸をして血便を確認したまえ。ただし発症直後では，まだ認められないことがある。乳児ないし年少幼児の急性腹症では，まず腸重積を除外せよ。腸重積を疑ったら，ためらわずX線透視かエコーを行って診断を確認せよ。教訓：「インバギかな？　はインバギだ！」を忘れるな。
15　抗結核薬。
16　最もゾッとする診察の一つである。
17　赤ちゃんはおむつをしているので，母親は大便をよく観察してくれるが，水洗便所を使う幼児ではしばしば観察が不十分となる。提案：「ウンをウンとよく見てウンチクを深めよ」。

II.
尿に目を凝らせ[18]

痰や吐物，大便の視診を学生諸君が(危険を覚悟のうえで[19])無視することがあっても，尿の検査は省略できない(図9-1)。尿は視診し，時には嗅ぎ，"試験紙を浸し"，鏡検に出さなければならない。血尿や赤い尿("ヘマスティックス"[20]陰性の)，白血球尿などの原因について述べるのは，本書の任ではない。しかし学生諸君は，通常の「試験紙」による蛋白，血液，ケトン体などの分析結果をどう解釈するか，遠沈しない未染色の尿で赤血球や白血球をどのように確認するか，円柱類をどのように同定するか，といったことを知っているべきであると思う[21]。尿の採り方については表9-1に示した。

ロンドンのある小児科の控室の扉には，次のような標語が貼ってある。「Richard Brightは尿を顕微鏡で見るのを省略した——君はもっとうまくやることができる」(Richard Brightは1850年に糸球体腎炎について記載したが，顕微鏡での観察を避けた)[22]。

尿の色と濃度は視診でわかる。オレンジ色の尿は，黄疸かリファンピシンの投与で起こる。急性糸球体腎炎の最初の徴候は，赤褐色の紅茶か"コーラ"のような色の尿が出ることである[23]。薄い水のような尿は，尿崩症(中枢性または腎性)や多飲の状態でみられる。アルブミン含有尿の泡立ちは，ヒポクラテスの時代にすでに気づかれている[24]。

尿中の顆粒円柱や赤血球円柱は，急性糸球体腎炎の特徴的症状である。急性血尿のある小児では，いつも円柱を探すべきである。ちょっと教えてもらい，たくさん見れば，学生諸君は未染色の尿で赤血球，白血球，細菌を認識できるようになる。顕微鏡をじっと見下ろすのに費やす時間

---

18 cast your eye on the urine という題である。これもシャレている。
19 追試験(ビーコン)を受ける覚悟があるならば……。
20 検尿用試験紙(潜血反応)の商品名。
21 実習期間中に必ずマスターしたまえ。さもなくばビーコン。
22 面倒がらずに尿沈渣を見たまえ。水族館を見るように面白いぞ。
23 「血尿」の多くは，「まっ赤な尿」よりも「紅茶のような尿」と言ったほうが母親にはよくわかる。
24 その泡が黄染しているのは，黄疸のある証拠である。

9 排泄物の診察　245

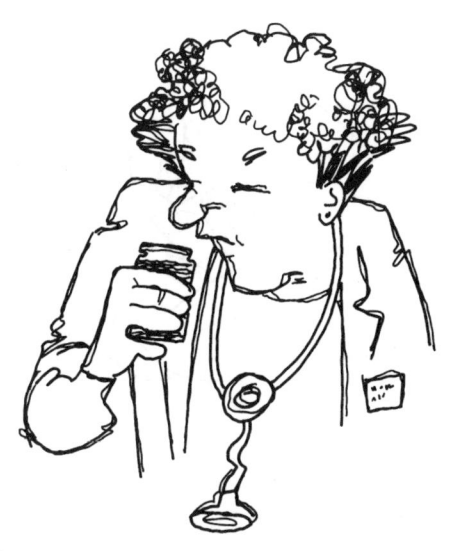

図 9-1　尿をみよ

表 9-1　採尿法【25】

年齢	方法	コメント
乳児	清浄採尿	最善の方法：忍耐を要す
乳児	膀胱マッサージ	65 ページをみよ
乳児	膀胱打診	時に有効
乳児，年少幼児	採尿袋	速やかに外せ，汚染を防げ
年少幼児	トイレで立たせる	中間尿を得るよい方法
おむつのとれた小児	古典的中間尿採尿	最善の方法
全年齢	カテーテル	まれに必要
乳児	膀胱穿刺	急性疾患，中間尿失敗でまれに必要
全年齢	シーシーと促す，冷たい水を飲ませる	しばしば有効！

25　カテーテル採尿は感染のおそれがあるので，特殊な場合以外は避けるべきである。乳児では膀胱穿刺が最もてっとり早いが，乱用してはならない。要は採尿の目的次第である。年少児では水（ミルク）を十分飲ませ，裸にして膀胱部をそっとマッサージすると，大抵は尿が出るものである。泣かさないようにしてシーシーと言ってみたまえ。

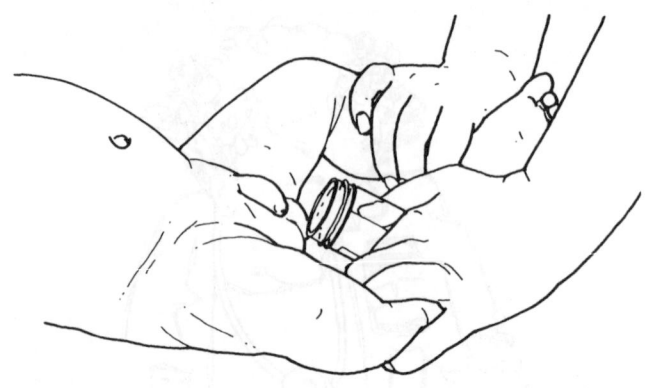

図 9-2 清浄尿を待つ

は，診療に報いるところが大である。ヒアリン円柱は正常所見である。
　尿の混濁はよくある所見であり，不溶性の化学物質(尿酸塩，リン酸塩)や白血球の存在を示す。不溶性の尿酸塩は，しばらく置いておくと沈澱し，沈澱物はしばしばピンクの色合いをしている。これは正常所見である(表9-2)。白血球尿がみられる場合は，尿路感染の可能性がある。
　時に，新鮮尿に線虫の囊胞をみることがある。

尿の色	
赤	＝血尿
赤(ヘマスティックス陰性)	＝ヘモグロビン尿，ビート尿，フェノールフタレイン染料
紫	＝ポルフィリン尿(きわめてまれ！)
オレンジ	＝黄疸またはリファンピシン
白	＝乳糜尿
コーラ色	＝糸球体腎炎(通常は)
青	＝メチレンブルー(メトヘモグロビン血症治療に用いる)
水様	＝多飲(心因性か尿崩症による)
ピンク	＝尿酸塩の存在
黒	＝アルカプトン尿症(きわめてまれ)

表 9-2　検尿	おそらく非感染性	おそらく感染性
透明度	透明	混濁
白血球	○	＋
血液	○	＋
蛋白	○	＋
ロイコスティックス【26】	−	＋

26　白血球尿を検査する試験紙。

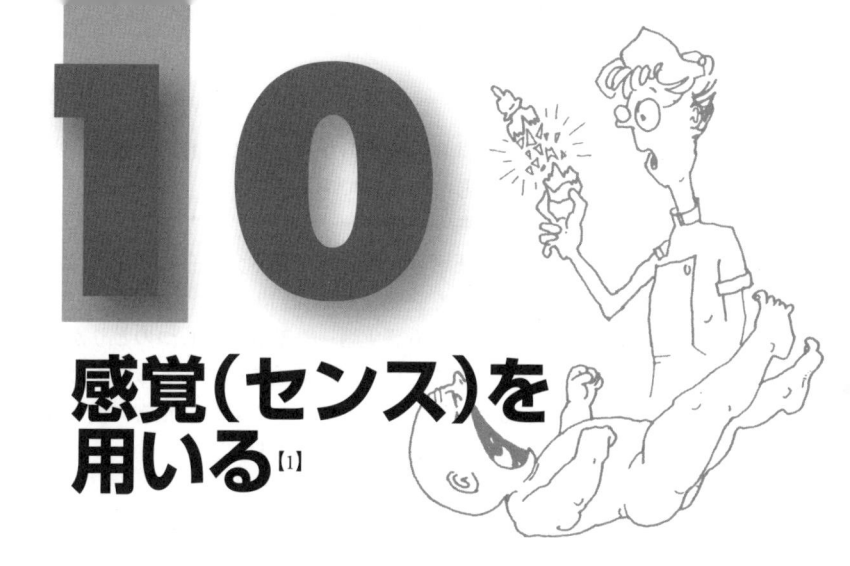

10

感覚（センス）を用いる[1]

1.
泣き声の不協和音

しかし私は何者だろう
夜に泣いている赤児なのだ
光を求めて泣いている赤児なのだ
そして泣き声の他に言葉のない……

Tennyson

　おそらく小児の一生で最も重要な，うれしい，待ちこがれた泣き声は，産道の闇を通りぬけ，生きかえったときに泣く叫び声であろう[2]。
　乳児が自分自身を表現する能力はきわめて限られており，ことに生後間もない月日においてはそうである。飲みが悪い，ウトウトする，嘔吐，発熱といった症状は，実にさまざまなさし迫った感染や疾患があるしる

1　「Using your senses」。ここで sense とは，五官の感覚と，いわゆるセンスとを意味しているのであろう。
2　要するにいわゆる一つの"うぶ声"というイベントなんですね。

しである。同様に，泣き声は意思疎通の手段としてきわめて重要である。泣き声で何かを告げようとしているのである。

母親はすぐに，自分の赤ちゃんの空腹，おなら，おしっこ，うんこ，淋しい，などを意味する"正常の"泣き声が聞き分けられるようになる。学生諸君もまた耳を傾けて聴く必要がある（図10-1）。

小児科学実習の間に短期間の看護実習——哺乳，おむつのとりかえ，赤ちゃんのお守り——をすることは，学生諸君すべてにとってきわめて有益である。やりすぎるということはない——諸君は，正常に慣れなければ異常を認めることはできないであろうから【3】。

ここでは，次の項目について簡単に述べよう。
- 痛いときの泣き声
- 病気のときの泣き声
- 病気の徴候としての特徴のある泣き声

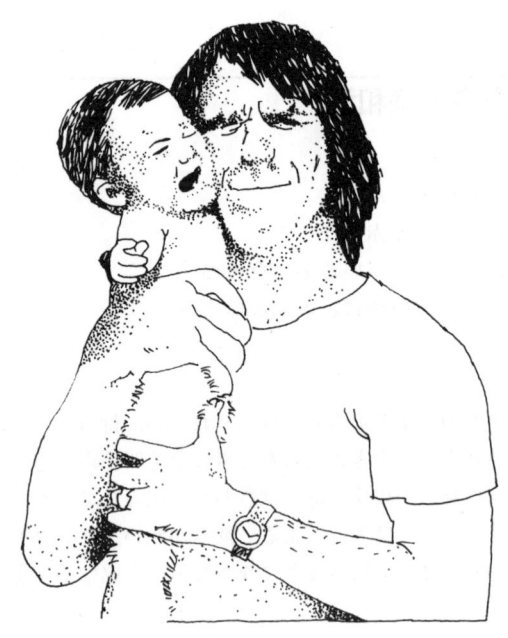

図10-1 泣いている赤ちゃんは君に何かを語ろうとしている

A. 痛いときの泣き声

　知っておくべき最も重要な泣き声は，おそらく乳児が痛いときの泣き声である．最も警戒すべき泣き声は，髄膜炎，脳炎，あるいは原因は何にせよ，頭蓋内圧亢進のあるときに聴かれるものである．母親は通常これを，かん高い，鋭い，キーキー声，金切り声，つんざくような，などと表現する（図10-2）．母親が「赤ちゃんの泣き声が変わりました．とっても変なんです」と言う場合に常に注意したまえ．独特な泣き声に加えて，頭蓋内病変のある乳児は，なだめるのが難しい．点頭痙攣に伴う泣き声は，短い，鋭い，かん高いもので，まれならず"さしこみ（colic）"によるものと誤られていることがある．泣き声がてんかん発作に伴って起こっていることもまれでない．

　要するに，痛みの泣き声は，乳児の通常の泣き声とは異なり，母親は普通これに気づいているものである．であるから，母親の言うことに耳を傾けたまえ【4】．

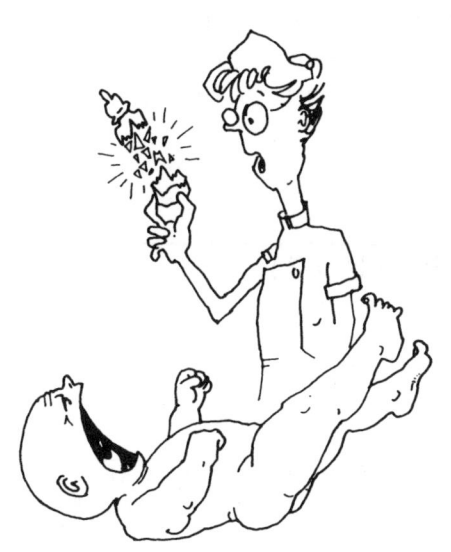

図 10-2　赤ちゃんの泣き声

　3　機会のなかった諸君は，親戚の赤ちゃんのベビーシッターをさせてもらいたまえ．諸君にとっては家庭教師をやるより何倍も有益で，赤ちゃんに月謝を払いたくなるであろう．もし赤ちゃんが受け取らなかったら私にくれ．

B．病気の泣き声

急性クループの泣き声は嗄れている。クループの咳は，アザラシ（アシカ）の吠える声に似ている。急性気管支肺炎の泣き声は弱く，うめき声である。急性腸重積の乳児は突然うめき声をあげ泣き出す【5】。重症になった乳児は弱い，すすり泣くような泣き声を出す。

C．特徴的な泣き声

病気によっては特徴的な泣き声が知られている。先天性甲状腺機能低下症（スクリーニングの普及により，もうすぐ忘れられた病気になると思われる）【6】の乳児は，かすれた，しわがれた声で泣く。猫鳴き症候群（cri-du-chat syndrome）の奇妙なニャーニャーという泣き声は，一度聞けば決して忘れられない【7】。雄鶏が鳴くような泣き声【8】は，喉頭軟化症や他の喉頭病変を示す【9】。

赤ちゃんはみんな泣く。泣くのは正常である。"まったく泣かない"赤ちゃんを放っておくなかれ——それは正常ではないのである。その場合は，発達障害を疑わなければならない【10】。

II.
診断の感覚（センス）

小児科医の多くは，診断を上手に行うために，眼，手，耳はよく訓練

4　格言：「赤ん坊が痛いと母親も痛くなる」。
5　間欠的に体をかがめて激しく泣き，少しすると疲れたようにおとなしくなることを繰り返す。243ページの脚注14をみよ。
6　日本でも広汎にスクリーニングが行われており，見逃す例が激減したが，臨床症状だけで早期診断するのはきわめて難しい。
7　5番染色体の短腕部分欠失症である。
8　日本ではあまりこのようには譬えない。強いていえば，鶏鳴様か。
9　以前は先天性喘鳴などと呼ばれた。
10　格言：「赤ちゃんは泣くのが商売」。

10 感覚(センス)を用いる

している。しかし，残った二つの感覚，すなわち味覚と嗅覚を使った診断には熟練していないことが多い。

簡単に例を示しておこう。

- フェニルケトン尿症——"鼠のような"匂いの尿
- 糖尿病性ケトアシドーシス——息のアセトン臭【11】
- メープルシロップ尿病——新鮮な楓の樹液の匂いの尿【12】
- 魚臭の尿——プロテウス感染？
- キスしたときのしょっぱい味——嚢胞性線維症の疑い【13】

III.
診断的な接触

　この本のあちらこちらで，私たちは小児科の身体診察では視診と触診が重要であることを力説してきた。

　手背や手の尺側縁で，体温の変化を調べることができるようになりたまえ。常に発疹を触診したまえ(154ページ参照)。指尖で，乳児の頭や手や足のかすかな脈拍を触診する経験を積みたまえ【14】。

11　腐りかけたフルーツの匂い。アセトン血性嘔吐症(自家中毒)でもしばしばみられる。

12　ホットケーキにかけるシロップの匂いである。なんだか嗅いでみたいが，めったにお目にかかれない。このほか先天代謝異常症には，匂いが特徴の疾患がいくつかある。調べてみたまえ。

13　さすがイギリス……という発想である。日本では幸いこの病気はまれであるから，キスの味はいつもさわやかなレモンの味である。おめでとう。

14　であるから，指先は医師の命である。ピアニストのように指先を大切にしたまえ。まちがってもツメたりしないように。

IV.
おわりに

　学生諸君がこの本をただ読むだけで，実地に役立たせないとすれば，私たちがこの本を書いたそもそもの目的は果たせない。マニュアルをみただけで自動車の運転やコンピュータの操作を学ぶのはきわめて難しい。であるから，実行したまえ。そして許される限り多くの小児を診察したまえ【15】。

15　さっそく小児科病棟へ行って，この本で覚えたことを試してみたまえ。きっと小児科学の講義を居眠りしながら聞いていたことを悔むであろう。まだ居眠りしそうだったら……そんな講義はサボって，小児科病棟で子どもと遊びたまえ（ただし，試験の合格は保証しない）。

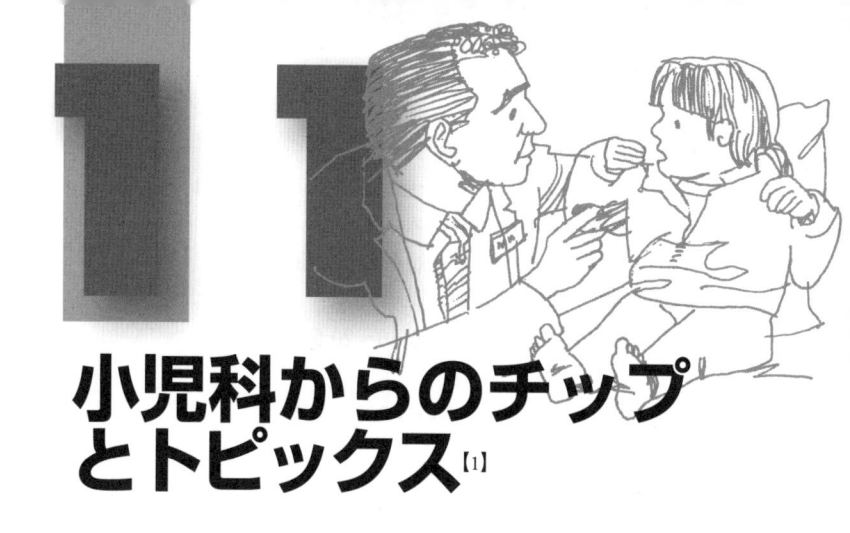

1 # 小児科からのチップとトピックス[1]

1. 正常所見(normal findings)

- 小児の手や顔の毛細血管拡張(くも状母斑)。学童では,1〜3個はよくみられる。
- カフェオレ café-au-lait 斑――少数散在する場合は正常。直径1.5 cm 以上のものが6個以上あれば,神経線維腫症を示唆する。
- リンパ節――散在性の小さな弾丸のようなリンパ節(137ページ参照)。
- 無害性(生理的,流動性)雑音。きわめてよくみられる。
- コウノトリが噛んだしるし[2](毛細血管血管腫)が額やうなじにあるもの。
- Epstein 真珠――真珠状(上皮性)の発疹が口腔の天井部にみられる。
- 男女乳児の軽度の乳房腫大。
- 仙尾部のへこみやくぼみ。
- アフリカ人,アジア人やその混血児の蒙古斑。

---

1 「tips and topics」. よく勉強したのでチップ(心付け)をあげよう。
2 81ページの脚注75をみよ。

- 洞性不整脈。
- 周期性呼吸（未熟児の。一般の乳児では正常ではない）。
- 新生児の四肢末梢のチアノーゼ。
- 最近歩けるようになった幼児の額の傷【3】。
- 年少幼児の軽度のO脚。
- 元気な幼児の膝や脛にある10〜20個の傷。
- 乳児の青色強膜。
- 手掌の猿線——5％ぐらいにみられる。

2．商売道具（tools of the trade）【4】

1. 聴診器。できれば"小児用"のベル型と膜型のついたもの。
2. 巻尺。できれば鋼製のものか使い捨てのもの。プラスチックの巻尺は，熱すると伸びてしまう。
3. いろいろな年齢・性の小児にそれぞれ適した標準発育曲線図。
4. 水銀血圧計——いろいろな幅のマンシェットが必要。
5. いろいろなサイズの耳鏡。うまく合う中で最も大きいものを用いること。吸引にはゴム管を用いるとよい。
6. 口腔を診察するための適当な光源【5】。
7. 検眼鏡。小児は明るい光で眼を照らされるのが嫌いなことを忘れないように。光の強さを弱くしておく。
8. 鉛筆と紙——諸君が母親と話している間に，子どもに字を書いたり絵を書いたりさせるため。
9. 絵本やお話の本を何冊か（"レディバード"【6】叢書のような）。
10. おもちゃを数個。
11. 積み木もいくつか。
12. 鏡
13. ガラガラ

---

3 どこかにぶつけたのである。人生の修業第一歩の名誉の負傷である。
4 これもシャレであろう。小児科で備えるべきもの。
5 普通は明るい懐中電灯かペンライトを用いる。
6 イギリスの児童書出版社。日本では会社も本も沢山ありすぎて何がいいのか選ぶのに迷う。

14. 鐘(ベル)
15. 皮膚病変を診るための拡大鏡【7】。

および(もしできれば),「子どもたちがそれに手をかざして温まることができるような,親切な晴れやかな笑顔」(J. M. Barrie)【8】。

小児保健部には,子どもを悩ませたり傷つけたりしないで有益な経験と練習ができるようなシミュレータを備えるようにしてほしいものである。例えば,

1. ベビー・ヒッピイ Baby-hippy(Medical Plastics, シカゴ)
2. 蘇生赤ちゃん Resusci-baby(Laerdal, ノルウェー)
3. 検眼マネキン(Ophthalmic Development Lab., アイオワ, 米国)【9】

3. 商売のトリック(tricks of the trade)【10】

1. 聴診器で鼻の上を聴く(143 ページ参照)。
2. 注意をそらすあやし方(42〜43 ページ参照)。
3. 脈拍を触診するのに親指を使ってもよい(望ましいとはいわないまでも)。体をくねらせる乳児の大腿部動脈の脈拍を確かめ触診するには,他の指の指尖より親指のほうがよいことがある。
4. 腹部の自発痛や圧痛をみるのに,子どもの手の上に手を重ねて触診する(48 ページ参照)。
5. 腹部のはっきりしない"圧痛"を調べるために聴診器を用いる(48, 49 ページ参照)。
6. 耳鏡はペンをもつように握るのが最もよい――子どもを傷つけにくい(141 ページ参照)。
7. 耳鏡で鼻ものぞく(異物をさがす)。

---

7 別に先生が老眼でなくとも。
8 最良最強の商売道具である。子どもは自分の敵と味方を知っている。ほほえみかけに対して,にっこりほほえみを返してくれるようであれば,診察は半ば成功である。ちなみに,Barrie は「ピーターパン」の作者。
9 実習用の人形のことである。日本製のものもいくつかある。
10 ハロウィン祭のとき,子どもたちが「trick or treat」といいながら門口をまわってお菓子をもらう英米の習慣があるが,そのもじりであろう。

8. 新生児の眼を開かせるには，立位に支えて何か吸うものを与える(199 ページ参照)。眼をこじ開けようとしてはいけない——まず成功しない。
9. 斜頭(平行四辺形の頭)を診察するときは，両方の外耳道に指を入れて，互いの位置を比較する(60，61 ページ参照)。
10. 子どもにどこが痛いのか示すよう頼む(46〜47 ページ参照)。
11. のどを診るときは，子どもに大きなあくびをしてごらんと言う(144 ページ参照)。
12. 年長幼児や学童は，診察のときにはできる限り立たせておく——そうするとこわがらないものである。
13. すてきな服だねとか，いいシャツだねとか言って，子どもをおだてる。あるいは，君の家じゃ君がオヤブンだね，などという【11】。
14. 子どものレベルに合わせて話しかけたり，お気に入りのテレビ番組の話をする(例えば Teletubbies【12】)。
15. 停留精巣を疑ったら，いすに蹲居させて診察する(130〜131 ページ参照)。

4．生物学的な警戒警報(biological warning signs)

- 塩が好きな(そしてなめる)乳児——嚢胞性線維症や尿細管障害のような食塩喪失状態がないか。
- パンやビスケットを投げ捨ててしまう幼児。セリアック病の可能性あり【13】。
- ソフトドリンクや甘いお菓子を嫌う小児。スクラーゼ-イソマルターゼ欠損症ではないか。
- なんでも飲んでしまう小児——真性尿崩症の可能性がある。そのうえ，毎晩のどが渇いて目をさます【14】。

---

11 彼女を口説くときの要領で。諸君は得意であろうが，子どものほうが手強いと覚悟したまえ。
12 英国 BBC の幼児番組。日本ではさしずめアンパンマン。
13 150 ページの脚注 157 をみよ。
14 子どもはよく水を飲む，とはいうもののあまりにも，という場合。

- ミルクを飲まない小児——乳糖不耐症かミルクアレルギーを考慮せよ【15】。
- ごろごろ横になる小児。病気である。具合の悪い子どもは動物のようである——病気であると横になり（別にそうしろと言われなくても），よくなれば起き上がる。
- 四肢を動かすのを嫌がったり，動かそうとしないのは，何か重大な病気にかかっている可能性がある——例えば骨折とか骨髄炎とか【16】。
- 慢性腎不全の子どもは普通，ミルクや甘い飲み物よりも水をほしがる。
- よく食べるにもかかわらず育たない子ども。囊胞性線維症のような吸収不全状態を考えよ。
- どんな運動をしても咳こみ，息切れする子ども。こんな子どものほとんどは気管支喘息と診断してもよかろう【17】。

5．臨床の骨董品（clinical curios）【18】

1. **アレルギーのあいさつ**（allergic salute）　アレルギー性鼻炎のある小児は，いつも手掌ではげしく鼻をこすっている。
2. **"ねじ回し運動"**（screwdriving）　乳児が興奮したり動転したりすると，手をねじ回しのように動かす特徴的な動作をする。
3. **あくび**　新生児では痙攣発作であることがある。
4. **"破壺音"**（cracked pot note）　頭蓋内圧亢進のある乳児の頭蓋を打診すると生じる音である。
5. **異物**　鼻孔・耳・膣・胃・胸の中に入りこんでいることがある【19】。
6. 乳児と年少幼児の二つの症状——**跛行**と**斜頸**には注意せよ。跛

15　卵が大嫌いな子は卵アレルギーのことがある。教訓：「子どもが大好き，または大嫌いな食物には気をつけろ」。
16　痛いからである。キミのように不精のためではない。
17　運動誘発喘息という。マラソン，自転車乗り，縄跳びで起きやすく，水泳では起こりにくい。
18　価値の高い「お宝」。正しく鑑定してくれ。
19　おのおのの対処法をよく復習しておくこと。

行はいろいろな原因で起こるが，長びく跛行は，急性白血病の所見としてよく知られている．小児期早期には急性斜頸はまれであるが，他に説明がつかない場合は，後頭蓋窩腫瘍を考慮する[20]．

7. **息こらえ**(breath-holding)の多くは自然になくなる．しかし，"蒼白失神"（血管迷走神経症状）か，"反射性無酸素発作"にまでいたる場合も多い[21]．
8. 舌打ちや，こぐような下肢の運動は，複数の筋の収縮による不随意症状である．これは普通生後48時間以内に起こり，無酸素性脳症に合併する．
9. Sandifer症候群　逆流性食道炎の子どもに起こる，弓形になり，ポーズをとるような，ジストニーのようにみえる運動．食べたあとに起こり，痙攣かと思われることがある[22]．
10. 母乳哺育だった成人をどのようにしてみわけるか？　鼻の頭にさわってみたまえ．授乳のとき乳房に圧迫されたために，二つの鼻の軟骨が離れたままになっている．人工栄養の子どもでは，鼻の軟骨は合体しており，成人ではとがった形をしている[23]．
11. 慢性の病気の子どものまつ毛は長く茂っている[24]．

6．経験則(rules of thumb)[25]

- 喘鳴があってもすべてが喘息ではないが，反復するときは，普通は喘息である．
- ヒューッという咳(whoop)すべてが百日咳ではないが，そうであることが多い．アデノウイルスやパラ百日咳でもヒューッという

20　両方ともそうざらにある症状ではない．
21　「憤怒痙攣」という仁王様みたいな名がついているが，「息こらえ発作」といったほうがわかりやすかろう．いわゆる「かんしゃく持ち」にみられる．
22　日常あまりみない状態である．
23　お母さんの巨乳に赤ちゃんの鼻が押し潰されちまうというわけだが，本当ならハナハダ迷惑なハナシだ．
24　……とは限らないが，何となくイメージされるだろう．「薄幸の病弱な乙女」．
25　経験に基づく法則．大ざっぱな指針という意味である．

咳がみられる。
- 痛みが広範囲であればあるほど，器質的なものである可能性は低くなる。
- 乳をよく飲む乳児も病気のことがあるが，重症ではない。
- ウイルス感染には広がる傾向がある（両耳・のど・皮膚に。例えば麻疹）。これに対して細菌感染は限局する傾向がある（片側の耳，肺葉の一つ，孤立性膿瘍）——"Lightwoodの法則"。
- 病院の小児科医師すべての本来の責務は，子どもを退院させることである。
- 違うと立証できない限り母親の意見が正しい。
- 扁桃の基本的役割の一つは，感染することである【26】。
- ただ見るだけでなく，観察することが大切である。
- 何か大きな奇形を見つけたら，ほかにもないか探したまえ。奇形は多発する傾向がある。
- 学生諸君は臓器別の専門家であってはならない【27】。

7．母親の神話（maternal myths）

　私たちは母親の直感が正しいことにたびたび感心させられるが，一方で，母親がしつこく固執する神話もいくつかある【28】。次にあげるのは，学生諸君が出くわしそうな例である——諸君のお客さんからも集めて，諸君自身のリストをまとめてみたまえ。
1. 鼻くそほじりはおなかの虫のために起こる。
2. 下剤は「子どもから悪いものを出してきれいにする」。
3. 指をひもで縛ったりマーキュロを塗ったりすると指しゃぶりが治る。
4. 寄生虫はおねしょの原因の一つである（きわめてまれに本当であるが）。

26　そう割り切れば，扁桃炎なんかこわくない。扁桃は免疫臓器の一つである。
27　一点豪華主義で卒業試験に臨もうとするのはやめたまえ。
28　いわば「常識のウソ」か。迷信か。

5. 銅貨で押さえておくと臍ヘルニアが治る(本当はひとりでになおる)【29】。
6. 山羊乳は湿疹によい【30】。
7. 母乳栄養なら決して肥満にならない(中世美術専攻の学生に聞いてみたまえ。丸々と太った天使がいっぱいいる)【31】。
8. 乳歯の虫歯は大したことはない(ほうっておくと"お菓子の歯"になってしまう)。
9. 歯が生えるとき痙攣が起きる("歯牙萠出"は歯を生やすだけである)【32】。
10. 早く歩き始めるとO脚になる。
11. オレンジの種子は虫垂にたまってしまう【33】。

8. 毒々しい略語(acrimonious acronyms)【34】

TORCH = toxoplasmosis, other, rubella, cytomegalovirus, herpes
トキソプラズマ,その他,風疹,サイトメガロウイルス,ヘルペス

NTD = neural tube defect
神経管欠損

CDH = congenital dislocated hips
先天性股関節脱臼

CHD = congenital heart disease
先天性心疾患

FLK = funny looking kid
"おかしな顔の子":避けるべき術語

IRDS = idiopathic respiratory distress syndrome
特発性呼吸窮迫症候群

---

29 78ページの脚注63をみよ。
30 牛乳と山羊乳は共通抗原性が高いから,牛乳アレルギーにはダメである。
31 たまには美術館へも行きたまえ。
32 「知恵熱」とか「生歯熱」とかいうのも迷信の一種。
33 日本でも,西瓜の種子をのみこむと「盲腸」になるという迷信がある。
34 これも語呂あわせのシャレか(頭韻)。

LBW = low birth weight
　低出生体重児
VLBW = very low birth weight
　極低出生体重児
SGA = small for gestational age
　在胎週齢に比べて体重の少ない児(時に light for dates, small for dates ともいう)【35】
IDM = infant of diabetic mother
　糖尿病の母から生まれた児【36】
IVH = intraventricular haemorrhage
　脳室内出血
CPAP = continuous positive airways pressure
　持続気道陽圧
PEEP = positive-end expiratory pressure
　呼気終末陽圧
IPPV = intermittent positive pressure ventilation
　間欠的陽圧換気
NEC = necrotizing enterocolitis
　壊死性腸炎
PFC = persistent fetal circulation
　胎児循環残存
BPD = bronchopulmonary dysplasia
　気管支肺異形成
RLF = retrolental fibroplasia
　後水晶体線維増殖症
TTN = transient tachypnoea of newborn
　新生児一過性多呼吸
TAPVD = total anomalous pulmonary venous drainage
　総肺静脈還流異常
ZIG = zoster immune globulin
　水痘帯状疱疹ウイルス高度免疫グロブリン

35　わが国では「不当軽量児」というそうだが，不当なイヤな術語だな．
36　変な表現だが立派な疾患概念であり，注意が必要である．

DTP = diphtheria, tetanus, pertussis
ジフテリア，破傷風，百日咳混合ワクチン（三種混合ワクチン，三混ともいう）【37】

FAS = fetal alcohol syndrome
胎児性アルコール症候群

私たちはみな略語を用いている。しかし諸君のノートや答案用紙に，これをあまりたくさんこしょうみたいにふりかけるなかれ。MI というのは心筋梗塞(myocardial infarct)，僧帽弁閉鎖不全(mitral incompetence)，精神疾患(mental illness)，あるいは有名なハイウェイの名でもあることを忘れないようにしたまえ【38】。

9．冠名術語の A から Z (A-Z of eponyms)

Alport 症候群	＝先天性腎炎と聾
Apert 症候群	＝尖頭症と合指症
Arnold-Chiari 奇形	＝延髄と小脳の脊柱管内への偏位
Barlow 法	＝先天性股関節脱臼を診察する手技
Barr 小体	＝細胞核のクロマチン体
Beckwith-Wiedemann 症候群	＝舌拡大，内臓拡大，巨人症
Berger 病	＝IgA 腎症
Blackfan-Diamond 症候群	＝先天性真性赤血球系無形成症
Bright 病（廃語）	＝連鎖球菌感染後の糸球体腎炎
Caffey 病	＝乳児皮質性骨化過剰症
Cornelia de Lange 症候群	＝知能と身体の発達遅延，特異な顔貌
Crigler-Najjar 症候群	＝グルクロニルトランスフェラーゼのまれな欠損
Dandy-Walker 奇形	＝Magendie 孔と Luschka 孔の閉鎖
DiGeorge 症候群	＝胸腺の先天性無形成
Duckett-Jones 診断基準	＝リウマチ熱の診断基準

---

37 欧米では MMR（麻疹，ムンプス，風疹）三種混合生ワクチンも用いられていて，新三混ともいう。日本でも遠からず再開されよう。

38 MD というのも mental deficiency でもあるし，medical doctor でもある。キミはどちらだ？

Epstein 真珠	＝口蓋の上皮性の真珠
Erb 麻痺	＝上腕神経麻痺の上腕型
Fallot 四徴症	＝心室中隔欠損，肺動脈弁狭窄，右室肥大，大動脈騎乗
Fanconi 症候群	＝リン-糖-アミノ酸-重炭酸塩尿症，近位尿細管障害。de Toni-Debré-Fanconi 症候群ともいう。
Fanconi 貧血	＝先天性再生不良性貧血
Gilbert 症候群	＝持続性非抱合型高ビリルビン血症
Guillain-Barré 症候群	＝上行性多発性神経炎
Hand-Schüller-Christian 病	＝尿崩症と骨病変を伴うヒスチオサイトーシスの一型
Henoch-Schönlein 症候群	＝血管炎，関節炎，腎炎，腹痛
Hirschsprung 病	＝大腸の神経節細胞欠損
Kaposi 水痘様発疹	＝湿疹のある小児のヘルペスによる皮膚病変
Kawasaki(川崎)病	＝皮膚粘膜リンパ節症候群
Klinefelter 症候群	＝遺伝子型 XXY による表現型
Koplik 斑	＝麻疹前駆症状でみられる頬粘膜の白斑
Laurence-Moon-Biedl 症候群	＝多指症，肥満，精神発達遅滞
Louis-Bar 症候群	＝毛細血管拡張性運動失調症（ataxia telangiectasia）
Lowe 症候群	＝眼脳腎症候群
Marfan 症候群	＝水晶体脱臼，高身長，大動脈壁脆弱
Meckel 憩室	＝異常な異所性の胃粘膜【39】
Morgan-Dennie ひだ	＝湿疹のある小児の眼窩下の二重ひだ
Noonan 症候群	＝男性の XO 表現型，肺動脈弁狭窄
Ortolani 法	＝先天性股関節脱臼の試験
Potter 顔貌	＝羊水過少による新生児のつぶれた顔
Reye 症候群	＝急性脳症と肝不全
Ritter 病	＝熱傷様皮膚症候群

---

39 診断が難しいので有名。「メッケルをめっけるのは大変」と覚える。

Russell-Silver 症候群	=三角形の顔,低身長,体の非対称
Sprengel 変形	=先天性の肩甲骨上方偏位
Treacher-Collins 症候群	=下顎顔面骨形成不全症
von Gierke 病(廃語)	=Ⅰ型糖原病
von Recklinghausen 病(廃語)	=神経線維腫症
von Willebrand 病(準廃語)	=第8因子欠損症【40】
Wilms 腫瘍	=腎芽腫
Zellweger 症候群	=脳肝腎症候群

上記のリストは決して完全なものではない。冠名術語は乱用されており,その概念や症候群の本態が明らかになれば,廃棄すべきものである。幸いにも,私たちはこのリストを廃語あるいは廃れつつある語の例をもって終えることができた。症候群が解きほどかれ,その構成因子が明らかにされたときには,小児が恩恵を受けるように命名された,記憶すべき冠名症候群がほしいものだと思う。今日の医師が,例えば Henoch-Schönlein 症候群といっているものが,1世紀前に優秀なドイツの医師が記載したものと似ていないこともありうる,ということを忘れないようにしたまえ【41】。

高雅に命名された症候群と医師たちにはある種の神秘感が漂っているが,Matthew Arnold を感心させることはできなかった。彼はこう書いている。

> 私が死んで行くのを見ながら
> ただ言葉を連ねるだけの医者を連れて来るのはやめてくれ
> 病気は治せないのに,賢そうな頭をかしげて
> ただ病名だけを告げにくるような医者なんて……【42】

冠名症候群は,洗礼を受け終わって堅信礼を受けるのを待っている症

---

40 von Willebrand 病は,常染色体性優性遺伝の出血素因を示す疾患で,第8因子と関係の深い von Willebrand 因子の欠乏により,血小板数は正常であるが出血時間が延長する。
41 最初に記載されたものと概念が違っている疾患は他にも多い。戒めの金言「ギョエテとはおれのことかとゲーテいい」(いささか古いね)。
42 この名訳は柳川幸重先生による。診断名ばかりにこだわって治してもくれない医者なんて,という厳しい批判である。

状と徴候の集まりであるともいえよう【43】。

　Dublin は Graves 病をやめて甲状腺中毒症とした。かの Guy 病院では，Bright 病に代わって糸球体腎炎とし，Corrigan 脈拍【44】は二度と用いられなくなった【45】。

10. 警告信号：非事故的負傷？（alarm signals：non-accidental injuries?）【46】

　以下は，事故的負傷ではなく，加害行為を示唆する身体所見である。
- 人工栄養児の舌小帯裂傷
- 年少幼児の目のまわりの黒いあざ
- 頬の指のあと【47】
- 耳介の出血斑
- ひっかき傷
- 噛んだ歯型（どの場所でも）
- 何かをおしつけた形の火傷（たばこ？）
- 普通外傷を受けない場所での打撲傷
- 網膜出血
- 膣周辺の打撲傷
- 打撲傷が複数あり，古かったり新しかったりする。

さらに，ベテランの観察者は次のようなことに気づく。
- "凍りついた注意深さ"（冷たい情緒のない視線）
- ずっと視線を避けている。
- 極端にだらしない外観【48】

43　キリスト教の入信の儀式にたとえている。本態が明らかになれば confirm されるわけでもある。
44　大動脈弁不全症にみられる脈拍。水槌脈 water-hammer pulse ともいう。
45　日本でも，なるべく人名のついた症候群や表現はやめようとする動きがある。川崎病が川崎市の公害病だと思っている人もいるし……。
46　被虐待児（battered child, child abuse）のことである。欧米では従来から大きな問題であったが，日本でも最近激増しているので油断ならない。加害者は第1に母親，第2に父親が多いことも知っておくこと。
47　叩かれたあと。キミが彼女にキスしようとしたときを思い出したまえ。
48　世話をよくされていないから。この種の虐待を「ネグレクト」という。

● 重症のおむつかぶれ

　非事故的負傷では，きちんとした記録の保存がぜひ必要である。傷跡，打撲傷，損傷は記載し，描画して，できれば写真にとっておく。証拠を重ねることが，あとで行う症例検討や，のちに開かれるかもしれない裁判のためにきわめて重要である【49】。打撲傷や損傷の時期を判断するには，しかるべき経験と専門的知識が必要である。

11. 覚えやすい記憶術

　医学にはたくさんの覚えやすい記憶術がある。その多くは，学生たちによって世代を超えて受け継がれる。記憶術を集めて覚え込む者もいれば，それを忌み嫌う者もいる。自分自身でつくる学生もいる。われわれの思い違いでなければ，覚えやすい記憶術は試験の修羅場で役に立つものとなるであろう【50】。

　わかりやすい例をいくつかあげておく。昔懐かしいものもあれば，学生から教わったものもあり，私たちがつくったものもある。他のタネ本によい例があったら教えてもらえれば幸いである【51】。

1. 小児気管支喘息の誘因＝ASTHMA

　A = allergy　アレルギー（室内塵中のダニ，花粉，皮屑）
　S = sport　スポーツ（運動，遊び）
　T = temperature　気温（寒冷，湿潤，強風）【52】
　H = heredity　遺伝（喘息罹患傾向，遺伝子座）

49　難しい問題を含むから。学生や研修医諸君は，これを疑ったら必ず指導医に相談すること。
50　諸君も歴史の年号を覚えるときなどにさんざん利用した覚えがあろう。
51　訳者もいくつかを追加しておく。諸君もつくってみたまえ。
52　気圧も重要である。

　　＊訳者による麻疹の初期症状の四つのCとK
　　　C ough　咳
　　　C oryza　鼻かぜ症状
　　　C onjunctivitis　結膜炎
　　　C utaneous spot　皮膚発疹
　　　K oplik　コプリック斑

M = microbiology　微生物(ウイルス，マイコプラズマなど)
A = anxiety　心配(ストレス，悩み)【53】

2．気管支喘息重症度の判定——六つの S (assessing severity of asthma)

School(学校)　欠席日数は？
Sleep(睡眠)　妨げられた日数は？
Sport(スポーツ)　参加できる程度。見学か？
Social activities(社会活動)　支障のあった日数は？
Symptom score card(症状点数表)【54】　重症度は？
Steroids(ステロイド)【55】　薬物が必要か？

3．湿疹の六つの I【56】

Itch　かゆみ(抗ヒスタミン薬など)
Ichthyosis　魚鱗癬(皮膚軟化薬など)
Inflammation　炎症(局所ステロイド薬)
Infection　感染(抗生物質)
Irritability　過敏性(上記が原因で)
self-Image　自己イメージ(心理的な支援)

4．喉頭蓋炎(epiglottitis)の五つの D【57】

53　患児本人と両親の。
54　発作点数，治療点数などがいろいろ工夫され，重症度や治療効果を客観的に評価する方式が研究されている。
55　最近では吸入ステロイド薬は小児でも多くの症例で頻用されるが，全身投与がしばしば必要な患児は重症と考える。
56　アトピー性皮膚炎のことであるといってよかろう。
57　このほか「発熱」「重症感」というのも重要。

　　＊訳者によるネフローゼ症候群の六つの P
　　　　P roteinuria　蛋白尿
　　　　P lasma volume ↓　血漿量低下
　　　　P itting edema　陥凹浮腫
　　　　P leural and pericardial effusions　胸水，心膜液
　　　　P aucity of gammaglobulin　ガンマグロブリン欠乏
　　　　P ressure ↑ (late)　血圧上昇(後期)

Drooling　流涎
Dysphagia　嚥下困難
Dysphonia　発声困難
Dyspnoea　呼吸困難
Distress　苦痛
最後の恐るべき，しかしありうる喉頭蓋炎のDはDeath(死)！

5．脾腫大の原因＝SPLEEN
S equestration　隠遁(溶血性貧血では赤血球が)
P roliferation　増殖(ウイルス感染など)
L ipid accumulation　脂質の蓄積(Gaucher病など)
E ngorgement　充血(門脈圧亢進症)
E ndowment　寄附(血管腫，嚢腫)【58】
iN vasion　浸潤(悪性腫瘍)

6．リウマチ熱は多くの5をもっている
5つの大症状：心炎
　　　　　　　関節炎
　　　　　　　ヒョレア(舞踏病)
　　　　　　　皮下結節
　　　　　　　輪状紅斑(erythema marginatum)
5つの小症状：PR間隔延長
　　　　　　　リウマチ熱の既往歴

58　脾臓に腫れるものを寄贈するという意味か．

＊訳者による川崎病の所見(Viva Veldi, Fever!)
　　V asculitis　全身性血管炎
　　I ndurative edema　手背，足背の硬性浮腫
　　V ery ill-temper　きわめて不機嫌
　　A neurysmas　冠動脈その他の動脈瘤
　　V arious exanthemas　いろいろな発疹
　　E ye injection　眼球結膜の充血
　　L ymph node swelling　リンパ節腫脹
　　D esquamation　回復期の膜様落屑
　　I chigo-like tongue　苺状舌と口腔粘膜，唇の発赤
　　FEVER!　発熱(5日以上)

　　　　　関節痛
　　　　　陽性検査所見（赤血球沈降速度，抗ストレプトリジン価など）
　　　　　発熱
初発は5〜15歳
北緯50°以南，南緯50°以北に多い
少なくとも5年間は心炎予防治療【59】

7．PS＝Pyloric Stenosis（幽門狭窄）
　PV＝projectile vomiting（噴水状嘔吐）
　PV＝peristalsis visible（腸蠕動が見える）
　PT＝palpable tumour（腫瘤触知）
　PS＝positive scan（超音波診断で陽性スキャン）【60】
　PR＝pyloromyotomy Ramstedt（ラムステット幽門筋切開術）

8．包皮切開術をなぜするのか。六つのM
　Moses　モーゼ（ユダヤ教）【61】
　Mohammed　モハメッド（回教）【61】
　Mother wants it　母親がやってくれという
　Money　お金【62】

59　普通はもっと長くペニシリンを用いる。
60　X線診断もしばしば行われる。
61　宗教上の理由でユダヤ教徒，回教徒はすべて行う。
62　外科医の収入源という皮肉。

　　＊訳者による小児科医に望ましい性質（キミはピッタリだ！　入局を待っているよ！）
　　　　C areful　綿密な
　　　　H onest　正直な
　　　　I ntelligent　聡明な
　　　　L ively　明朗な
　　　　D isinterested　無欲な
　　　　R easoning　推理力のある
　　　　E ager　熱心な
　　　　N eat　几帳面な

Mythical reasons　根拠のない理由で
Medical reasons　医学的な理由で(包茎, 仮性包茎)【63】

9. 血尿のABC

A natomy　解剖学(嚢腫など)
B ladder　膀胱(膀胱炎)
C ancer　癌(Wilms腫瘍)
D rug related　薬物に関連して(シクロホスファミド)
E xercise induced　運動誘発性【64】
F actitious　人為的な(ほらふき男爵症候群)【65】
G lomerulonephritis　糸球体腎炎(円柱＋)
H aematology　血液学(出血傾向, 鎌状赤血球症)
I nfection　感染(尿路感染)
I n J ury　外傷(負傷)
K idney stones　腎結石(高カルシウム血症)

実際のところ順位をつければ, 上記のうち子どもの血尿の主な原因は,
1. 感染(尿路感染)
2. 炎症(糸球体腎炎)
3. 外傷(負傷)
4. 高カルシウム血症と結石

その他の原因は比較的まれである。年齢, 疼痛や尿症状の有無が問題となる因子である。

10. 私たちが考える小児科で最も重要な三つのPとは

Parenting　親となること【66】
Poverty　貧乏【67】
Prevention　予防【68】

63　日本では小児ではこれだけであろう。
64　剣道などでよくみられる。
65　詐病である。
66　子や孫をもってはじめて実感できることが多い。
67　そんなことをいうから, 小児科医になりたい学生が減って困っている。諸君, 結構大丈夫だぜ。安心したまえ。わが家は3代もやっている。
68　まず予防するのが小児科の理想であるが, お客様が減るのが痛し痒し。

11. EBM(evidence-based medicine)の五つのA

Ask the question　質問する
Access the information　情報を集める
Appraise the evidence　証拠を吟味する
Apply the answers　答えを当てはめる
Assess the process　経過を評価する

12. 血性の下痢＝CESSY

Campylobacter　カンピロバクター
E. coli　大腸菌
Salmonella　サルモネラ
Shigella　赤痢菌
Yersinia　エルシニア

　学究肌の大学教師は丸暗記をけなすものだが，彼らも多分学生時代にはやったに違いない。記憶術をつくるのは面白いし，しっかり覚えておけば，いざというときにすぐに思い出せるであろう。

12. 遺伝図(図11-1)

　上手に描かれた信頼できる家系図は，遺伝子地図を読み解くうえでの

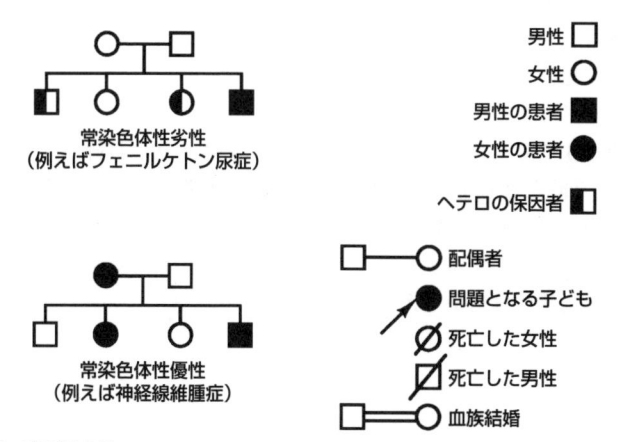

図 11-1　家系図の例

鍵となる。図は劣性遺伝と優性遺伝を解説した2つの基本的家系図である。もっと詳しい解説や考察は，手もとの小児科学教科書か遺伝学書を参照してほしい。上手に描かれた家系図は，特徴がよくわかり，文章で書かれたものよりずっと見やすく使いやすい。病歴聴取の一環として，ふだんから家系図を描くようすすめたい。

13. 障害や病気の"自然治癒"

　小児科の楽しみの一つは，子どもたちが医師による適切な治療や投薬に反応して，あるいは誤った治療や投薬にもかかわらず，治っていく傾向があることである。病気が自然に治っていく過程で，子どもや両親が病気に対処しコントロールするのを助けることが，医師の役割である場合が多い【69】。小児科学を習っている間に，諸君はそのような状況をたくさん経験するだろう。次にその例をいくつか示そう。

- 気管支喘息
- 湿疹
- 夜尿症（5歳から毎年約15%が軽快する）
- 体質性低身長
- 乳糖不耐症
- 特発性てんかん
- ネフローゼ症候群の微細変化群
- 胃食道逆流
- 軽症ないし中等症の膀胱尿管逆流
- 幼児下痢症（「豆とにんじん症候群」）
- 小さな心室中隔欠損症

　遠慮せずこのリストに追加したまえ。この本の次版以降への寄稿を歓迎する。「時とともに自然に軽快する傾向のある子どもの状態に関する小論を書く」というのはどうだろう？　もっと深く考察を進めたいなら，気管支喘息，てんかん，ネフローゼ症候群などの自然寛解を支配している生理学的機序は何か考えてみたまえ。

69　少なくとも妨害しないようにせよ。

14.「子どもは人の父である」

William Wordsworth（1770〜1850）

　成人の不健康の多くは，その源を小児期に発しているという事実が，どんどん証明され，かつ承認されつつある。本態性高血圧に関わる要因の多く——食塩摂取，コレステロール，肥満，ストレス，体重，体力——は，小児期，思春期から蓄積する。このような考えは，以下の引用文からもわかるように，別に目新しいものではないのである。

　　われわれは自分の墓穴を自分の歯で掘っている

　　人生には四つのステージがあるのみである——乳児期，幼児期，思春期，そして廃退期

　　　　　　　　　　　　　　　　　　　　　　　　　　　作者不詳

　　小児期が人を示すこと，あたかも朝がその一日を示すごとくである【70】

　　　　　　　　　　　　　　　　　　　　John Milton（1608〜1674）

　　おとなは子どものなれの果て【71】

　　　　　　　　　　　　　　　　　　　　Dr. Seuss（1904-1991）

　　おとなとは何か？　年齢で息切れした子どもである【72】

　　　　　　　　　　　　　　　　　　　　Simone de Beauvoir

　　若木のうちに曲がったオークをまっすぐにするのは容易ではない【73】

　　　　　　　　　　　　　　　　　　　　　　ゲール人のことわざ

　　人はその動脈と同じ年齢である

　　　　　　　　　　　　　　　　　　　　Thomas Sydenham（17世紀）

70　諸君！　朝の講義をサボったりすると，午後の実習でヒドイめにあうぞ。人生もまた然り！
71　「親爺息子のなれの果て」とは，日本の古典たるデカンショ節にもうたわれている（古いか？）。
72　私など，もう息も絶えだえだぜ。
73　幼い時のしつけが一生を支配する。親の責任は重大である。

国の運命はどんな食事をするかにかかっている

Anthelme Brillat-Saverin（18世紀）

ある国の将来は，何よりも，その子どもたちの性質と状況におかねばならぬ。これを証明するために何らかの議論が必要であるとは，とうてい考えられない【74】。……曲げられた若木は，そのまま育つであろう

Shaftesbury 卿（1870）

少しの愛を子どもに与えよ。そうすれば大きなお返しを得るだろう【75】

John Ruskin

人は大きく育った子どもにすぎない【76】

John Dryden

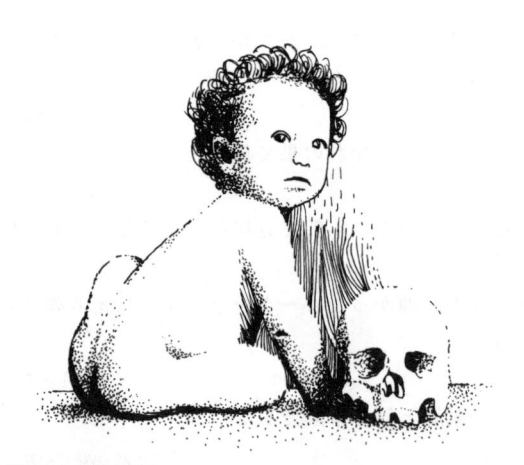

図 11-2　子どもは人の父である

74　そうなると，わが国の現状はまことに憂慮すべきである。
75　たとえあまり親孝行な子でなくとも，子をもった喜びは大きい。
76　キミは子どものままちっとも育っていないのではなかろうな。

15. 小児科学試験のための秘訣

小児科学の成績評価は，最近は平常点（日常の）と学期末試験とで行うことが多い。それには症例研究，課題発表，筆記試験，○×式試験，客観的臨床能力試験（OSCE），口頭試問などがある【77】。

以下に，事前の学習がものを言う従来型の時間をかけて答える問題と突然不意をつかれた場合の注意点について，寸評しておこう。試験官は諸君が小児を自信をもって扱うことができるかを知りたいのである。博識を求めているのではない【78】。もし答がわからないときは，はっきりそう言いたまえ。あてずっぽうを言うのは危い【79】。

簡単な常識をいくつか覚えておくことである。

1. 母親や保護者から，得られる限りの情報をすべて引き出す。慢性疾患（心疾患，囊胞性線維症）のある小児は，著しく多くの情報を与えてくれるものであることを忘れないこと。看護師にまずチェックしてもらう前に，お菓子や食物を子どもに与えてはいけない【80】。
2. 身体にさわる前に，最初の数分間，子どもをよく観察したまえ。病歴の症状に関連した臨床徴候は，観察可能なものすべてに注意する。病気の程度を評価する（良，不良，きわめて不良）。発達状態を調べる（活動性，社会的影響など）。
3. 何よりも，諸君の考えがどうであっても，子どもにはやさしくしたまえ【81】。
4. 身長と体重を測り，標準発育曲線に記入するのを忘れないこと。
5. 完全な系統的診察を行いたまえ。ただし不快な場合は後にまわすこと。
6. まず当面した陽性の病歴上の事実を述べたまえ。陽性の臨床所見は重要な順にまとめるようにしたまえ。これでよいと感じる結論に達したらそう言いたまえ。「この方はジョニー・マー

---

77 日本も同様である。しっかり勉強して早く卒業してくれ。
78 われわれも期待していない。
79 ごまかしてもすぐわかる。いさぎよく降参したまえ。
80 クイモノで釣ろうというのはキタナイ。実際に診察にさしさわることが多い。
81 子どもを優しくあつかう学生を見ると，教授の機嫌が直るぞ。

フィー君で5歳です。この方はDown症候群の徴候があり，心室中隔欠損に合致する雑音があり，十二指腸閉鎖の手術を受けた腹部術創があります」．

7. 陽性臨床所見に基づいて，鑑別診断を述べる．可能性のある診断を言うように求められたら，必ず"本命の札に賭けて"頻度の高い状態を答として優先させる．よっぽど確実な場合以外は，まれな状態（"目がなさそうな"）は避ける【82】．

8. 試験官を余計に働かせるなかれ【83】——討論にもちこむように試みたまえ．諸君の所見を再考する機会が与えられたら，必ずそれを有益に使いたまえ．試験官というものは，普通は助けようとしているのであって，ひっかけようとしているのではない【84】．

9. できれば大いにリラックスしたまえ．諸君の試験官は自信と能力を求めている．しっかり訓練を積んでいさえすれば，諸君にはその両方が備わっているはずである【85】．

10. 何よりも，もし諸君の知らないことがあったら，あて推量したり，でっち上げたりしてはいけない．「すみません．私は知らないんです」というほうがずっとましである【86】．

客観的臨床能力試験（OSCE）【87】

詳しい助言をする紙数はないが，不意に何かを尋ねられた場合と同じ基本原則が効果的である．すなわち，

- 見ること，観察すること，そして質問内容に注意すること
- 発疹，発育曲線，紹介状，X線フィルム，または何であれ，提示されたものを検討すること

---

82 試験で「本邦第1例」の疾患についての知識を問われることはまずない．
83 こっちも疲れているのである．察してくれ．
84 「何か別の意見は？」と助け舟を出しているのに，誤った診断をいつまでも主張する学生がいるが，親の心子知らずとはよく言ったものである．
85 日本の教授も基本的には同じである．安心したまえ．
86 あまりにもひどい場合を除いて，可ぐらいはもらえるだろう．
87 Objective Structured Clinical Examination．医学生が病院実習の前に受ける試験．面接の技術，カルテの書き方，診察のしかたなどが問われる．わが国でも行われ始めた．

- 話す前に論理的に考えること
- 時間が肝要なので,無駄に時間を浪費しないこと

客観的臨床能力試験の試験項目としては,検尿,吸入の技術の実演,発疹の視認,生化学検査の結果分析などが行われるだろう。有用なテキストは『OSCEs in Paediatrics』(Khan 1999, Churchill Livingstone)である。

16. 基本的な臨床技術

私たちは,在学中の学生諸君のためにこのリストをつくった。諸君が小児科研修期間中にチェックリストとして利用してくれることを希望する。このリストの項目のなかには,賛同できないものがあるかもしれないが,おおよその趣旨や内容についてはおおかたの小児科で同意が得られると思う。学生諸君は「知っている必要がある」項目と「知っていればご立派な」項目とを区別するべきである。

このリストが役に立ち,諸君がまごつかないことを望む。これは,自動車工場の生産ラインから出てくる新車の品質コントロール試験のチェックリストよりはずっと短く,かつうんざりするようなものではないと思う[88]。医科大学への入学の際には,高度なものが要求される。その出口での小児科の技術も等しく高度であるべきであると信じる[89]。よく訓練されよく学んだ学生諸君が,一生働きながら技術を高め,専門知識を改善していってほしいと考えるものである。

医学部の学生諸君の基本的な臨床技術[90]
- 両親と子どもから完全な病歴をとる能力
- 乳児,幼児,年長児に十分な診察ができる能力
- 広い範囲に及ぶ正常性の認識
- 鑑別診断,検査計画,治療の選択について意見をもち,病歴と診察から結論を引き出す能力

---

88 このリストぐらいはこなしてほしいものだが。
89 6年間の間にバカになっていないだろうな。
90 日本の医学部学生諸君には,このリストのすべてを習得するのはかなり難しかろうが,努力を期待する。研修医諸君はクリアーしてほしい。

1. 心血管系
    - 血圧の測定
    - 心臓と大血管の触診
    - 右室および左室肥大の検索
    - 振戦の触診
    - 雑音を含む心音の聴診
    - 有意な心雑音の検索と記述
    - チアノーゼ，ばち状指，多血症の検索
    - うっ血性心不全の病像の提示

2. 呼吸器系
    - 呼吸不全の徴候の視診
    - 胸部の打診
    - 胸郭変形の評価
    - 正常および異常な胸部音の聴診
    - 有意の虚脱・硬化，胸水，気胸の検索と記述

3. 腹部
    - 肝臓と脾臓の触診
    - 肝縁の打診
    - 腹部腫瘤の検索
    - 腹水の提示
    - ガス，液体，糞便による腹部膨満の鑑別
    - 男児の正常の陰茎と精巣の外観の評価
    - 陰嚢水腫，ヘルニア，停留精巣の診察
    - 拡大した膨満膀胱の触診と打診

4. 皮膚
    - 血管腫や母斑など，通常の新生児斑の認識
    - 湿疹，乾癬，膿痂疹，紫斑など，発疹の認識と記載
    - 麻疹，風疹，水痘，猩紅熱など，通常の感染症の発疹の認識
    - いろいろな部位の黄疸の検索
    - 白斑，カフェオレ斑の認識
    - 中等度ないし重症脱水症の徴候の提示

5．関節
- 手首，肘，肩，股関節，膝，踵など，主な関節の可動域を検査する能力。能動および他動運動について
- 発赤，熱感，疼痛，腫脹，機能喪失など，関節の炎症の徴候を検索する能力

6．神経系
- 反射用ハンマーを用いた深部腱反射の提示
- 髄膜刺激症状を検査する能力
- 正常および異常の泉門の大きさと緊張度の評価
- 筋緊張，歩行，協調性，感覚の評価
- 視野
- 筋緊張度の変動の検索
- 脳性麻痺の主なタイプの評価

7．測定
- 身長
- 体重
- 頭囲
- 標準発育曲線図への記入
- 思春期の段階の判定

8．発達
- 6週児の評価
- 6か月児の評価
- 1歳児の評価
- 原始反射の提示――Moro・把握・吸啜・緊張性・頸反射など
- 6か月児の聴力と視力の検索
- 正常発達からの著しい逸脱の評価

9．先天異常
- 主な症候群，ことにDown症候群の認識
- 脊髄髄膜瘤や水頭症など，主な奇形の認識

10. 一般的な事項
- 急性重症疾患の認識
- 栄養，ことに低栄養と肥満の評価
- 正常の水分保有の判定
- 貧血の検索
- う歯と歯肉疾患を証明するための歯と歯肉の視診
- 唇裂と口蓋裂のタイプの認識

11. 整形外科
- 先天性股関節脱臼の検査
- 側彎の検索のための背部診察
- Trendelenburg 試験
- 真性または仮性短縮の検索のための下肢測定能力

12. 耳, 鼻, のど
- 耳鏡の使用
- 口峡部と咽頭の診察
- Weber および Rinne 試験

13. 眼科学
- 外眼部の診察
- 瞳孔反射の試験
- 眼球運動の評価
- 被覆試験の実施
- 検眼鏡

17. 学部学生が見て，理解すべきこと

　良い学生は積極的で熱中し，ヤル気のある学生であり，病棟を回って歩き，救急部に行って手伝ったり見学したりしようとする。次のリストは，小児科または病院が，程度の差はあれ学部学生を参加させようとしている項目の手引きにすぎない【91】。

1. 見ておかなければならない
   - 腰椎穿刺
   - 膀胱カテーテル
   - 静脈ラインの挿入
   - 予防接種
   - 乳児の尿採取
   - 経鼻胃管の挿入

2. 見ておくことが望ましい
   - 体液蘇生【92】
   - 気管挿管
   - 糖尿病性ケトアシドーシスの処理
   - 髄膜炎菌性敗血症の皮膚掻爬【93】
   - 骨内注入
   - 心肺蘇生
   - "踵穿刺"テスト(Guthrie 試験)【94】
   - 脳波検査
   - 超音波検査
   - 虫垂切除
   - 腸重積の空気整復
   - 汗試験

3. できれば/許されるなら参加する
   - 児童虐待の症例検討会
   - 小児の死亡例検討会
   - 各分野からなる合同検討会

91　研修医諸君はぜひこれらを習得してほしい。
92　輸液による体液補正。
93　擦過標本による緊急診断のために。
94　新生児の先天代謝異常スクリーニングのための採血。

18. 臨床クイズ

1. ばち状指の特徴を記べよ。小児期におけるその原因は？
2. 洞性不整脈とは？
3. 12か月の乳児ができることを六つあげよ。
4. アトピー性湿疹の発疹について述べよ。
5. 無害性/生理的/血流雑音のそれぞれの特徴は？
6. 乳児の大頭症の原因を四つあげよ。
7. (a)ヒョレア，(b)歯車様硬直，(c)アナサルカ(全身浮腫)とは？
8. 喉頭気管気管支炎と喉頭蓋炎とを臨床的にどう鑑別するか。
9. (a)Kernig，(b)Koplik，(c)Korotkoff は何を記載したか。
10. チアノーゼ型心疾患での蹲踞を生理学的に説明せよ。
11. 呼吸困難のある乳児はなぜうめくのか。
12. (a)奇脈，(b)交互脈，(c)虚脱脈とは何か。
13. なぜ乳児は病気になると皮膚がまだらになるのか。
14. 悪寒戦慄はなぜ起こるのか。
15. 3歳児の急性跛行の原因を五つ考えよ。
16. 髄膜炎以外の髄膜刺激症状の原因を五つあげよ。
17. 第4相(弱音化)と第5相(音の消失)のいずれが拡張期血圧の測定点か。
18. 乳児の急性喘鳴の原因を四つあげよ。
19. 非事故的負傷(被虐待)を示唆する外傷のパターンを10種あげよ。
20. 多毛症を起こすことのある薬物名は？
21. 平均的な2歳児は，成人身長の 1/3, 1/2, 2/3 のいずれか。
22. 手掌の猿線は正常所見か？
23. 3パーセンタイル線よりも身長が低い子どもの多くは「小さい正常児」である，というのは正しいか誤りか？
24. 学齢前の子どもで，真性の多飲症を習慣性(強迫性，心因性)の多飲症とどのように鑑別するか。
25. 子どもの最大呼気流量は，年齢，性，身長あるいは胸部の拡張とよく相関するか？
26. 一生を通して血圧は上昇する傾向がある。これは「正常」か？
27. 「雄牛の頸」とは何か。

28. 「野牛の肩瘤」とは何か。
29. アシカのような咳をするのはどのような場合か。
30. 縫合骨とは何か。

学生諸君が自分で答を探すほうが好ましいと考えるので，この臨床クイズの答を明かすのは差し控えよう【95】。

19. 子どもたちの"智恵の言葉"【96】

子どもたちは，無邪気な考え方と素朴な表現を結びつけて，驚くほど賢いことを言うことが時々ある。次に，私たちの外来と，Nanette Newman の集めたもののなかからいくつか引用する。

(もし母乳だけたっぷりあったとしたら)
あなたが赤ちゃんだったとき，お母さんはおっぱいであなたを育てたけれど，他のことは何もしてくれなかったのよ
7歳の少女

(チョー現代的な小さな淑女？)
大きくなったら赤ちゃんを沢山生むの。それから結婚して，そのあとは幸せに暮らすのよ
6歳の少女

(小さい男の子による低血糖のうまい説明)
ぼくの脚が目がまわるんだ
5歳の少年

(腹性片頭痛)
ぼくポンポンが頭痛なの
9歳の少年

---

95 答はすべて本書の中にある。調べること。
96 訳者も一つ二つ。
(立体感覚の秀才？)
「自動車の反対のことばはなァに？」「向こうを向いている自動車」
3歳の少年
(小児科医の精神運動発達)
「先生，小児科の先生はいくつになるとおとなの先生になるの？」
5歳の少女

潰瘍は胃を貫くレーザービームみたいだ

11歳の少年

私のお母さんは，赤ちゃんだけが好きなのよ。赤ちゃんが私みたいに大きくなると，ぶつわよ

8歳の少女

赤ちゃんは，大きくなっちゃうとみんなに嫌われてしまうから，お母さんに可愛がられなくてはならないんだ

7歳の少年

（自分の対麻痺を説明して）
私，車いすから生まれたのよ

9歳の少女

20. 小児科の同義語と俗語 [97]

　この短いコレクションは，第一言語が英語ではなく，単語の意味や英／米の俗語の違いに戸惑うかもしれない読者にささげる。

同義語	俗語
abdomen　腹	tummy, belly
anus　肛門	back passage
bottom, buttock　臀部	bum, butt
bowlegged, genu varus　O脚	bandy
clavicle　鎖骨	collarbone
constipation　便秘	bunged up
diaper　おむつ	nappy
faeces, stool, bowel motion　大便	poo など
feverish, febrile　有熱の	'boiling'
genitalia　陰部	private parts
infusion, IV　輸液	drip
penis　陰茎	willie, wee-man など

97　幼児はふつう俗語を使う。わが国の3歳児が「大便」とは言わず，「ウンコ」と言うがごとし。

pacifier, soother, teat　おしゃぶり	dummy
ptosis　下垂	droopy
seizure, convulsion　痙攣	fit
sternum　胸骨	breastbone
strabismus　斜視	crooked eye, squint, turn
talipes　彎曲足	club foot
testis, testicles　精巣	balls
torticollis　斜頸	wry neck
trachea　気管	windpipe
umbilicus, navel　臍	belly button
urine　尿	pee, piss, wee, piddle
vomiting, puking　嘔吐	throwing up

21. 子どもたちは異なる[98]

- 躯幹/四肢の比
- 体表面積
- 血圧
- 心拍数
- 呼吸数
- 水分の必要量
- 最大呼気流量
- 栄養の必要量
- 薬物の用量
- 腎機能の成熟
- 薬物の分布と代謝
- コミュニケーション能力
- 理解の能力
- 成熟と発達のさまざまな度合い

98　子どもでも年齢によって異なる。これらの概略の知識は研修医諸君には必修である。

22. 生理学的な事実：君は知っていたか……

- 3 kg の新生児の血液量はたったの 250 mL である（図 11-3）。
- 新生児の肝臓は大変活発で比較的大きな器官なので触れることができる。
- 1 歳児の頭囲 47 cm（そして推定では脳の大きさ）は，成人平均 55 cm の 85％にあたる。
- 平均的な 2 歳児の身長 85 cm は，成長が済んだ成人の 1/2 にあたる（図 11-4）。
- 触れることができる脾臓は，正常のおよそ 2 倍の大きさである。
- 小児の正常の最大呼気流量（peak expiratory flow rate：PEFR）は，有用な経験則から，30×年齢＋30 で求められる。であるから 6 歳の PEFR はおよそ 210 L/分である。
- 小児の収縮期血圧はおよそ，5 歳以降は 100＋年齢（歳）±20 mmHg である。
- 小児の拡張期血圧はおよそ，5 歳以降は 60＋年齢（歳）±15 mmHg である。

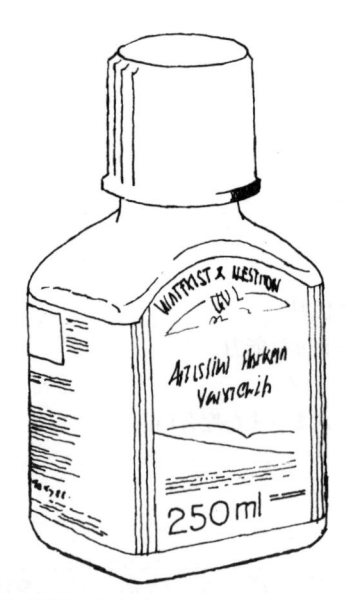

図 11-3　3 kg の新生児の血液量＝250 mL

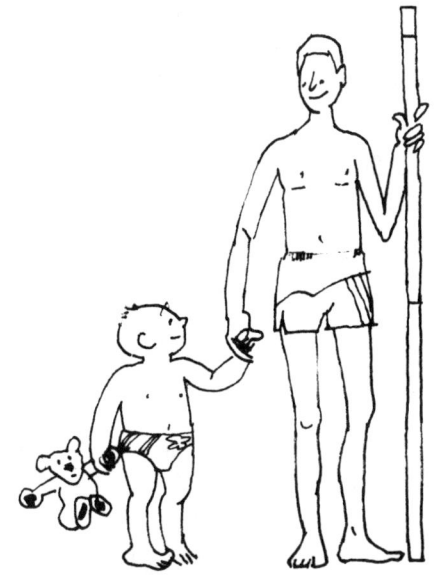

図11-4 2歳＝成人身長の1/2

- 5～10歳の小学生は平均毎年5～7cm発育しなければならない。

23. 何歳になったら子どもにできるか……

- 錠剤を飲み込む？
- カプセルを飲み込む？
- インスリン自己注射ができる？
- 血糖の指頭穿刺ができる？
- 最大呼気流量が正しく測れる？【99】
- 24時間蓄尿に協力できる？
- 治験計画を理解できる？
- 治療に同意できる？
- 自分でカテーテルを入れられる？

---

99 「ピークフロー」とよばれ，簡単な器具で家庭でも測定できる。主に気管支喘息の管理に用いられる。

- 胸部X線撮影のとき吸気を保てる？【100】
- 鎮静薬なしでMRIスキャンができる？
- 正式の呼吸機能検査(FEV，FVCなど)に協力できる？【101】

　もちろん答は，正解は1つではないということである。子どもたちはいろいろな年齢で技能を獲得し，さまざまな年齢で成熟し，暦の年齢よりもむしろ成熟度に関連して能力を身に付けていくのである(図11-5)【102】。

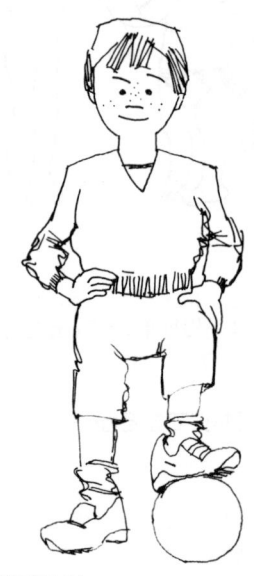

図11-5　フットボールで遊ぶ元気な子

100　「息を吸って，そのまま止めて！」ができるか？
101　これも主に気管支喘息の管理に用いられる。
102　器用な子，不器用な子があり，知能とは必ずしも関係しない。キミにもまだできない項目があるのでは？

推薦参考書

小児科学教科書

Hall D 2003. Health for all children. Oxford University Press, Oxford

Illingworth R 1991. The normal child. Churchill Livingstone, Edinburgh

Kennedy N 2005. Paediatrics and child health：a textbook for the DCH. Harcourt, Edinburgh

Kliegman R 2006. Nelson essentials of paediatrics. Saunders Elsevier, Philadelphia

Lissauer T, Clayden G 2001. Illustrated textbook of paediatrics. Churchill Livingstone, Edinburgh

McMohon RA 1991. An aid to paediatric surgery. Churchill Livingstone, Edinburgh

Meadow R 1997. ABC of child abuse. BMJ Books, London

Polin R 2005. Pediatric secrets. Mosby, Philadelphia

Robinson M 2005. Practical paediatrics. Churchill Livingstone, Edinburgh

Sheridan M 1997. From birth to five years. Children's developmental progress. Routledge, London

Thomas R 2001. ABC of the first year. BMJ Books, London

Valman H 1999. ABC of one to seven. BMJ Books, London

図 説

D Field 2003 Paediatrics : an illustrated colour text. Churchill Livingstone, Edinburgh

Hobbs C 2001. Physical signs of child abuse. Saunders, Philadelphia

Manford A 1998. Illustrated signs in clinical paediatrics. Churchill Livingstone, Edinburgh

Taylor S 1997. Diagnosis in colour. Mosby, Philadelphia

参考書

Jones K 2005. Smith's recognizable patterns of human malformation. Saunders, Philadelphia

Kingston H 1997. ABC of clinical genetics. BMJ Books, London

臨床徴候

Goldbloom RB 2002. Paediatric clinical skills. Saunders, Philadelphia

Zitelli BJ 2002. Atlas of paediatric physical diagnosis. Mosby, Philadelphia

索引

欧文索引

achondroplasia 215
Alport 症候群 264
amblyopia 198
amelia 181
anencephaly 182
aniridia 198
anophthalmia 198
Apert 症候群 264
Apgar スコア 58, 159
aphakia 198
arachnodactyly 181
Arnold-Chiari 奇形 264
arthralgia 192
ataxia 177
athetosis 175
atopic eczema 153

Babinski 反応 162
Barlow 法 67, 83, 264
Barr 小体 264
BCG 接種 137
Beckwith-Wiedemann 症候群 264
Berger 病 264
blue sclerae 196
body mass index：BMI 212
brachycephaly 62
Bright 病 264
bronchopulmonary dysplasia：BPD 78
Brudzinski 徴候 168
Brushfield 点 202
bulla 153

café-au-lait 斑 255

Caffey 病 264
calcaneo valgus 68
camptodactyly 181
cellulitis 157
chalazio 201
chorea 175
Chvostek 徴候 60
clinodactyly 181
congenital heart disorder：CHD 111
Cornelia de Lange 症候群 264
cracked pot note 176, 258
crackle 102, 104
craniotabes 62
crepitation 102, 104
cri-du-chat syndrome 252
Crigler-Najjar 症候群 264

Dandy-Walker 奇形 264
de Lange 症候群 150
de Waardenburg 症候群 150
developmental dysplasia of the hip：DDH 66
diastrophic dwarfism 215
DiGeorge 症候群 264
diplegia 177
doll's eye reflex 176
Down 症候群 55, 143, 146
Duchenne 型筋異栄養症 186
Duckett-Jones 診断基準 264
dyskinesia 177
dyspnoea 96

Edwards 症候群 55
encephalocele 182
epiglottitis 269
Epstein 真珠 255, 265

Erb 麻痺　74, 265
erythema　153
Eustachio 管　142
evidence-based medicine：EBM　273
exomphalos　132

Fallot 四徴症　111, 265
Fanconi 症候群　265
Fanconi 貧血　265
fasciculation　175

Galant 反射　75
gastroschisis　132
genu valgum　180
genu varum　180
Gilbert 症候群　265
glossoptosis　148
Gowers 徴候　187
Guillain-Barré 症候群　186, 265

Hand-Schüller-Christian 病　265
Harrison 溝　97
hemimelia　181
hemiplegia　176
Henoch-Schönlein 症候群　265
Henoch-Schönlein 紫斑病　155
Hirschsprung 病　136, 265
hirsutism　149
hordeolum　201
Hurler 症候群　56
hydranencephaly　182
hyperhidrosis　149
hyperpnoea　96
hypertelorism　196
hyperventilation　96

ichthyosis　153
idiopathic chronic arthritis：ICA　192
impetigo　157
intercostal recession　63

intertrigo　157

Kaposi 水痘様発疹　265
Kawasaki 病　265
Kernig 徴候　168
Klinefelter 症候群　265
Koplik 斑　146, 265

Laurence-Moon-Biedl 症候群　265
lentigines　149
leukocoria　202
Lightwood の法則　94, 261
Louis-Bar 症候群　265
Lowe 症候群　265
lower respiratory tract infection：LRTI　93

macrocephaly　62
macule　153
Marfan 症候群　265
Meckel 憩室　265
meningocele　182
Menkes 症候群　150
microcephaly　62
micrognathia　148
migraine　192
Milroy 症候群　150
mongoloid slant　196
Morgan-Dennie ひだ　265
Moro 反射　73, 80, 164
myalgia　192
myelomeningocele　182
myoclonus　175

neuralgia　192
Noonan 症候群　265
nystagmus　197

O 脚　180, 183
Objective Structured Clinical Examination：OSCE　278
omphalocele　132

orthopnoea 96
Ortolani 法 67, 265
osteogenesis imperfecta 181
osteopetrosis 215

papule 153
Patau 症候群 55
peak expiratory flow rate：PEFR 288
pectus carinatum 97
pectus excavatum 97
petechiae 155
pinguecula 201
plagiocephaly 60, 62
Poland 症候群 185
polydactyly 181
Potter 顔貌 265
proctalgia 192
pseudostrabismus 195
purpura 155
pustule 153

quadriplegia 176
quinsy 148

ranula 148
red reflex 202
Reye 症候群 265
rhonchus 102, 104
Ritter 病 265
Russell-Silver 症候群 266

Sandifer 症候群 260
scaphocephaly 62
setting sun sign 176
spasmodic bronchitis 103
spina bifida 182
Sprengel 変形 266
sternal retraction 63
strabismus 200
syndactyly 181
synostosis 62

tachypnoea 63, 96
talipes equino varus 68, 180
tarsus varus 68
thanatophoric dwarfism 215
tic 175
Treacher-Collins 症候群 140, 266
tremor 175
trichobezoar 136
trigonocephaly 62
Turner 症候群 55, 150
turricephaly 62

upper respiratory tract infection：URTI 93
urachus 132

venous hum 121
vesicle 153
vitiligo 149
von Gierke 病 266
von Recklinghausen 病 266
von Willebrand 病 266

wheeze 102, 104
wheezy bronchitis 103
Wilms 腫瘍 124, 266

X 脚 180, 183
XO 症候群 55, 150
Zellweger 症候群 266

和文索引

あ行

握雪音　102
あくび　259
アザラシ状奇形　181
頭じらみ　151
アテトーゼ　175
アトピー性湿疹　138, 153
アルカプトン尿症　246
アンモニア性刺激性皮膚炎　156

息こらえ　260
異常運動　177
胃食道逆流　21
いちご状母斑　81
一過性第Ⅶ脳神経麻痺　60
遺伝図　273
胃壁破裂　132
陰茎短小症　130
陰唇　66, 83
咽頭診察　40
咽頭軟化症　82
陰嚢水腫　66, 83, 131

ウイルス感染　94
右胸心　119
う歯　146
右心室肥大　119

壊死性腸炎　78

黄疸　59, 246
嘔吐　123
おたふくかぜ　146
おねしょ　22
おむつかぶれ　156, 268
親指内転　83

か行

外陰部，系統的診察　129
外眼角間距離　196
外反膝　180
外反足　67, 68, 83
過換気　96
下気道感染　82, 93, 105
拡張期血圧　288
　　正常の──　115
拡張期雑音　64
角膜混濁　197
角膜反射　202
鵞口瘡　146, 156
過呼吸　96
過敏性腸症　242
カフェオレ斑　149, 255
ガマ腫　60, 148
カロチン血症　149
眼間開離　196
眼瞼浮腫　62
間擦疹　157
カンジダ　81, 156
肝疾患　243
鉗子分娩　60
環状紅斑　153
眼振　197, 202
乾性ラ音　102, 104
関節，可動域　191
関節炎　189
関節拘縮症　181
関節痛　190, 192
肝臓　65
　　触診　126
眼底検査　161, 194

気管支喘息　259
　　重症度　269
　　誘因　268
気管支肺異形成症　78
気管支肺炎　107
気管挿管　78

気胸　108
奇形　179, 215
起座呼吸　96
偽性斜視　195
吸気性喘鳴　82, 105
丘疹　153
急性胃腸炎　243
急性気管支肺炎　252
急性骨髄炎　205
急性糸球体腎炎　244
急性髄膜炎菌性敗血症　155
急性虫垂炎　205
急性扁桃炎　138
響音　102, 104
凝固障害　155
胸骨部陥凹　63
強直　175
胸部, 系統的診察　93
胸膜炎痛　49, 108
挙睾筋反射　130
魚鱗癬　153
筋緊張低下　71
筋緊張の診査　175
筋-骨格系, 系統的診察　178
筋痛　192
筋力　186

躯幹/四肢の比　207, 211
口, 系統的診察　143
屈筋反射　70
屈指(趾)症　181
ぐにゃぐにゃ乳児　161
くも状指(趾)　181
くも状母斑　255
クループ　85, 105
　　　急性——　252
クローヌス　233, 235

痙縮　175
頸部リンパ節腫脹　137, 139
痙攣性気管支炎　103
外科手術, 系統的診察　203

血圧　114, 207
血性下痢　273
結節性紅斑　150
血尿　246, 272
結膜感染　81
下痢, 血性　273
牽引反応　72
言語　229, 230, 233, 234, 236
原始反射　69, 71, 164
　　　消失　237
検尿　247
犬吠様咳　85
腱反射　160
瞼裂斑　201

口蓋垂　61
後弓反張　167
交叉伸展反射　75
合指(趾)症　181
喉頭蓋炎　105, 269
紅斑　153
項部強直　166
肛門狭窄　134
肛門皮膚反射　136
肛門裂　134
股関節脱臼, 先天性　172, 180
呼吸　80
呼吸困難　96
呼吸数, 正常の　96
骨化石症　215
骨形成不全症　181
骨髄炎　259
　　　急性——　205
骨折　259
骨盤位分娩　66
骨癒合症　62
鼓膜　141

さ行

細気管支炎　35, 106
細菌感染　94

最大呼気流量　288
採尿法　245
臍ヘルニア　78, 132, 204
鎖肛　136
さじ状爪　151
左心室肥大　119
嗄声　85
猿線　256
サルモネラ　243, 273
三角頭　62
霰粒腫　201

視覚　229〜232, 234, 236
耳下腺炎　146
糸球体腎炎　246
　　　急性――　244
耳鏡　141
四肢麻痺　176, 177
視診　41
視線の固定　200
舌　146
膝蓋腱反射　71, 160
湿疹　154, 269
湿性ラ音　102, 104
失調症　177
失調性歩行　172
歯肉増殖　147
紫斑　155
ジフテリア　145
しもやけ　156
社会的行動　230
弱視　198, 202
若年性特発性関節炎　191
雀卵斑　149
斜頸　259
斜視　63, 78, 200, 231
斜頭　60〜62
周期性呼吸　63, 256
収縮期血圧　288
　　　正常の――　115
収縮期雑音　64
舟状頭　62

手掌把握反射　164
腫瘍，触診　137
小顎症　148
上気道感染症　93, 105
上行性多発性神経炎　186
小泉門　60
小頭　62, 166
小児気管支喘息　268
静脈雑音　121
上腕囲　207, 212
白子症　148
視力　76
脂漏　80
脂漏性皮膚炎　156
心因性遺糞症　135
心音　64, 120
神経管欠損　65, 66, 181, 182
神経系，系統的診察　158
神経線維腫症　255
神経痛　192
心血管系，系統的診察　111
人工栄養　26
心雑音　120
　　　無害性――　121
心室中隔欠損　111
滲出性中耳炎　142
新生児月経　132
真性多飲症　21
真性脱臼　66
振戦(thrill)　64, 82, 118
振戦(tremor)　69, 174, 175
心尖拍動　118
腎臓　65, 83
　　　触診　128
心臓・顔症候群　56
身長　207, 209, 212, 288
伸展前進反射　75
振盪音　101
心拍数，正常の　113
深部腱反射　71, 160
腎不全，慢性　259
心房中隔欠損　111

垂直懸垂　70
水頭症　166
水疱　153
髄膜炎　164
髄膜炎菌性敗血症，急性　155
髄膜刺激症状　49，168
髄膜瘤　182
水無脳症　182
スクラーゼ-イソマルターゼ欠損症　258
頭痛　47

青色強膜　196，256
精巣軸捻転　204
性的成熟度　215
生理的黄疸　82
咳　108
赤色反射　194，199，202
脊髄髄膜瘤　66，182
脊柱側彎症　193
脊椎破裂　182
脊椎彎曲反射　75
赤痢菌　243
舌小帯　61
　──裂傷　267
舌沈下　148
セリアック病　21，150，258
線維束性収縮　175
全収縮期雑音　82
全身性リンパ節腫脹　139
喘息　24，98
喘息様気管支炎　103，106
先天性甲状腺機能低下症　252
先天性股関節脱臼　66，172，180
先天性心疾患　111
尖頭　62
潜伏精巣　130
喘鳴　85，102

爪甲白斑症　151
早産児　77
蒼白失神　260

足クローヌス　71，80
足趾把握　74
足蹠把握反射　164
鼠径ヘルニア　66，78，83，123，203
鼠径リンパ節　65
粗大運動　170，229〜231，235，239

た行

体位性低血圧　114
大血管転位　111
対光反射　196
胎児アルコール症候群　56
体重　207，212，209
大水疱　153
大泉門　60，80，164
大腸菌　243
大頭　62，165
大動脈縮窄　111，112
大動脈弁狭窄　111
第8因子欠損症　266
多飲　246
多汗症　149
多形性紅斑　153
多血性顔貌　114
多指(趾)症　181
脱水　87
脱毛　150
多毛症　149，151
痰　96，109
単一臍帯動脈　58
短頭　62

チアノーゼ　114，256
致死性小人症　215
チック　175
膣出血　66
中耳炎，滲出性　142
虫垂炎　135
　急性──　205

中毒性紅斑　59
聴覚　229～231, 233, 234, 236
腸重積　243
　　　急性――　252
聴診器　99
超低出生体重児　77
聴力　76
直腸診　134
直腸痛　192

追視　76, 199
爪　151
　　陥入　205

低位の耳　60, 140
定位反射　75
低身長　215
停留精巣　129
テオフィリン　78
点状出血　155
伝染性単核球症　145
点頭痙攣　251

頭囲　207, 210, 288
頭蓋内圧亢進　165, 176, 251
頭蓋癆　62
頭血腫　60
瞳孔間距離　196
凍傷　156
塔状頭　62
洞性不整脈　113, 256
糖尿病性ケトアシドーシス　253
動脈管開存　111
動揺性歩行　172
トキソプラズマ症　195
突背　180

な行

内眼角間距離　196
内反膝　180
内反尖足　68, 78, 180

内反足　68, 83, 180
泣き声　249
喃語　230
軟口蓋　61, 78
軟口蓋裂　145
軟骨形成不全症　56
軟骨無形成症　215

二糖類不耐症　78, 243
二分脊椎　51, 182
乳糖不耐症　259
乳糜尿　246
乳房腫大　255
乳房発達　216
尿　244
　　色　246
　　魚臭の――　253
尿細管障害　258
尿道下裂　66, 129
尿崩症　246
　　　真性――　258
尿膜管　132
人形の目現象　176

猫鳴き症候群　252
ねじ回し運動　259
熱傷様皮膚　157
捻髪音　102, 104

膿痂疹　157
脳室-腹膜シャント　77
脳神経，系統的診察　162
脳性麻痺　176
　　　合併する障害　178
膿疱　153
嚢胞性線維症　21, 242, 253, 258, 259
脳瘤　182
膿漏眼　63

は行

歯　146
把握反応　72
肺炎　92
肺炎球菌性肺炎　110
肺血症　92
排泄物の診察　241
肺動脈狭窄　111
肺動脈閉鎖　111
白色瞳孔　197, 202
白内障　197
白斑　149
麦粒腫　201
跛行　172, 183, 259
破壷音　176, 259
パーセンタイル　211
ばち状指　96
白血球尿　246
発達性股関節異形成　66, 78
発達評価　229
　　　6〜8 週　230
　　　3 か月　230
　　　4〜5 か月　231
　　　6〜8 か月　231
　　　9〜10 か月　233
　　　12 か月　235
　　　18 か月　236
　　　3 歳　238
　　　4 歳　239
鳩胸　97
鼻, 系統的診察　143
鼻ポリープ　143
歯の着色　147
パラシュート反応　231
半肢症　181
反張膝　180

皮下気腫　108
皮下脂肪厚　87, 212
引き起こし反応　70
微細運動　170, 229〜232, 234, 236

非事故的負傷　267
脾腫大　270
鼻出血　143
脾臓　65, 82, 288
　　　触診　125
非対称性緊張性頸反射　73, 80, 164
皮膚, 系統的診察　148
皮膚感染症　157
皮膚描画症　157
皮膚紋理　157
百日咳　109, 260
標準発育曲線　208, 212, 214
病歴　11, 15, 24
ヒョレア　175
鼻涙管, 一過性閉塞　81
頻呼吸　63, 96, 97

風疹網膜症　195
フェニルケトン尿症　253
副雑音　102
副耳　60
副腎, 触診　137
腹水　132
腹部, 系統的診察　122
腹部膨満　82, 124
腹面懸垂　70, 75
浮腫　149
プルーンベリー症候群　185
噴水状嘔吐　123
糞石　136

ヘルペス性口内炎　146
便　241
変形性小人症　215
片(偏)頭痛　192
扁桃　145, 204
扁桃炎　145
扁桃膿瘍　148
片麻痺　172, 176, 177

膀胱　65，83
　　　触診　128
蜂巣炎　157
包皮切開術　271
黒子(ほくろ)　149
歩行，特徴的な　172
歩行反射　75，80，164
発疹　152，153
　　　触診　253
　　　剥離　154
ポートワイン母斑　81
母乳栄養　25
哺乳びん虫歯　147
頬粘膜　146

ま行

まばたき　196
まばたき反応　72
豆とにんじん症候群　24，242，274
マンシェット　116

ミオクローヌス　175
未熟網膜症　195
耳，系統的診察　140
脈　112
脈拍数　113
ミルクアレルギー　259

無害性雑音　64，121，255
無眼球症　198
無虹彩症　198
ムコ多糖類症　56，150
無酸素性脳症　65，260
無肢症　181
無水晶体症　198
無脳症　182
ムンプス　146

眼，系統的診察　194
メープルシロップ尿病　253

免疫系，系統的診察　139

蒙古斑　148，255
蒙古様眼裂　196
毛細血管拡張性運動失調　202，265
毛髪　150
毛髪胃石　136
網膜出血　267
モニリア感染　81，146

や行

夜尿　22
幽門狭窄　21，123，205，271
幼児下痢症　24，242，274

ら行

落陽現象　176
卵巣，触診　137

リウマチ熱　264，270
離乳　26
両眼視　200，231
良性収縮期雑音　82
両麻痺　177
淋菌性結膜炎　63
淋菌性扁桃炎　145
輪状紅斑　153
リンパ性浮腫　150
リンパ節腫脹　139
リンパ腺，系統的診察　137

類皮腫　157，201
連鎖球菌性扁桃炎　145
漏斗胸　97
肋間陥凹　63

わ行

彎指(趾)症　181

たのしい小児科診察　第3版　定価（本体3,500円＋税）

1990年4月10日発行　第1版第1刷
1999年4月23日発行　第2版第1刷
2008年4月26日発行　第3版第1刷 ©

著　者　デニス ギル
　　　　ニール オブライアン

訳　者　早川　浩
　　　　はやかわ　ひろし

発行者　株式会社 メディカル・サイエンス・インターナショナル
　　　　代表取締役　若松　博
　　　　東京都文京区本郷 1-28-36
　　　　郵便番号 113-0033　電話 (03)5804-6050

印刷：三報社印刷／装丁：トライアンス

ISBN 978-4-89592-557-0　C3047

JCLS〈㈱日本著作出版権管理システム委託出版物〉
本書の無断複写は著作権法上での例外を除き禁じられています。
複写される場合は，そのつど事前に㈱日本著作出版権管理システム
（電話 03-3817-5670, FAX 03-3815-8199）の許諾を得てください。